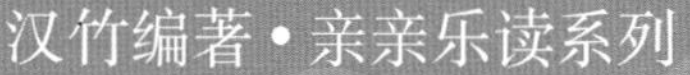

做好体重管理：瘦怀孕

王琪 主编

汉竹图书微博
http://weibo.com/hanzhutushu

江苏凤凰科学技术出版社
全国百佳图书出版单位

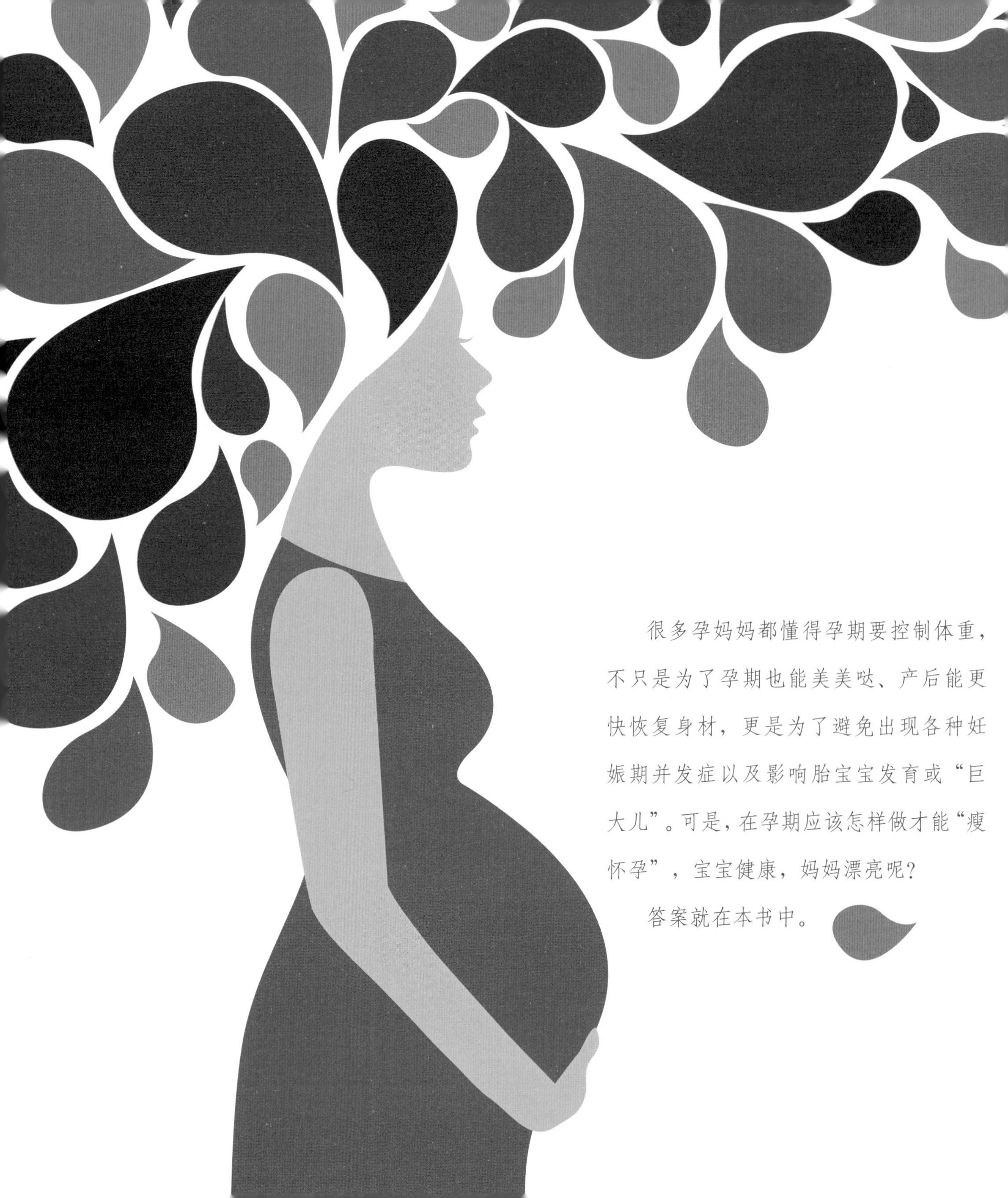

很多孕妈妈都懂得孕期要控制体重，不只是为了孕期也能美美哒、产后能更快恢复身材，更是为了避免出现各种妊娠期并发症以及影响胎宝宝发育或“巨大儿”。可是，在孕期应该怎样做才能“瘦怀孕”，宝宝健康，妈妈漂亮呢？

答案就在本书中。

编辑导读

本书根据怀孕不同时期孕妈妈的身体变化和胎宝宝的发育特点，为每个孕妈妈制订了专属于自己的体重计划，明确每周的体重增长目标。同时，按照孕期的不同月份，本书还介绍了几十种食材和简单易做、长胎不长肉的营养食谱，每个食谱都详细列出了主要食材的热量和关键营养素，让孕妈妈吃得明白，吃得放心，吃得健康。

适度运动不仅有助于孕妈妈控制自身体重以及防止胎宝宝出生时体重过重，还能促进胎宝宝的大脑、感觉器官、血液循环系统和呼吸系统的发育，让宝宝健康又聪明。所以，本书依照孕期的不同阶段给出相应的科学运动指导，有动作详解、锻炼部位说明和注意事项等，同时介绍了如何在保证锻炼效果的同时降低动作难度，使孕期运动更安全。

另外，本书还介绍了孕期每个月的产检要点和生活保健常识，以及缓解孕期不适的小妙方，帮助孕妈妈顺利度过孕期。

相信通过合理饮食搭配科学运动，可以让孕妈妈能够同时拥有健康宝宝和完美身材。

目录

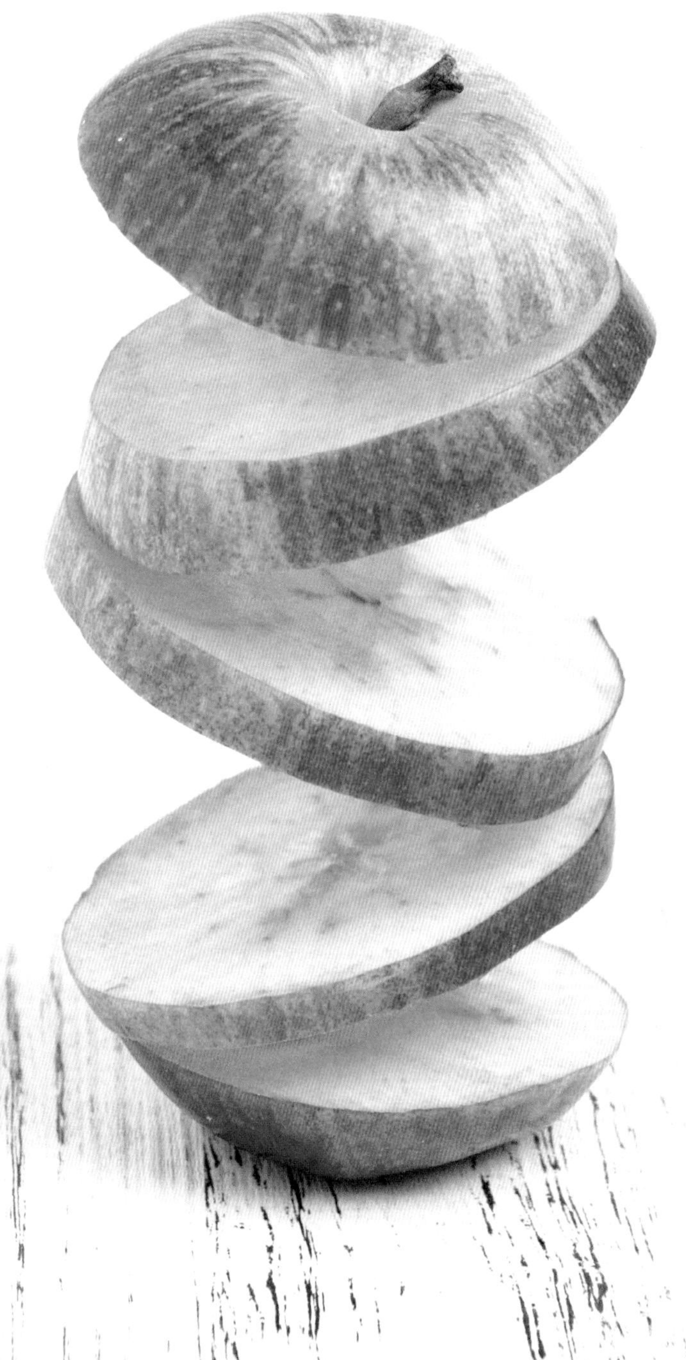

孕1月

孕2月

孕3月

孕 4 月

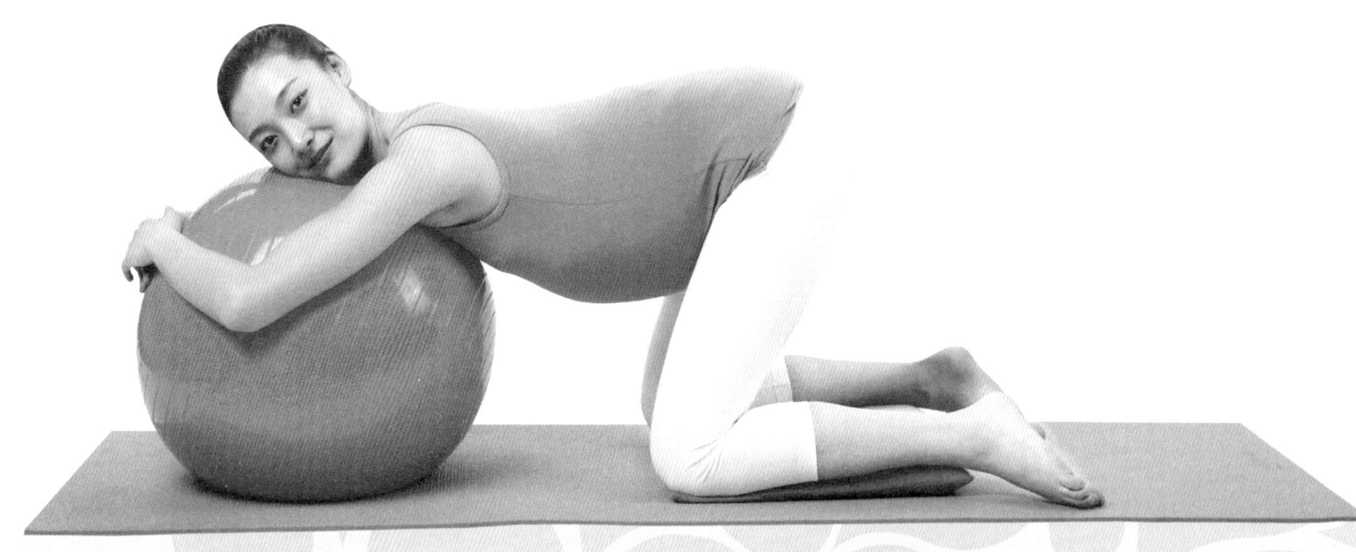

孕 5 月

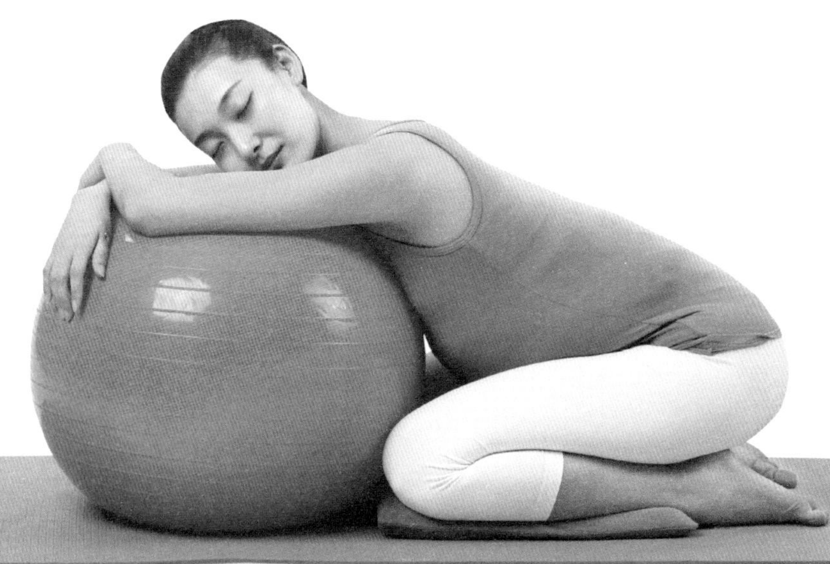

孕 6 月

孕 7 月

孕8月

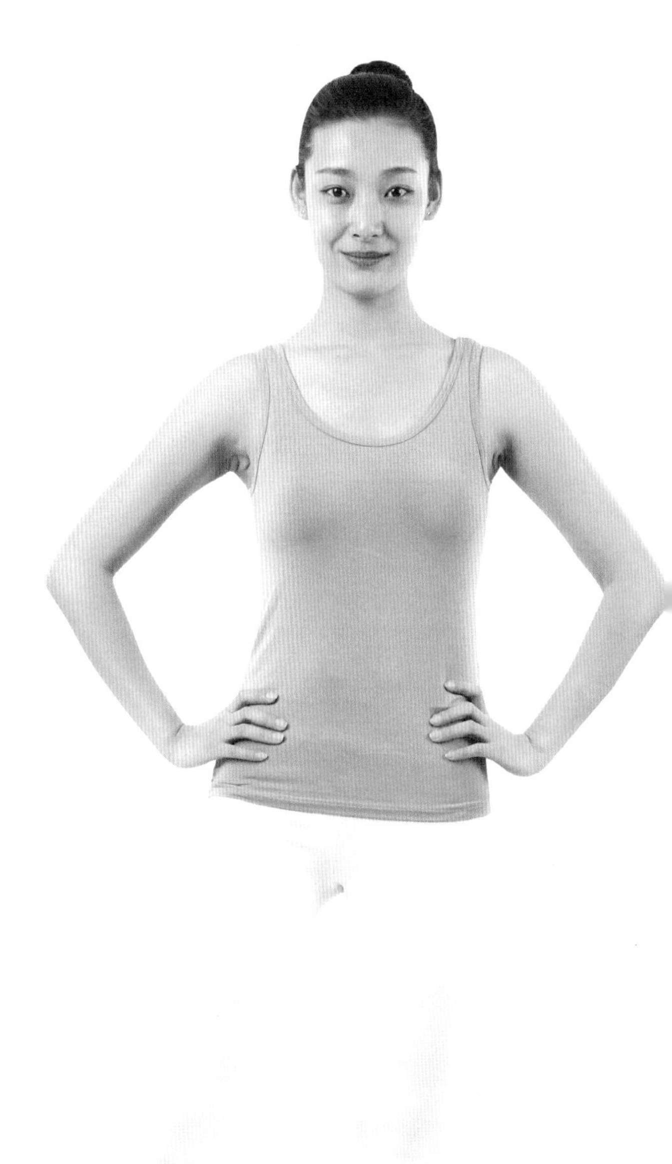

孕 9 月

孕 10 月

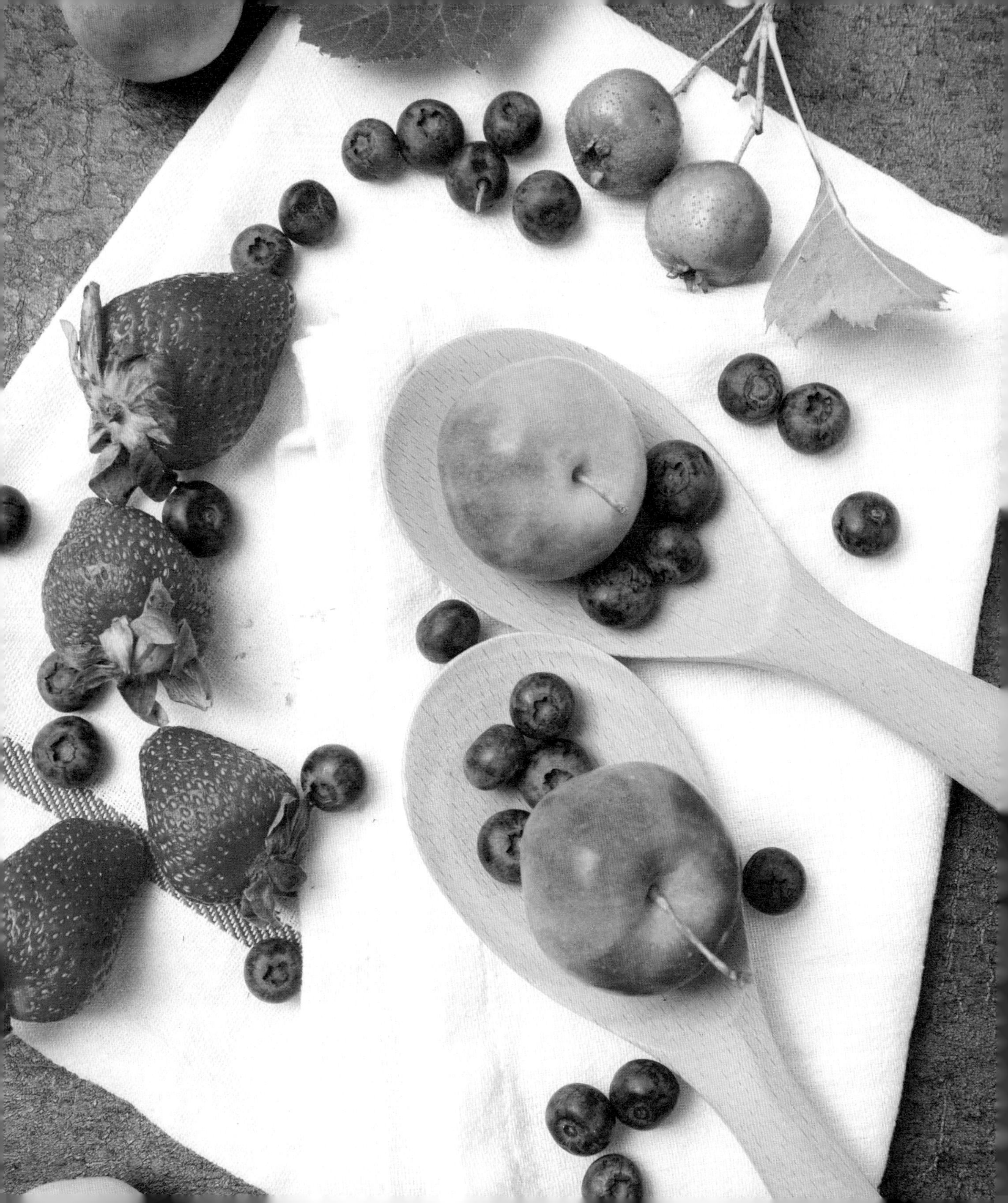

孕 1 月
只养胎不长肉

本月是怀孕开始的第 1 个月，此时孕妈妈可能感觉不到变化，但精子与卵子已经相遇，形成受精卵，并通过输卵管进入子宫，在孕妈妈的体内“安营扎寨”。有些孕妈妈会出现疲倦、低热等类似感冒的症状，这是胎宝宝到来的信号。

你的专属体重计划

如果孕妈妈此时体重增长得过快，需要控制体重，避免在接下来的孕期出现营养过剩的情况。

控制体重，养胎不长肉

体重关乎孕妈妈和胎宝宝将来的健康，过胖或过瘦都会影响内分泌，不利于受孕。从现在开始，每周都要记录体重，这有助于控制体重。

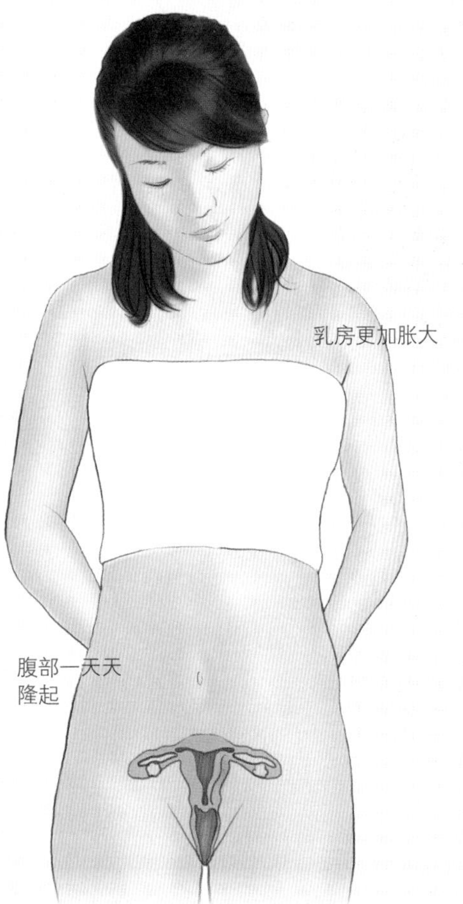

孕妈妈的变化

这个月孕妈妈的体重增长并不明显，和孕前相比几乎没有什么变化。

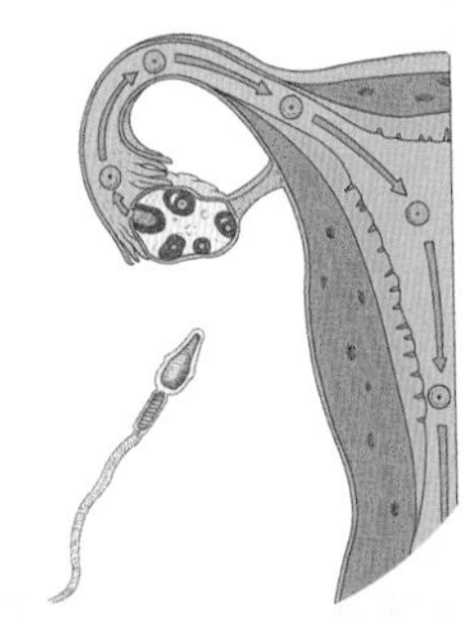

第 1 周

为了更准确有效地监测体重，从现在起准备一个体重秤吧。

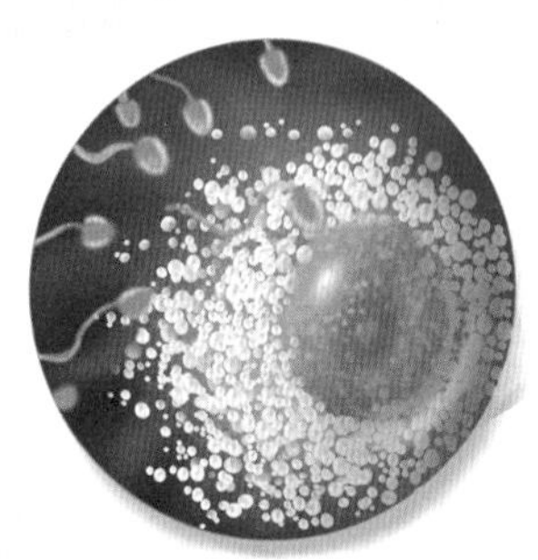

第 2 周

保持孕前饮食即可，但不要吃寒凉、辛辣、刺激性大的食物。

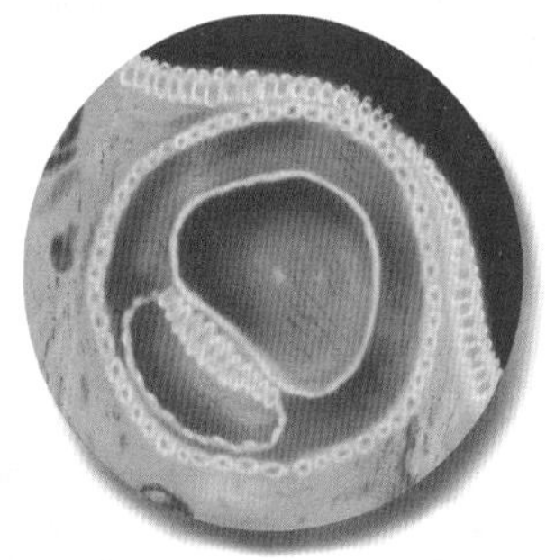

第 3 周

体重本身就重的孕妈妈要格外重视体重的变化，为以后顺产做准备。

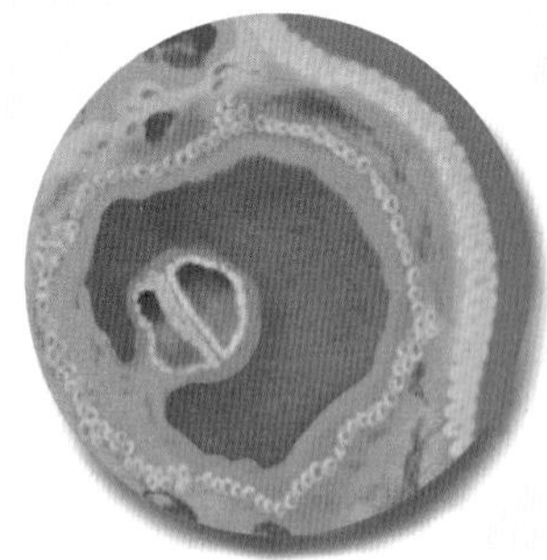

第 4 周

孕妈妈要避免感冒，只有保持自身健康，胎宝宝才能健康发育。本月孕妈妈体重增长不宜超过 0.4 千克。

孕期检查和生活保健

- **受孕后多长时间可以验孕**：一般在受孕 10 天后验孕。
- **重视孕期检查**：孕期检查是监测胎宝宝生长发育和孕妈妈身体健康状况的重要保证，所以必须引起重视。
- **测算预产期**：预产期月份为最后一次来月经的月份减掉 3，不足 3 者加上 9，或者末次月经的月份直接加 9；预产日期为末次月经开始的日期加上 7。如末次月经是 4 月 6 日开始，预产期则为下一年 1 月 13 日。
- **多吃富含叶酸的食物**：叶酸缺乏会造成胎宝宝生长迟缓，所以孕妈妈此时宜适当多吃富含叶酸的食物。孕妈妈每天摄入 0.4 毫克叶酸最为适宜。
- **怀孕期间不要随意吃药**：某些药物可以通过血液影响胚胎发育，因此女性在怀孕期间应谨慎用药。
- **运动幅度不宜过大**：孕 1 月，胎宝宝在孕妈妈肚子里只是一个小小的胎芽，尚不稳定，所以这个时期孕妈妈的运动幅度不可过大，可选择散步或是修复性的瑜伽体式来帮助缓解因激素水平改变带来的不适。
- **有些孕妈妈不适合做运动**：如果孕妈妈有心脏病，或是有肾脏泌尿系统的疾病，或是有过流产史，或是孕妈妈出现了阴道不规则出血或下腹疼痛等现象，是不宜做任何运动的，需要静养。

缓解孕期不适小妙方

- 怀孕后肠胃不适：较常见的原因是消化不良，一般不需要药物处理，孕妈妈只要减少高脂肪食物的摄入，避免摄入辛辣食物和含有咖啡因的饮料，增加高纤维食物的摄入即可。同时，孕妈妈还应少食多餐。
- 怀孕后腹痛：导致孕妈妈出现腹痛的原因不只是腹中的胎儿，一些肠胃疾病，如胃胀气、肠痉挛、阑尾炎和细菌性痢疾等也可能造成腹痛。有腹痛症状的孕妈妈应及时到医院做详细检查，以防病情恶化。
- 阴道出血：孕期发现阴道流血时，不排除宫外孕或先兆流产的可能性，建议孕妈妈在去医院检查前卧床休息，禁止性生活。

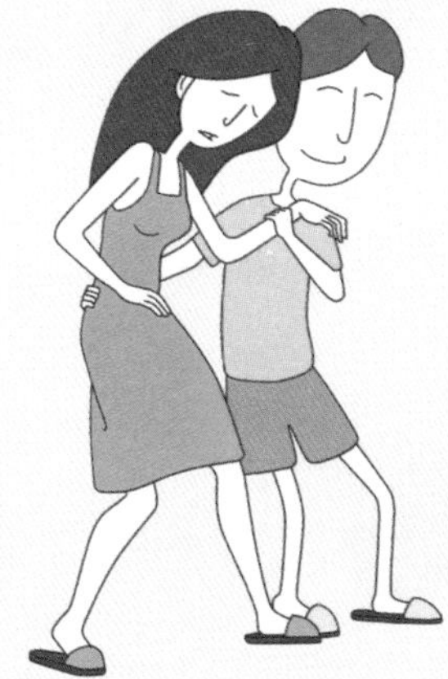

孕1月体重管理攻略

合理的体重利于优生优育

孕1月，孕妈妈保持正常的体重即可，既不要暴饮暴食，也不要节食减肥。但如果过胖或过瘦，则要根据医生的建议，适当减重或增重。

体重对怀孕的影响非常大，体重过轻或过重都不利于受孕，还会增加孕期的风险。计划怀孕时就要开始体重管理，合理的体重才利于优生优育。

孕早期饮食清淡可口，不增重

孕早期，在不影响营养的情况下，孕妈妈可以选择自己喜欢吃且有利于胎宝宝发育的食物。

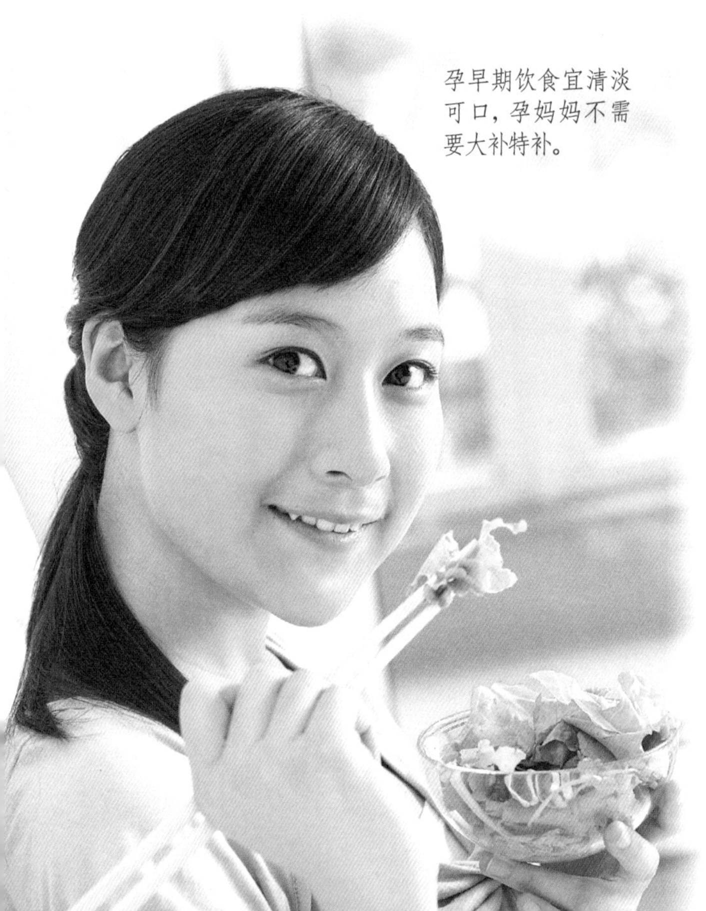

孕早期饮食宜清淡可口，孕妈妈不需要大补特补。

平衡的膳食结构意味着自然而合理的饮食内容。孕妈妈在孕早期的饮食中要注重合理性，才能保证科学有效地摄入胎宝宝所需的营养元素。

孕早期饮食最好以清淡、易消化的食物为主，既不要过分偏食肉类，也不宜过分食素。此时孕妈妈尚未出现妊娠反应，饮食量与平时持平即可。

不要大补，和超重说拜拜

孕妈妈不要认为怀孕了要补营养就开始猛吃，因为多吃的这些食物并不会为胎宝宝多提供多少营养，只会在孕妈妈的体重上体现出来。

孕1月，吃得多不如吃得好，由于此时胎宝宝还很小，所需要的营养也并不多，不需要孕妈妈大补特补，只要保证饮食营养均衡、全面即可。这样既能保证营养充足，也不会让孕妈妈因此而体重飙升。

正确解读“一人吃两人补”

“现在已经不是你一个人了，肚子里还有一个小宝宝，所以要多吃点儿。”也许这是孕妈妈在饭桌上听到的最多的一句话。其实这时，胎宝宝所需的营养是有限的，孕妈妈吃太多食物反而会给自己和胎宝宝造成负担。如果吃的方式不对，不但没有为胎宝宝提供营养，反而会让孕妈妈一直从孕期胖到产后，增加孕妈妈产后瘦身的难度。

双胞胎孕妈妈，体重是不是可以多长些

双胞胎孕妈妈比单胎孕妈妈身体负担重，所以每天要比单胎孕妈妈多摄入一些热量。双胞胎孕妈妈要注意多吃一些富含蛋白质、钙、碳水化合物的食物，尤其是全麦的五谷类食物，这样可以使宝宝出生时体重更正常、体格更健康。

其实，双胞胎孕妈妈的体重增加量，并不像一般人想象得那么多。怀了双胞胎的孕妈妈需要增重15.8~20.4 千克，仅仅比怀一个宝宝多大概 4.5 千克。如果增重太多会增加患孕期并发症的概率，例如妊娠糖尿病、妊娠高血压等疾病。

最适合孕早期控制体重的运动

怀上宝宝后，适当的运动不仅可以强健身体，还可以使孕妈妈感到精力充沛，并能帮助孕妈妈控制体重。前 3 个月，孕妈妈的子宫增大不明显，因此运动起来不会太辛苦。

散步

散步适合整个孕期，温和、安全。孕妈妈通过散步不仅能控制体重，还能在散步的时候放松身心。

游泳

游泳能改善心肺功能，可大大促进孕妈妈血液循环，增加身体的柔韧性，增强体力，健美体形，使全身的线条流畅、优美，是一种适合孕早期的运动。

孕期健身操

孕期健身操有利于增强孕妈妈的免疫能力，控制体重的效果也很好。孕妈妈每次锻炼要控制好动作的力度和锻炼时间，不要过于劳累，尽量轻松地去完成。

慢舞

慢舞可增加孕妈妈对身体的控制力，还可以增强身体的柔韧性，塑造身材。需注意的是，孕妈妈做此项运动时要避免难度大的动作，最好在专业人员的指导下进行。

虽然是孕早期，但孕妈妈要控制好动作的力度和锻炼时间，不要过于劳累。

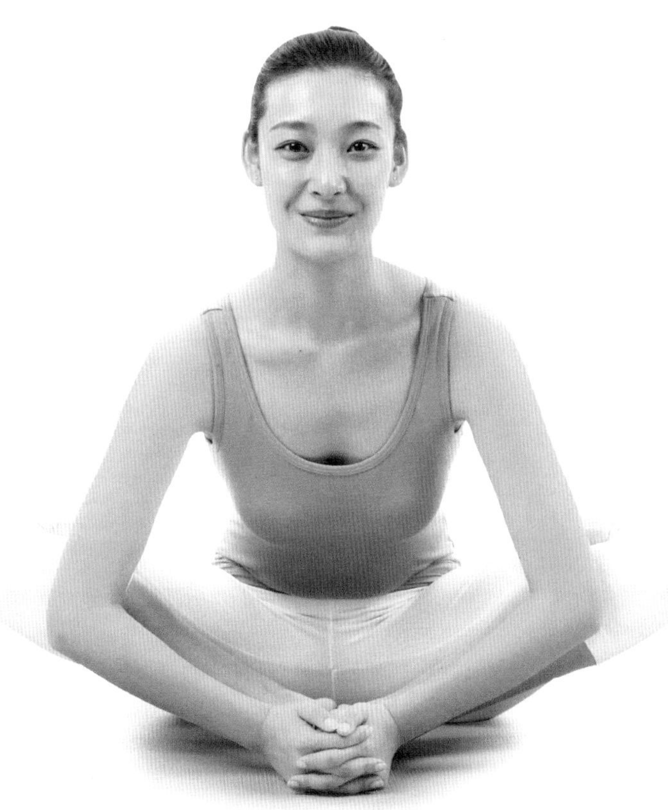

养胎不长肉这样吃

山药炒扁豆

原料：山药、扁豆各200克，葱花、姜末、盐各适量。

做法：①山药洗净，去皮，切片；扁豆洗净。②油锅烧热，放入葱花、姜末炒香，加山药片和扁豆同炒，最后加盐调味即可。

功效：可以补脾养胃，生津益肺，丰富的膳食纤维有助于孕妈妈控制体重。

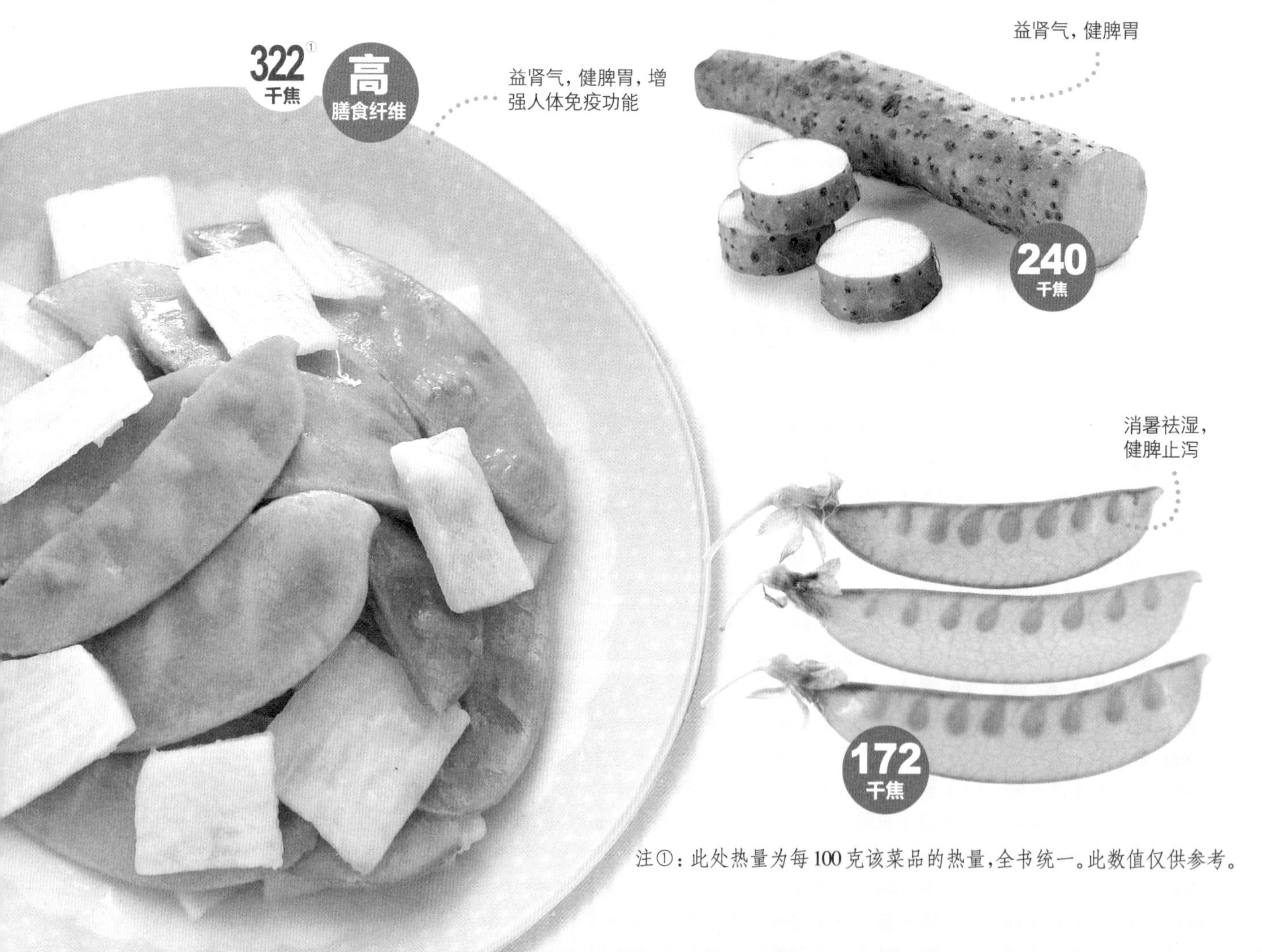

注①：此处热量为每100克该菜品的热量，全书统一。此数值仅供参考。

蜜汁南瓜

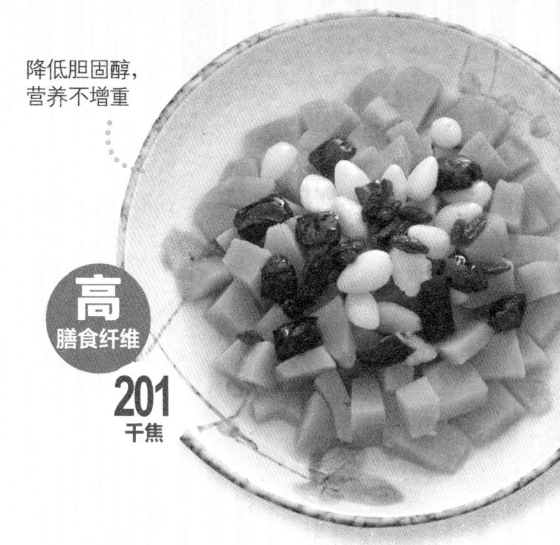

原料：南瓜300克，红枣、白果、枸杞子、蜂蜜、白糖、姜片各适量。

做法：①南瓜去皮，切丁；红枣、枸杞子用温水泡发，红枣去核切丁。②切好的南瓜丁放入盘中，加入红枣、枸杞子、白果、姜片，入蒸笼蒸15分钟。③锅内放少许油，加水、白糖和蜂蜜，小火熬制成汁，倒在南瓜上即可。

功效：南瓜中的果胶可以降低糖类的吸收速度，还能有效降低胆固醇。

煎酿豆腐

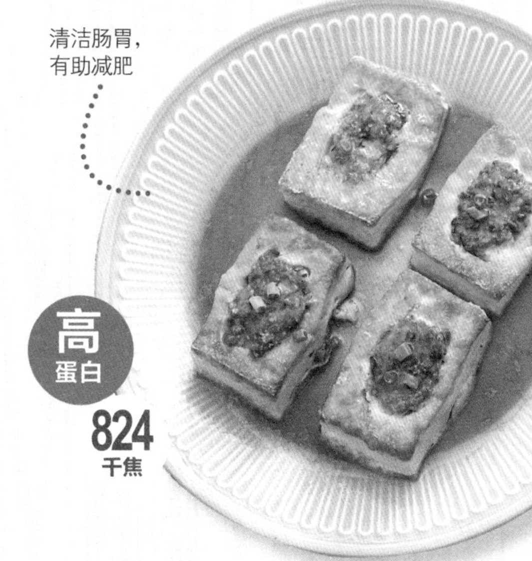

原料：南豆腐200克，猪肉(三成肥七成瘦)100克，香菇、虾仁、姜末、葱花、生抽、盐、白糖、白胡椒粉、蚝油、水淀粉各适量。

做法：①香菇、虾仁分别切碎；猪肉洗净剁碎，加香菇碎、虾仁碎、姜末、生抽、盐、白糖、白胡椒粉拌成馅；南豆腐切厚块，从中间挖长条形坑，填入调好的馅。②油锅烧热，盛肉馅的豆腐面朝下，煎至金黄色，翻面。③加入蚝油、生抽、白糖、清水，小火炖煮2分钟，取出豆腐摆盘。④剩余汤汁加水淀粉勾芡，收汁，淋在豆腐上，撒上葱花即可。

功效：此菜可以补充多种维生素，并有补益清热、清洁肠胃的功效，想要补充蛋白质时可以适量食用。

番茄烧茄子

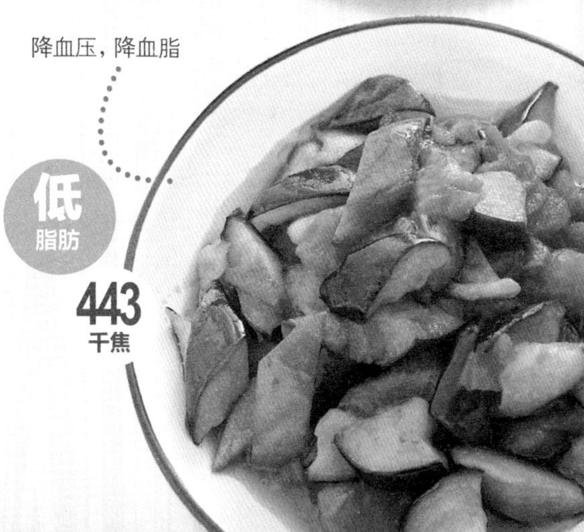

原料：茄子2根，番茄2个，青椒1个，姜末、蒜末、盐、白糖、酱油各适量。

做法：①茄子、番茄分别洗净，切块；青椒洗净，切片。②油锅烧热，放入姜末、蒜末炒香，再放茄子块煸炒至茄子变软，盛出。③另起油锅，烧热，放入番茄块翻炒，放入适量盐、白糖、酱油，再倒入茄子块、青椒片继续煸炒，直至番茄的汤汁全部炒出即可。

功效：此菜清热解毒，有效降低胆固醇，营养美味不增重。

茄汁菜花

原料：菜花 300 克，番茄 1 个，葱花、蒜片、番茄酱、盐各适量。

做法：①番茄洗净，去皮，切块；菜花洗净，掰成小朵，入沸水断生。②油锅烧热，爆香葱花、蒜片，加入番茄酱，翻炒出香味。③放入菜花、番茄块，翻炒至番茄出汁，大火收汁，加盐调味即可。

功效：茄汁菜花可缓解孕期焦虑，有促进孕妈妈食欲、补充维生素的作用。对于超重的孕妈妈来说，可以适当食用茄汁菜花来控制体重。

310
千焦
高
膳食纤维
促进食欲，同时控制体重
番茄红素能够加快身体代谢、抑制脂肪增多
62
千焦
所含膳食纤维能有效帮助身体排毒，控制体重
83
千焦

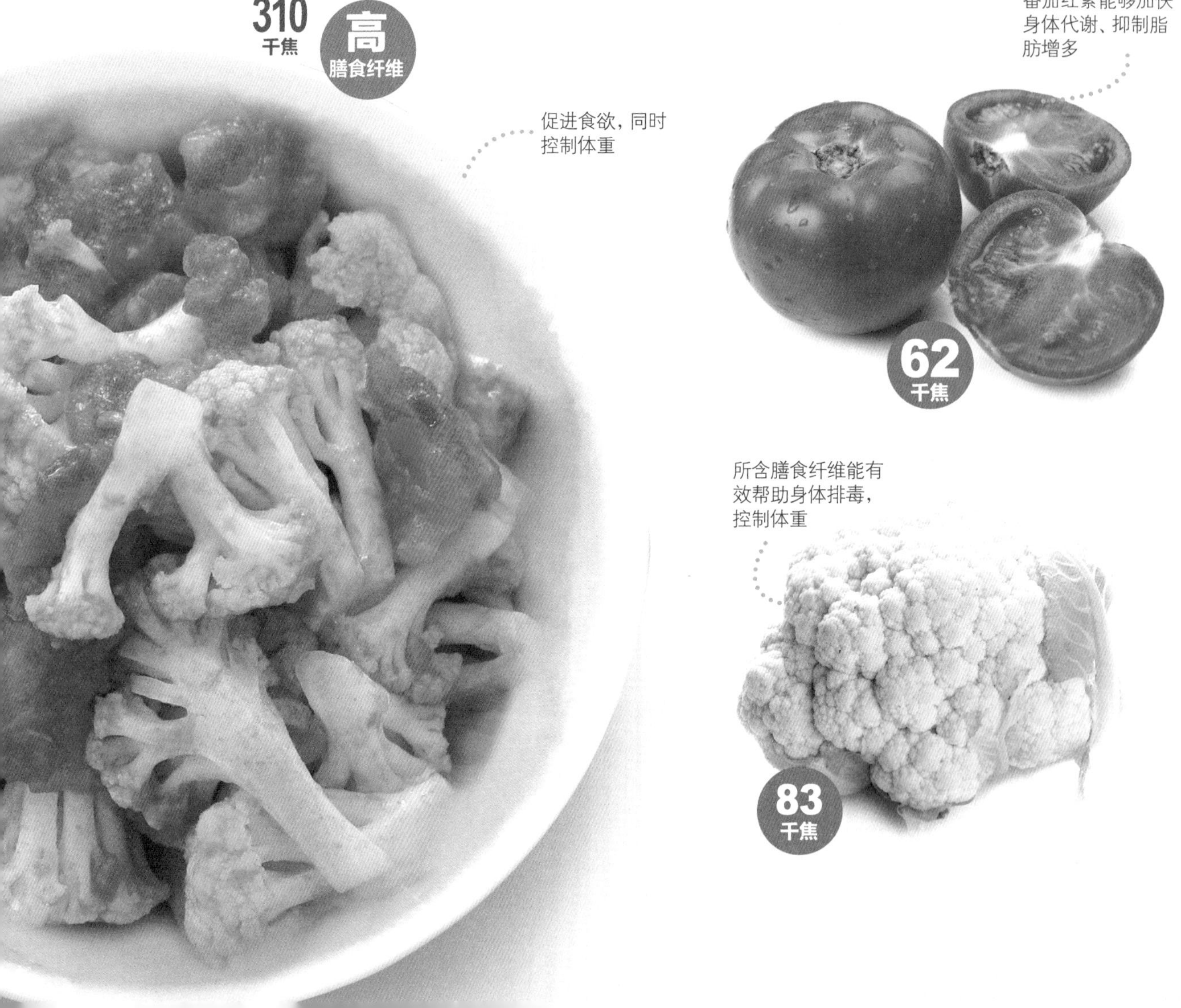

时蔬蛋饼

原料：鸡蛋2个，胡萝卜、四季豆各50克，香菇、盐各适量。

做法：①四季豆择洗干净，入沸水焯熟，沥干剁碎；胡萝卜洗净去皮，剁碎；香菇洗净，剁碎。②鸡蛋打入碗中，加入胡萝卜碎、香菇碎、四季豆碎、盐，打匀。③油锅烧热，倒入蛋液，在半熟状态下卷起，待熟后切成小段即可。

功效：时蔬蛋饼可口美味，含有丰富的动植物蛋白，可为孕妈妈补充足够的营养；作为加餐，还可以给孕妈妈带来好心情。

香煎三文鱼

原料：三文鱼350克，葱末、姜末、盐各适量。

做法：①三文鱼处理干净，用葱末、姜末、盐腌制。②平底锅烧热，倒入油，放入腌制入味的三文鱼，两面煎熟即可。

功效：三文鱼富含维生素A、维生素E等营养成分，有很好的护肤和护发作用，还利于胎宝宝大脑发育。

芹菜腰果炒香菇

原料：芹菜200克，腰果50克，香菇、红彩椒、蒜片、盐、白糖、水淀粉各适量。

做法：①芹菜去叶，洗净，切片；红彩椒洗净，切片；香菇去蒂，切片；腰果洗净，沥干。②芹菜片、香菇片焯水，捞出沥干。③油锅烧热，下腰果翻炒炸熟，捞出沥干。④油锅烧热，爆香蒜片，放入芹菜片、腰果、红彩椒片、香菇片翻炒均匀，加入盐、白糖调味，最后用水淀粉勾芡即可。

功效：孕妈妈适当吃一些坚果，有利于胎宝宝大脑的发育，还能补充体力、消除疲惫。

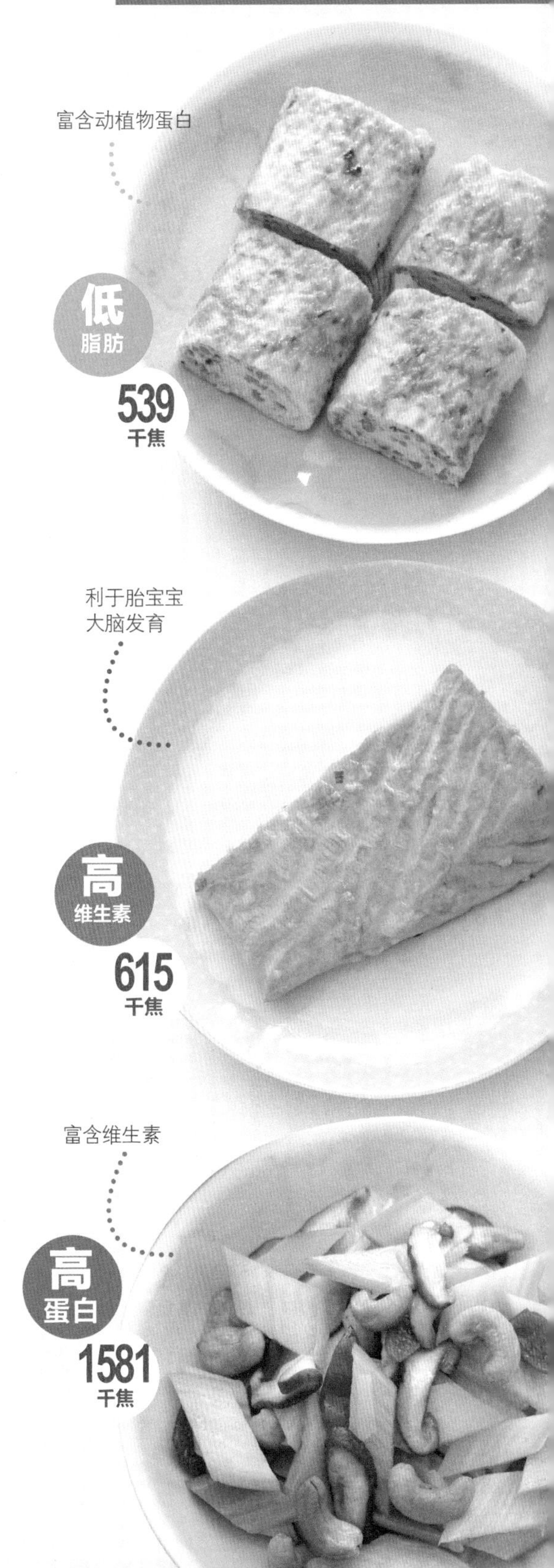

锻炼部位

- 增强盆底肌柔韧性
- 锻炼腰部肌肉
- 拉伸双臂肌肉

健康运动不超重

左右扭转操，增强盆底肌柔韧性

孕 1 月的前半个月，卵子和精子还分别处于备孕女性和备育男性的体内，这时可以适当做做左右扭转操，有助于增强盆底肌的柔韧性，还可以使子宫做好孕育宝宝的准备。

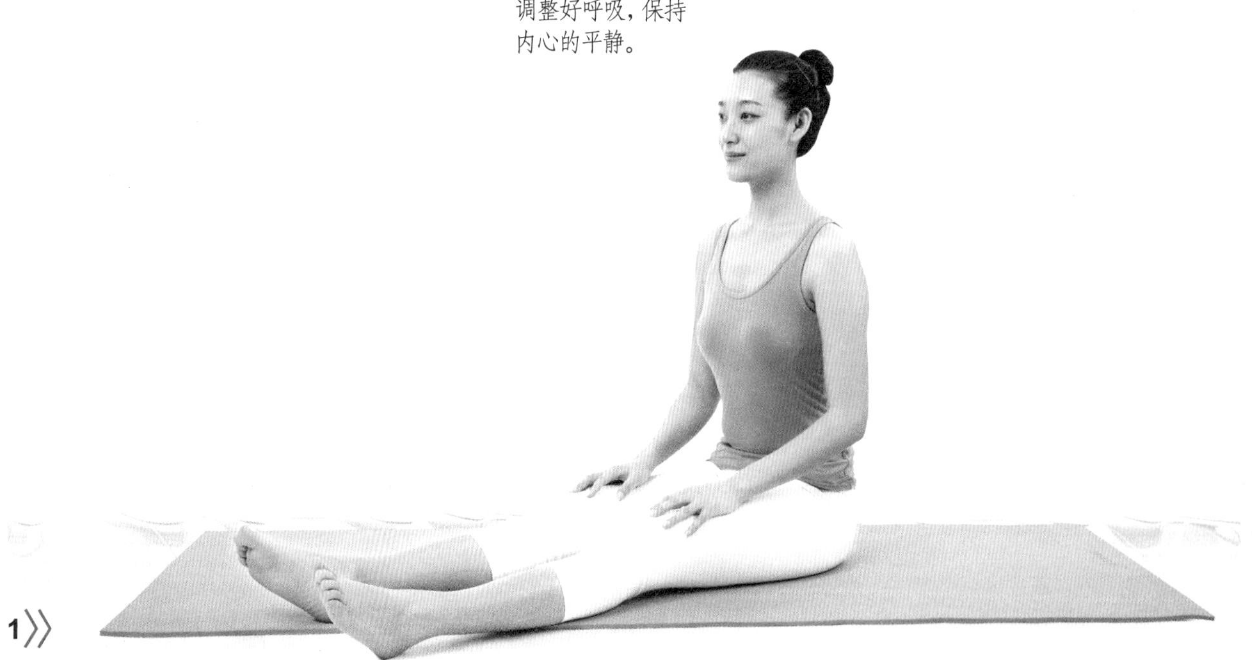

1》

端坐在垫子或者床上（硬板床为宜），双腿平伸。双手平放于大腿上，后背挺直，全身呈放松状态。

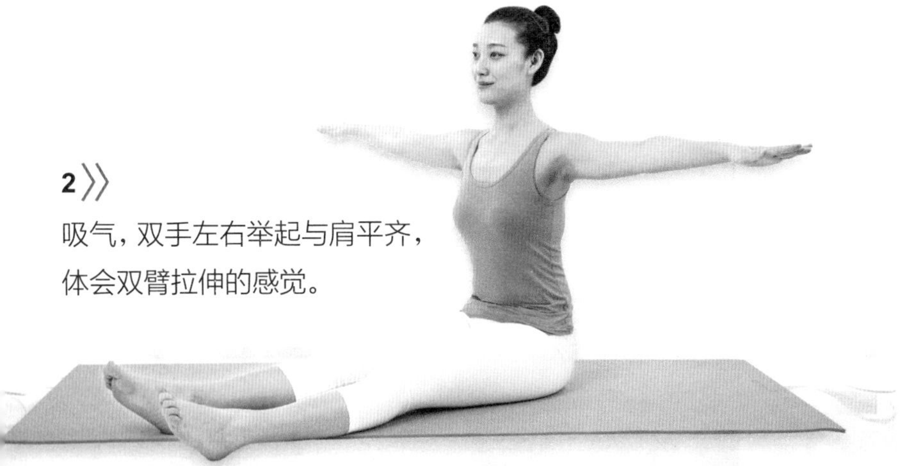

2 〉〉

吸气，双手左右举起与肩平齐，体会双臂拉伸的感觉。

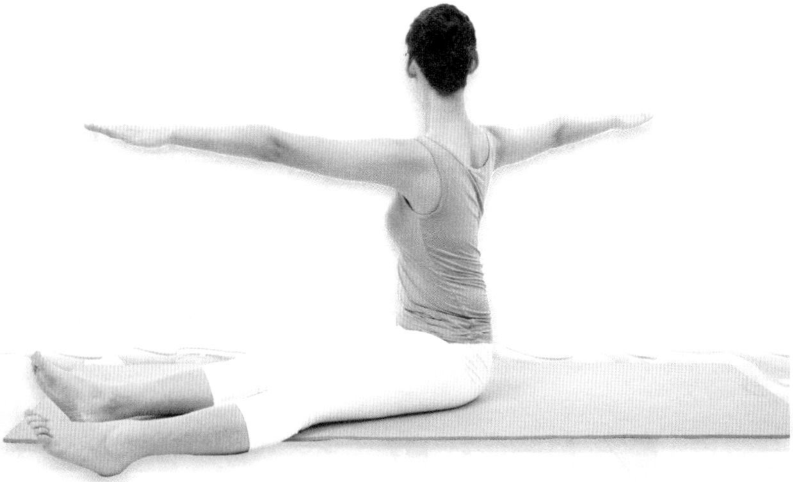

3 〉〉

上身向右转 90°，依然保持背部挺直的状态。反方向重复刚才的动作。每次做 5~10 组。

安全助顺产

有助于增强盆底肌柔韧性，使子宫做好空间准备。

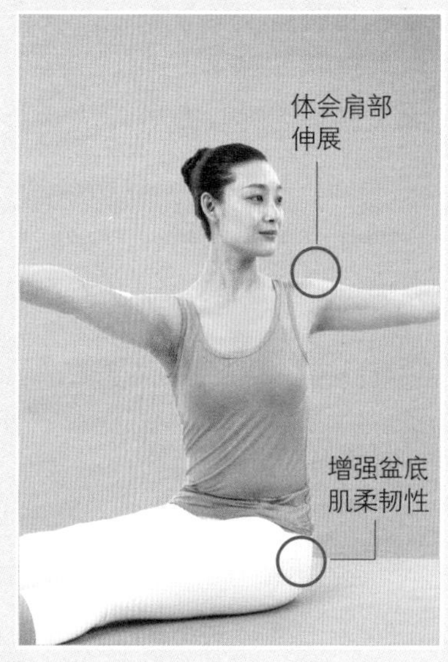

降低难度这样做

感觉胳膊太累时，可以把双手放在腰部，然后左右扭转，注意动作幅度不宜太大，以免把腰部扭伤。

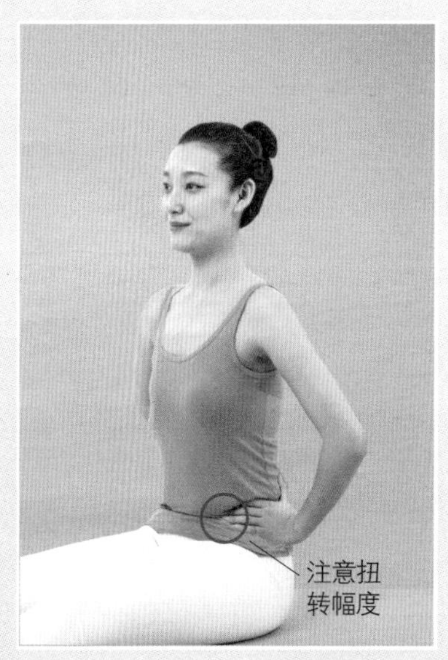

锻炼部位

- 锻炼腿部力量
- 增强骨盆关节的灵活性
- 拉伸手臂肌肉

跪立运动，增强腿部力量

从现在开始就锻炼腿部，不仅有利于预防大腿内侧和外侧出现妊娠纹，还有利于增强腿部力量，为顺利分娩做准备。这套动作还能增加骨盆关节的灵活性，促进孕妈妈顺产。

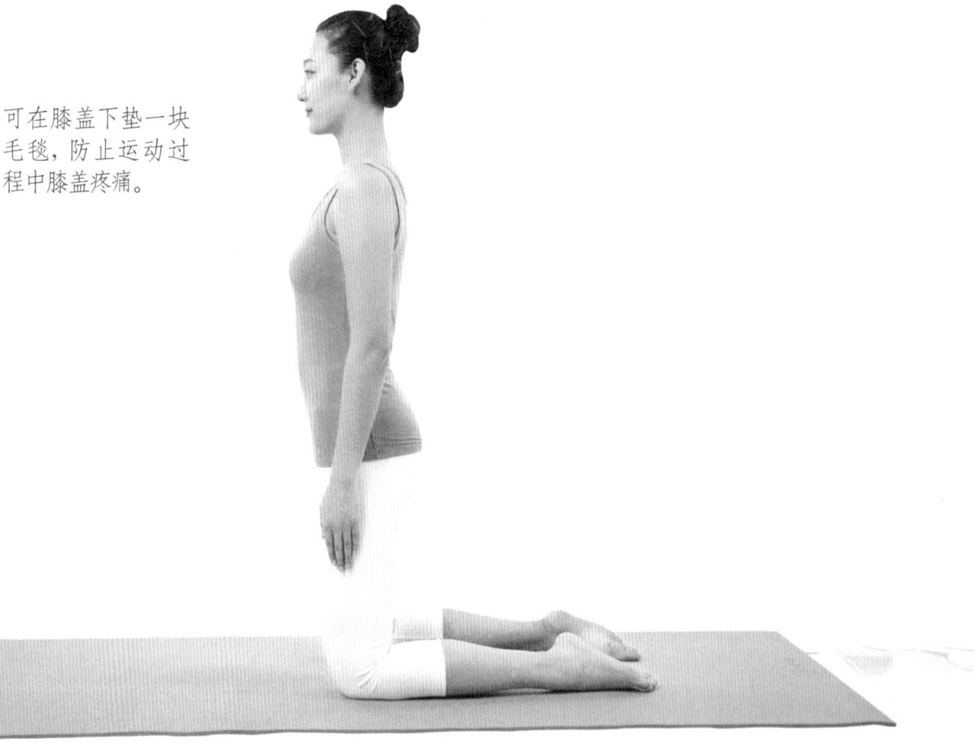

可在膝盖下垫一块毛毯，防止运动过程中膝盖疼痛。

1 》

首先双腿自然跪立在垫子上，跪立时双腿不要并太紧，也不要分太开。然后跪坐，双手自然垂放于身体两旁，调整呼吸。

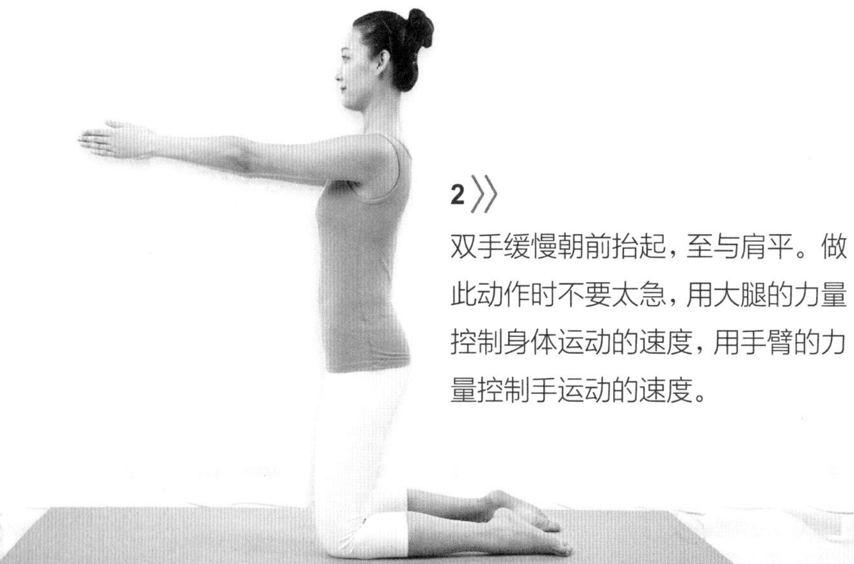

2 》

双手缓慢朝前抬起，至与肩平。做此动作时不要太急，用大腿的力量控制身体运动的速度，用手臂的力量控制手运动的速度。

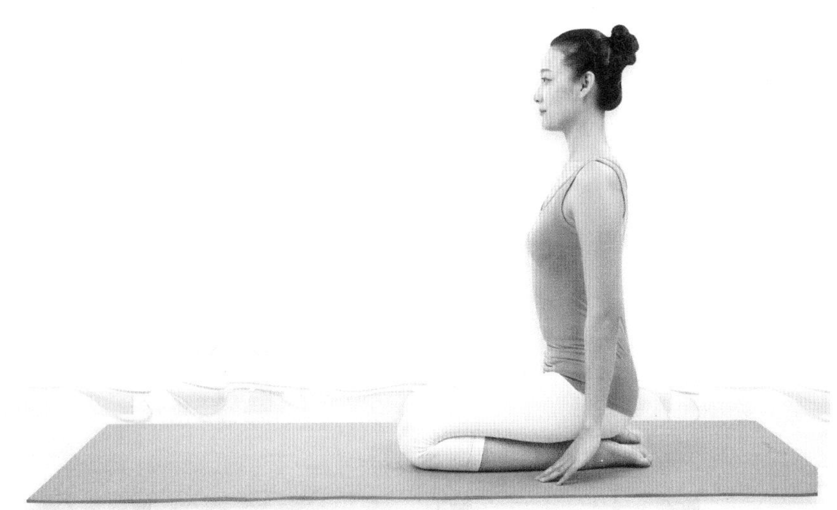

3 》

慢慢跪坐下来，同时双手缓慢收回。每次做 5~10 组。

安全助顺产

有助于锻炼大腿内外两侧、大臂的肌肉，增强孕妈妈的体力，为孕育、顺产做好准备。

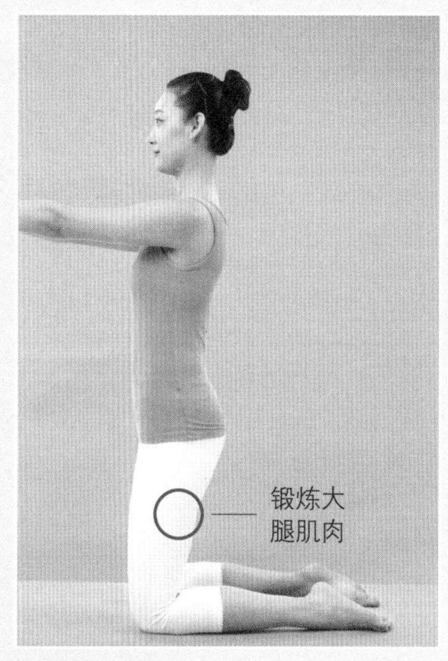

降低难度这样做

若感觉到手臂酸痛，也可将手放在大腿上。

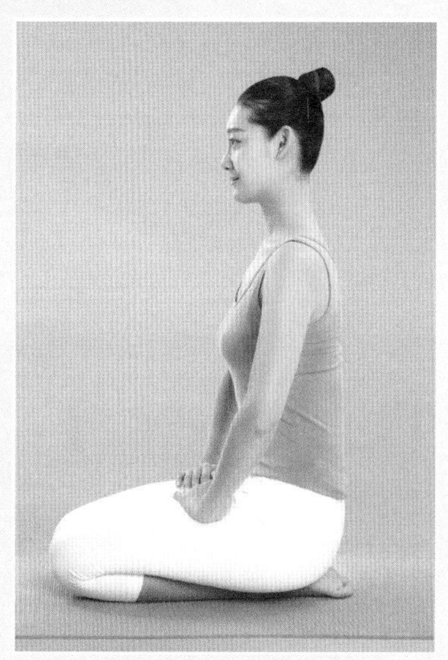

锻炼部位

- 放松颈部肌肉
- 放松肩部肌肉
- 放松韧带

颈部练习，舒缓颈部神经

如果这个练习做得恰当，颈项会发出咯咯的响声。此动作可以缓解怀孕引起的颈部和肩部的紧张，有助于预防和消除颈部紧张及头痛，放松颈部及肩部神经。

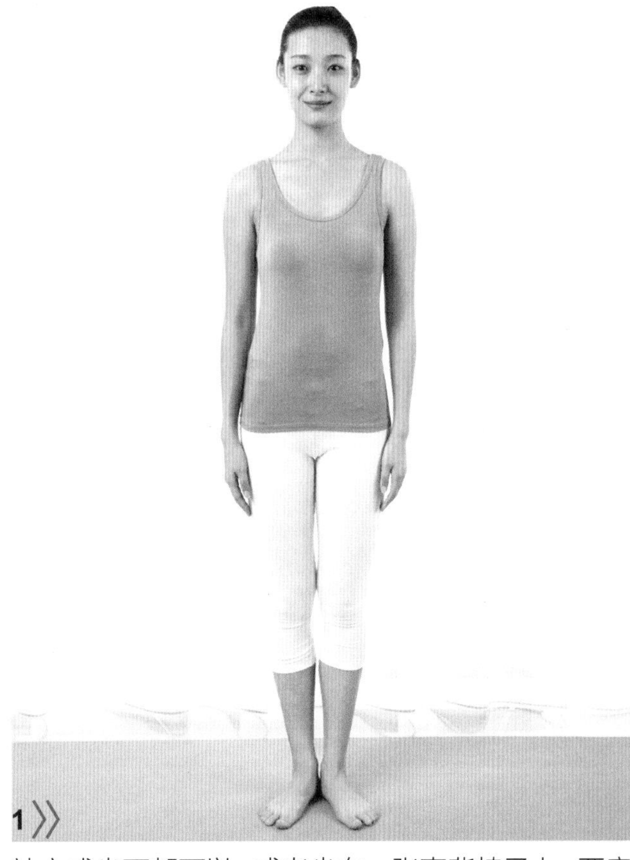

1》

站立或坐下都可以，或者坐在一张直背椅子上，两肩平直不动，保持这个姿势。吸气，先把头部转向右边，呼气时再缓缓转向左边。

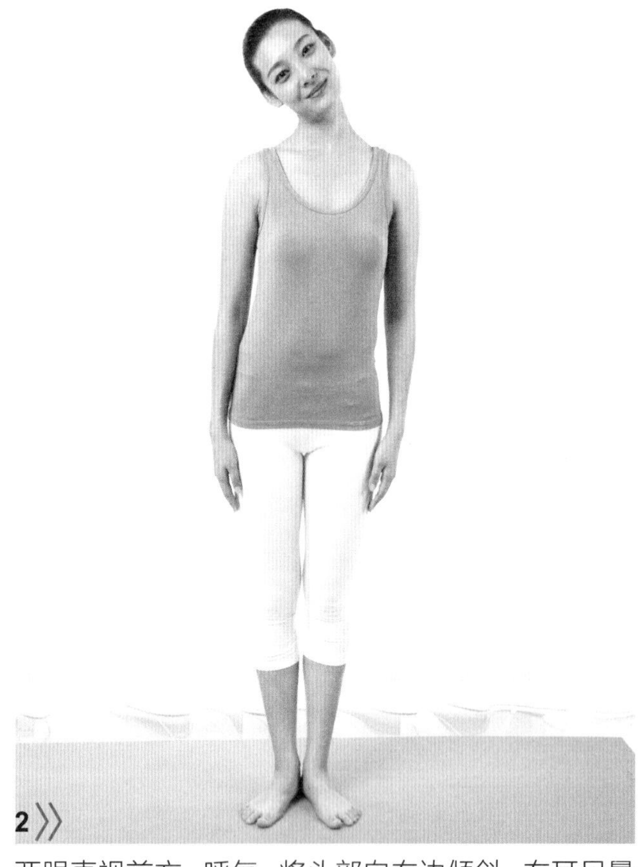

2》

两眼直视前方，呼气，将头部向右边倾斜，右耳尽量向肩部靠拢。吸气，头回到正中。然后呼气，头部向左边倾斜。

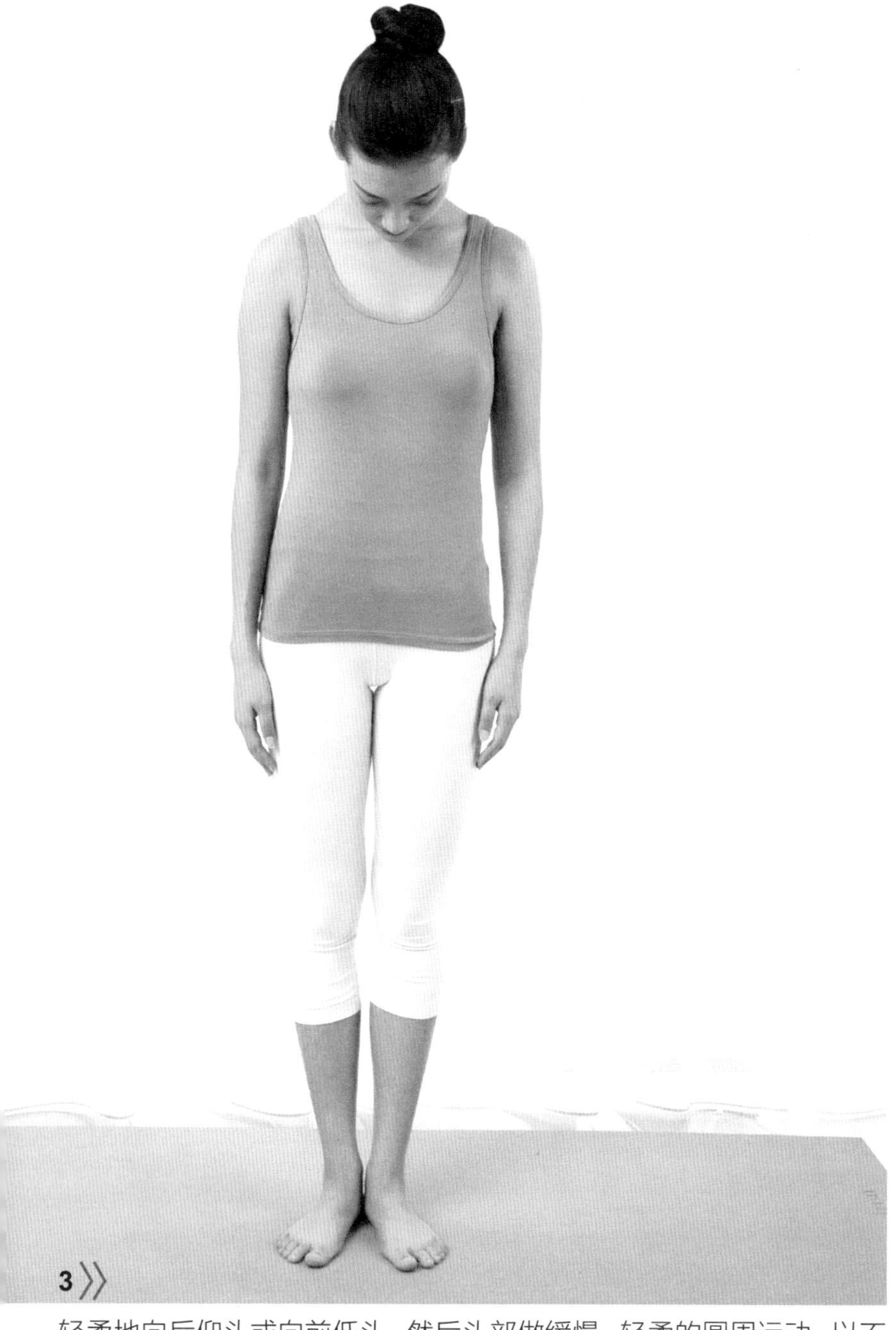

3 》

轻柔地向后仰头或向前低头，然后头部做缓慢、轻柔的圆周运动，以不使颈部过于用力为度，肩膀尽量保持松弛状态。

安全助顺产

有助于放松颈部及肩部神经。

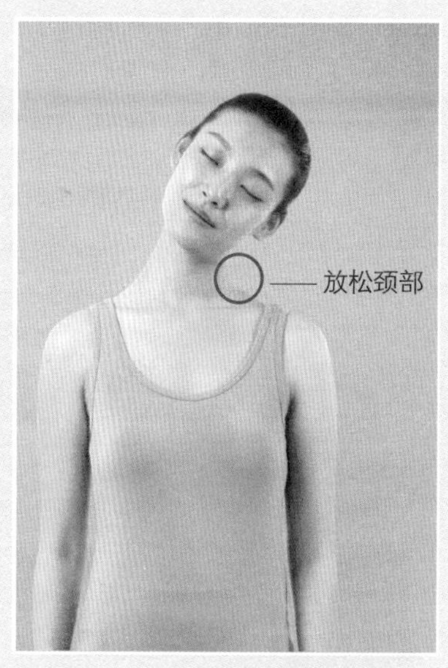

降低难度这样做

双手自然下垂，也可以扶着椅子进行。

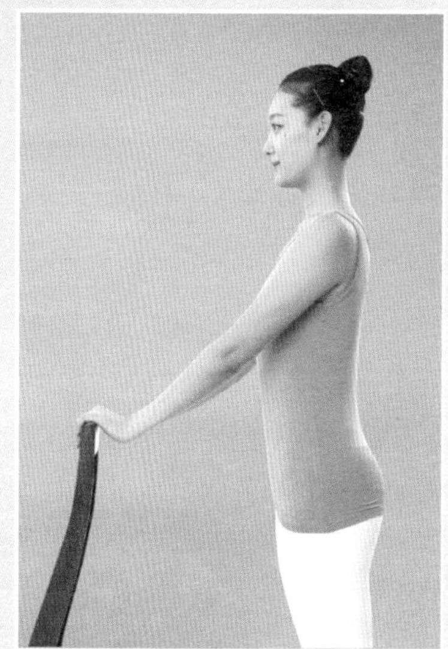

孕2月
只养胎不长肉

本月和孕 1 月一样，孕妈妈的体重增长并不明显，而且随着身体内分泌的变化，孕妈妈此时可能还会出现明显的孕吐。这时孕妈妈不必强求自己吃多少，保证营养即可。本月开始，孕妈妈可以有意识地时常称称体重了。

你的专属体重计划

因为妊娠反应，本月对体重增加量并不强求，以不超过 0.4 千克为宜。

控制体重，养胎不长肉

孕妈妈的肥胖程度与胎宝宝的健康有一定的关系，但并不是孕妈妈越胖，胎宝宝就越健康。孕妈妈太胖，胎宝宝的健康隐患反而更大。

乳晕、乳头的颜色变深了

子宫就像一个握紧的拳头那么大

孕妈妈的变化

这个月孕妈妈的外表没有什么改变，看不出已经怀孕了，只有乳房好像一下子大了不少。

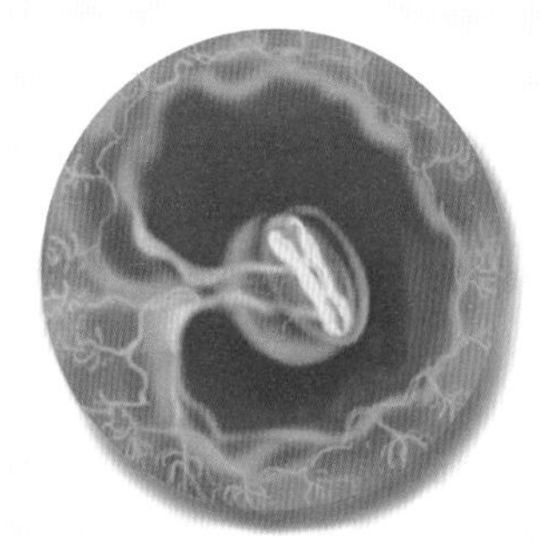

第 5 周

孕妈妈要避开被污染的生活环境，才能孕育健康的胎宝宝。

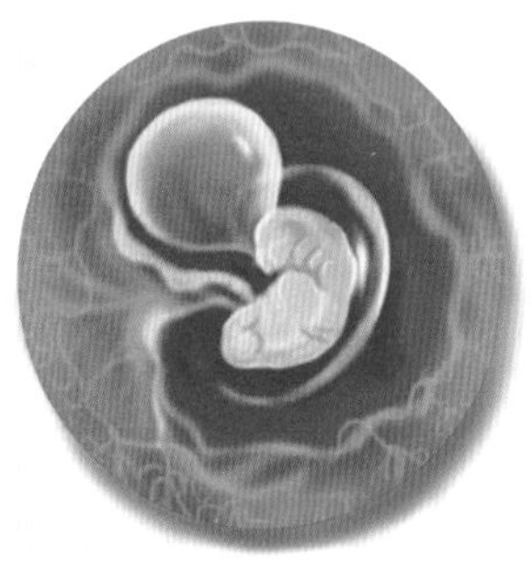

第 6 周

此时是胎宝宝器官分化形成的时期，营养和防护一样不能少。

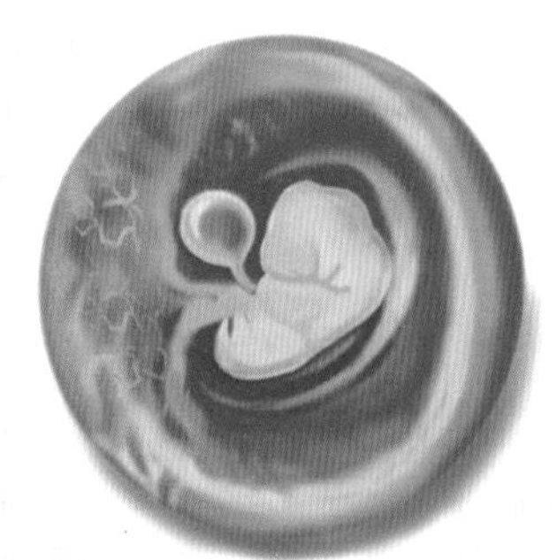

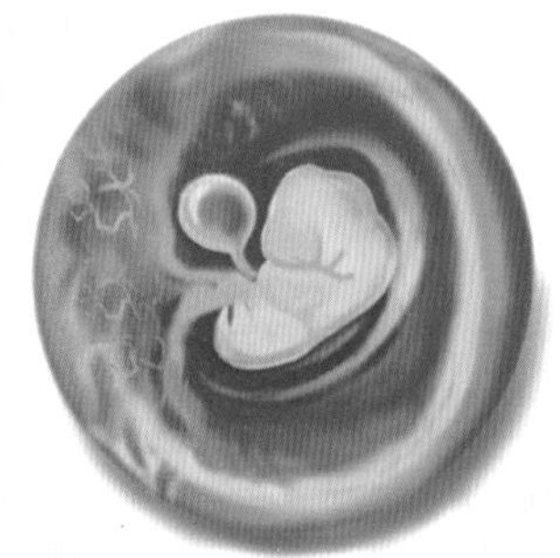

第 7 周

胎宝宝大脑正在进一步分化形成，孕妈妈要保证优质蛋白质的摄入。

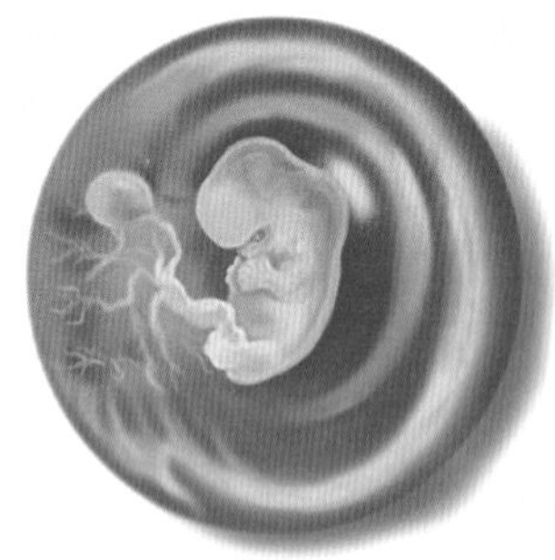

第 8 周

如果孕妈妈需要加餐，最好选择奶制品和水果。

孕期检查和生活保健

- **B超检测过多会伤害胎儿**：一般说来，孕妈妈的B超检查强度低，且孕早期的B超检查一般不超过3分钟，所以对胎宝宝是安全的。不过孕2月时胎宝宝的神经细胞易受外界影响，如果孕妈妈频繁做B超检查，则有可能对胎宝宝大脑发育造成影响，所以除了必要的B超检查，孕妈妈应尽量减少做B超的次数。
- **孕妈妈能做CT检查吗**：孕妈妈孕早期接受CT检查，尤其是腹部CT检查，有导致胎儿畸形的风险。因此，若不是病情需要，孕妈妈最好不要做CT检查。
- **优生四项都检查什么**：优生四项又称TORCH检查，是指孕期或孕早期进行的包括弓形虫、风疹病毒、巨细胞病毒和单纯疱疹病毒的检查。孕妈妈在确定怀孕2个月后即可进行优生四项检查。
- **喜欢吃啥就吃啥**：恶心、呕吐等早孕反应让孕妈妈觉得吃什么都不香，甚至吃了就吐。在这种情况下，孕妈妈只要根据自己的口味选择喜欢吃的食物就可以了。少食多餐，是这段时间孕妈妈饮食的主要方针。
- **孕吐厉害时不要强迫自己运动**：虽然孕妈妈适当做些运动能减轻孕吐反应，但孕吐厉害时就不要强迫自己做运动了。
- **运动间歇吃点水果**：如果孕妈妈只做少量的有氧运动，那么运动间歇可以吃点水果。但剧烈运动后，不建议立即食用水果，否则会引起胃酸、消化不良等症状。可在运动完半小时后，气息均匀了再吃水果或喝水。

缓解孕期不适小妙方

✲ 便秘怎么办：孕妈妈可以通过在日常饮食中多吃富含膳食纤维的食物、进行适当的运动等方法治疗便秘。

✲ 缓解孕吐：以从容的心态度过这一阶段，消除紧张、焦虑等不良情绪；注意休息，保证充足的睡眠；选择清淡、易消化的食物，宜少食多餐，经常变换花样增进食欲。

✲ 出现流产征兆怎么办：如果孕妈妈发现自己阴道有少量流血，下腹有轻微疼痛、下坠感或者感觉腰酸，可能就是流产的前兆，这时孕妈妈不必太紧张，最好的方法就是卧床休息。如果情况没有改善，则需要及时就医。

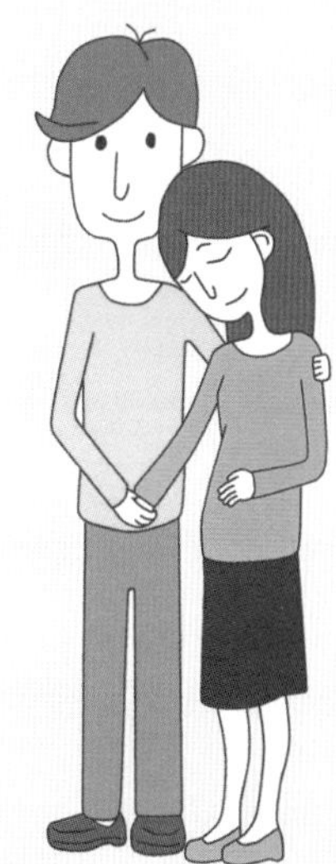

孕2月体重管理攻略

巧用体重曲线图

本月开始，孕妈妈可以有意识地时常称称体重了，可以拿一个本子将每周的体重记录下来，并绘制成体重曲线图，督促自己控制孕期体重。孕妈妈的体重增长线越接近标准曲线越好。如果孕妈妈的体重增长过快，就要在保证其他营养素摄入的同时，减少摄入脂肪含量高的食物。为了让体重控制更有成效，孕妈妈也可以将体重控制目标划分到每一天。同时孕妈妈也可以和其他孕妈妈一起交流，并相互督促体重管理计划的执行。

远离高热量的油条、油饼

油条、油饼等油炸食物香气诱人，令人食欲大增。但孕妈妈面对这些食物时，要控制自己，最好不吃或少吃这些食物。因为油条、油饼中添加的明矾会导致铝超标，而且经过炸制的食物难消化、营养价值低。经常吃油条、油饼还会增加热量的摄入。因为经油炸后，即便是原本不含或含脂肪极少的食物，其脂肪含量也会成倍地增加。比如同为面条，每100克普通面条的脂肪含量仅为0.7克，而油炸方便面每100克的脂肪含量为21.1克，为普通面条的30倍；又如每100克富强粉脂肪含量为1.1克，制成油条后脂肪含量增至25.9克，制成油饼后脂肪含量可增至40克，过多摄入必然导致热量过剩。如果不通过增加运动来消耗过剩的热量，日积月累，就容易增重。

吃对零食，缓解孕吐不增重

孕早期，孕妈妈可以准备一些小零食，孕吐时吃一些可以起到缓解作用；肚子饿时，可以拿来补充能量。但孕期零食选择有讲究，如果有可能，尽可能多吃一些水果、坚果及葡萄干等，少吃热量较高（含脂肪、糖、盐较多）的零食，如炸土豆片、巧克力、薯条、炸面饼圈等。这些食物中还常常含有人工色素和添加剂，对健康有害，不利于胎宝宝的生长发育。需要说明的是，水果也不能食用过量，否则会摄入过多的糖分，甚至引发妊娠糖尿病。

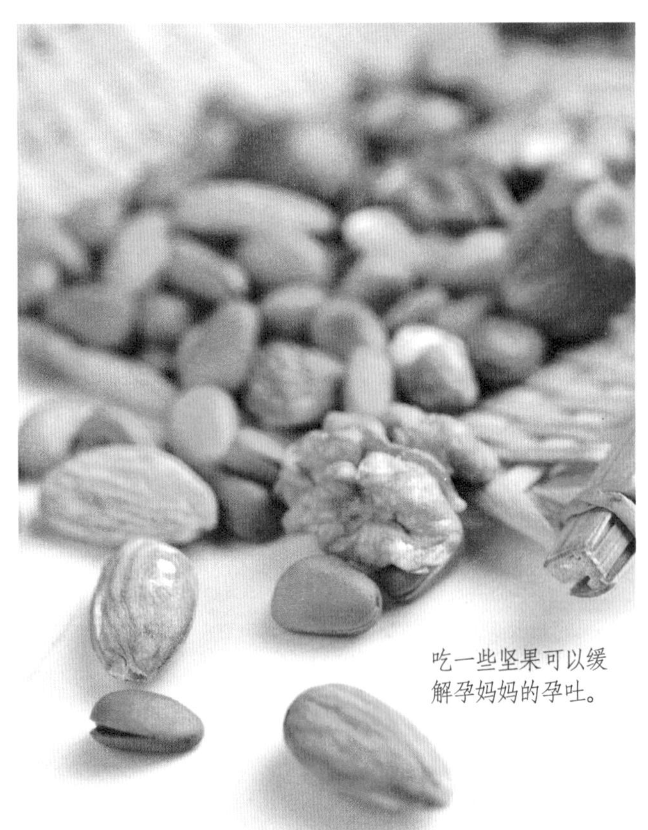

吃一些坚果可以缓解孕妈妈的孕吐。

少食多餐是最适合孕妈妈的饮食模式

要控制孕期体重，少食多餐的饮食模式是最适合孕妈妈的。早、中、晚三餐是必需的，不仅要吃，而且时间也要固定下来。适合孕妈妈的最佳吃饭时间为：早餐 7~8 点，中餐 12 点，晚餐 18~19 点。在三餐之间，孕妈妈根据需要可以再吃一些小零食，如坚果、蛋糕、水果等，要注意每次不要吃太多。坚持少食多餐会让胃肠更健康，也会让营养更丰富，孕妈妈也不易发胖。

控制体重，尽早预防妊娠纹

妊娠纹多出现于脐下、耻骨联合处、大腿外侧、乳房四周、臀部等部位，呈不规则纹状。妊娠纹刚形成的时候一般为粉红色或紫红色，在产后会渐渐萎缩，成为银白色，皮肤也变得松弛。预防妊娠纹，孕妈妈首先要控制体重，其次要保持皮肤湿润，并坚持按摩，此外，吃对食物也很重要。

控制体重：如果孕妈妈孕期体重增长过快，皮下组织会被过分撑开，皮肤中的胶原蛋白弹性纤维断裂，就容易产生妊娠纹。因此孕妈妈适当控制体重，可以有效防止和减轻妊娠纹的产生。

保持湿润：如果肌肤干燥，皮肤被拉扯的感觉会格外强烈。此时，孕妈妈可以选用适合自己体质的乳液，再做重点部位按摩。做肌肤的保湿护理可增加肌肤的柔软度和弹性，使皮肤组织更容易适应脂肪的堆积扩张。另外，在使用乳液滋润肌肤的同时，还可以减轻妊娠纹处皮肤变薄时产生的瘙痒感。

坚持按摩：适度按摩肌肤，尤其是按摩那些容易堆积脂肪产生妊娠纹的部位，如腹部、臀部下侧、腰臀之际、大腿内外侧、乳房、腋下等，可以有效增加皮肤和肌肉的弹性，保持血流顺畅，避免过度牵拉皮肤中的胶原蛋白弹性纤维，减轻或阻止妊娠纹的产生。按摩的同时如果配合使用抗妊娠纹的按摩油或按摩乳液，效果会更好。

吃对食物：孕期应均衡摄取营养，每天早晚喝两杯脱脂牛奶，适当多吃一些含胶原蛋白丰富的猪蹄、羊蹄等，有利于增强皮肤弹性，减少妊娠纹。各类新鲜水果、蔬菜含有丰富的维生素 C，具有消褪色素的作用，如柠檬、猕猴桃、番茄、土豆、圆白菜、冬瓜、丝瓜等。牛奶有改善皮肤细胞活性、延缓皮肤衰老、增强皮肤张力、刺激皮肤新陈代谢、保持皮肤润泽细嫩的作用。谷物中的维生素 E，有干扰黑色素沉淀的作用。

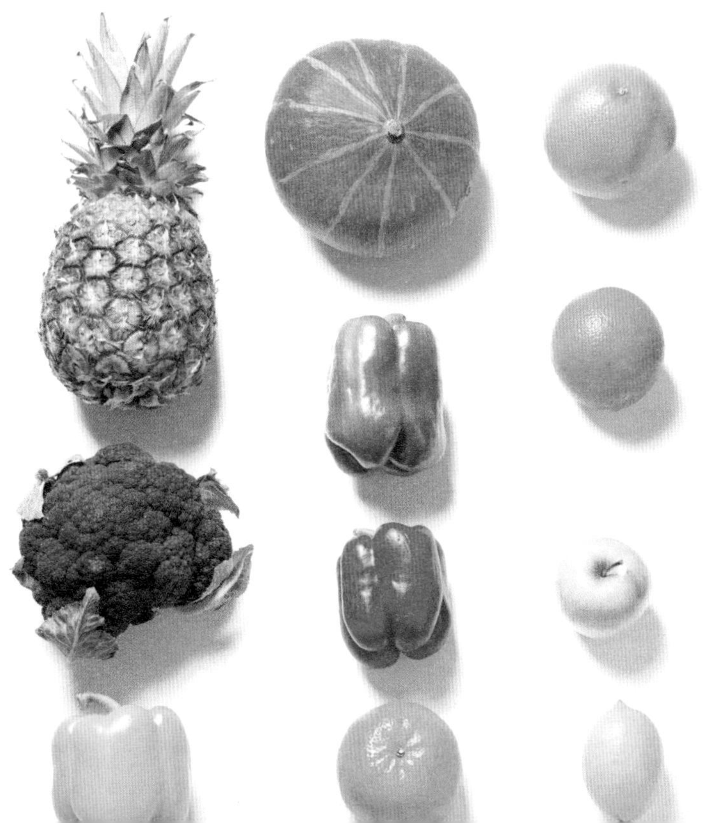

养胎不长肉这样吃

土豆饼

原料：土豆、西蓝花各 50 克，面粉 100 克，盐适量。

做法：①土豆洗净，去皮，切丝；西蓝花洗净，焯烫，切碎。②土豆丝、西蓝花碎、面粉、盐、适量水放在一起搅匀。③油锅烧热，将搅拌好的土豆饼糊倒入煎锅中，煎成饼。

功效：土豆中脂肪和碳水化合物的含量较低，大量的膳食纤维能宽肠通便，帮助机体及时代谢毒素。面粉中含有蛋白质、碳水化合物、维生素 B_1、维生素 E、膳食纤维、磷、钾、镁等，需要控制体重时可食用。

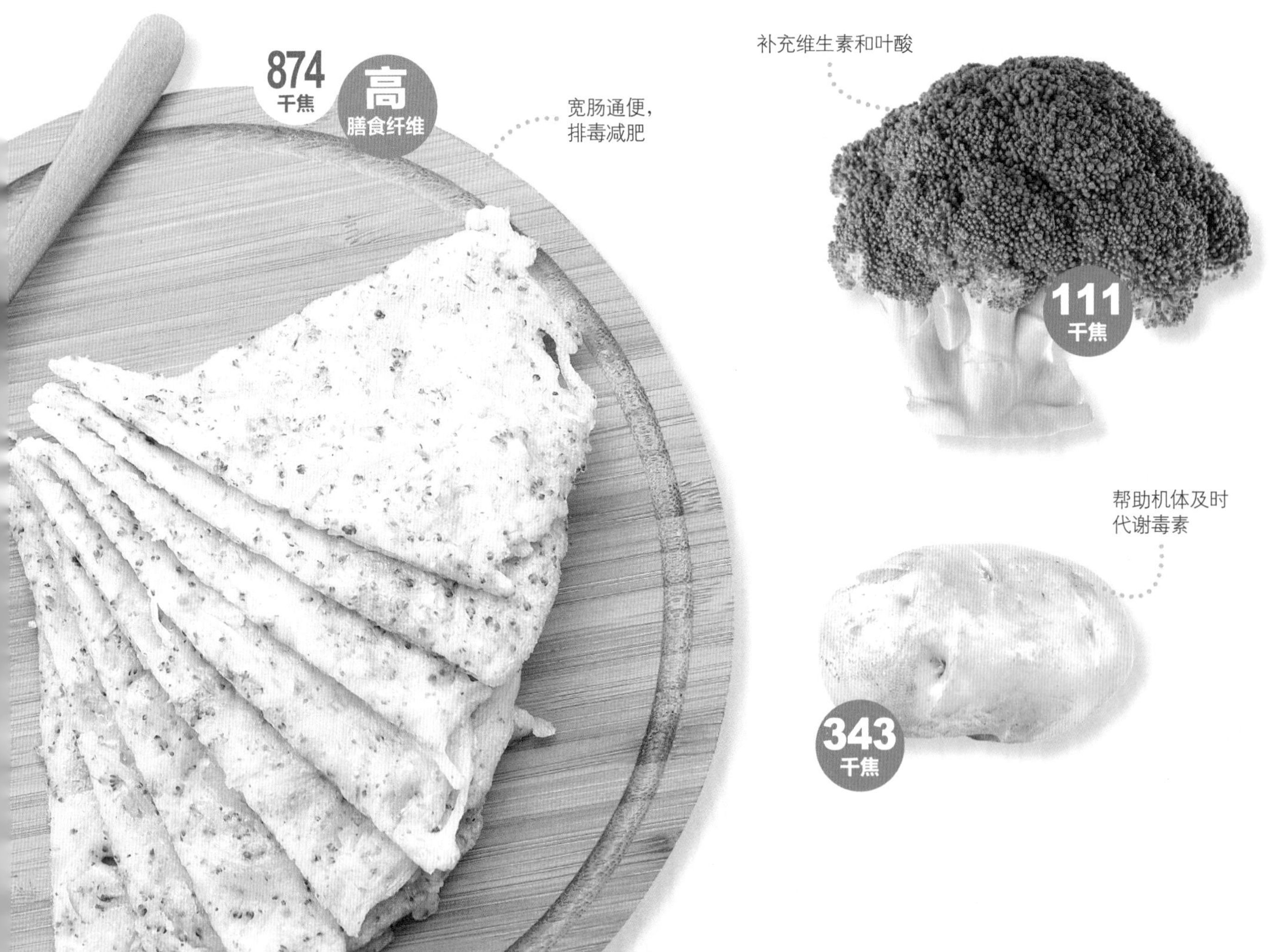

杏鲍菇炒西蓝花

原料：西蓝花 100 克，杏鲍菇 50 克，牛奶、白糖、盐各适量。

做法：①西蓝花洗净掰小朵；杏鲍菇洗净，切片；西蓝花和杏鲍菇片用沸水焯一下。②油锅烧热，放入西蓝花和杏鲍菇片，加入牛奶。③用大勺子不停拨动搅拌，让牛奶包裹住蔬菜。④小火炖煮至熟，最后加白糖和盐即可。

功效：西蓝花含有类黄酮，可清理血管，与杏鲍菇搭配在一起口感好，可增强肝脏的排毒功能。

清理血管，降低血脂
低
脂肪
205
千焦
膳食纤维含量较高，适宜控制体重
高
膳食纤维
979
千焦
抗氧化，排毒纤体
高
膳食纤维
184
千焦

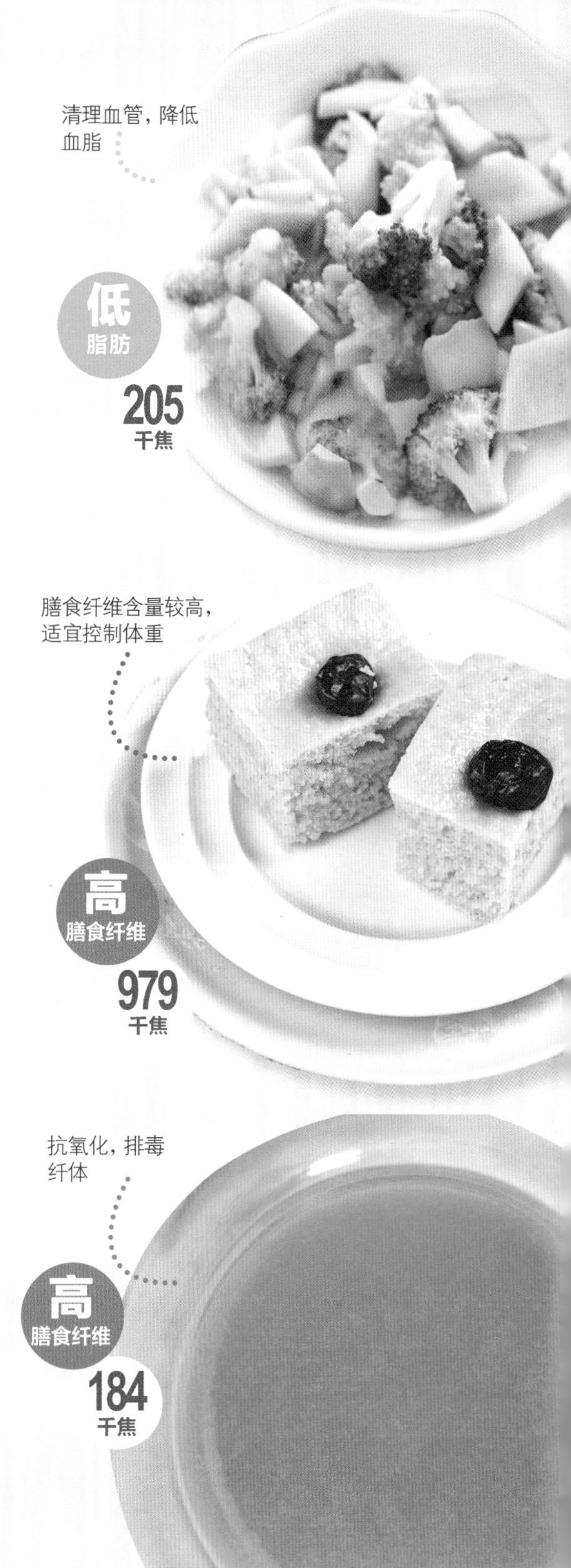

玉米面发糕

原料：面粉 150 克，玉米面 100 克，泡打粉、酵母粉、红枣、白糖各适量。

做法：①面粉、玉米面、白糖、泡打粉混合；酵母粉溶于温水后倒入面粉中，揉成面团。②将面团放入蛋糕模具中，放温暖处饧发。③红枣洗净，加水煮 10 分钟。④将煮好的红枣嵌入发好的面团表面，入蒸锅大火蒸熟，脱模切块即可。

功效：玉米面发酵后更易消化，美味不增重，适合作主食。

橙子胡萝卜汁

原料：橙子 200 克，胡萝卜 1 根。

做法：①橙子去皮，胡萝卜洗净，去皮，切块。②将胡萝卜块和橙子一同放入榨汁机中榨汁即可。

功效：酸甜的橙子可调和胡萝卜的涩，胡萝卜可平衡橙子中的酸，并有较强的抗氧化功效，有助于增强身体的抵抗力。每天早上喝 1 杯还能排毒纤体。

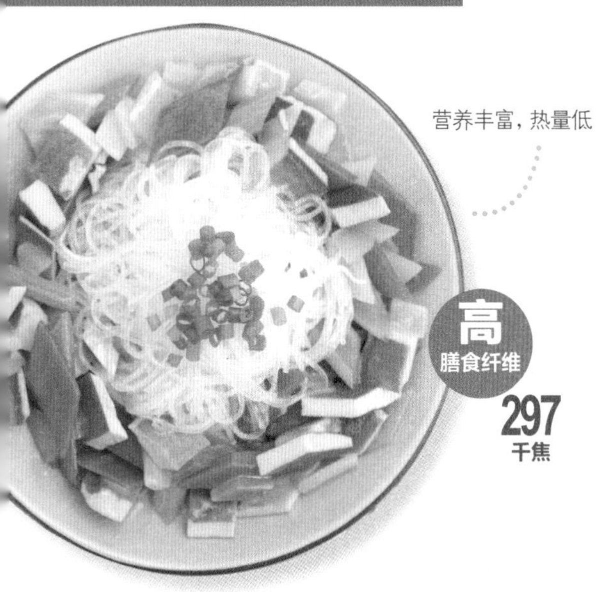

凉拌素什锦

原料：胡萝卜半根，豆干 60 克，芹菜、粉丝各 50 克，盐、白糖、香油、酱油、葱花各适量。

做法：①豆干切小块；芹菜切段；胡萝卜切片。②所有食材分别用热水焯一下，捞出放入盘中备用。③加入所有调味料，撒上葱花，拌匀即可食用。

功效：凉拌素什锦食材多样，在增进孕妈妈食欲的同时，还能控制体重。

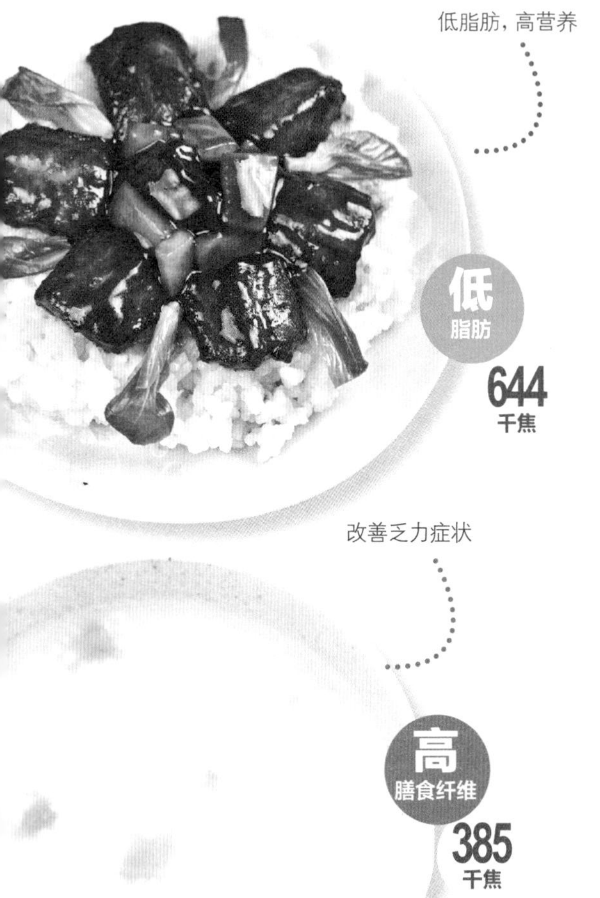

鳗鱼饭

原料：鳗鱼 150 克，笋片 50 克，青菜 200 克，米饭 200 克，盐、料酒、酱油、白糖、高汤各适量。

做法：①鳗鱼洗净，放盐、料酒、酱油腌半小时。②把腌好的鳗鱼放入温度为 180℃ 的烤箱中烤熟。③将洗好的笋片、青菜放油锅中略炒，把烤熟的鳗鱼放入锅内，倒入高汤、酱油、白糖，待锅内的汤汁几乎收干即可出锅，摆在米饭上即可。

功效：鳗鱼饭富含蛋白质、钙及 DHA，适量食用不会过度增重。

胡萝卜小米粥

原料：胡萝卜半根，小米 30 克。

做法：①胡萝卜洗净，切成小块；小米淘洗净，备用。②将胡萝卜块和小米一同放入锅内，加清水大火煮沸。③转小火煮至胡萝卜绵软、小米开花即可。

功效：此粥富含维生素，可促进新陈代谢，还能开胃补虚，改善孕妈妈由于妊娠反应出现的倦怠、乏力症状。

紫菜豆腐汤

原料：豆腐 150 克，干紫菜 25 克，虾皮、盐、香油各适量。

做法：①干紫菜泡发，洗净；豆腐切块。②将紫菜、豆腐块放入锅中，加适量清水，用大火煮至豆腐熟透，加盐调味，撒上虾皮，淋入香油稍煮即可。

功效：此汤能增加孕妈妈的营养，帮助孕妈妈缓解便秘，还可以帮孕妈妈控制体重。

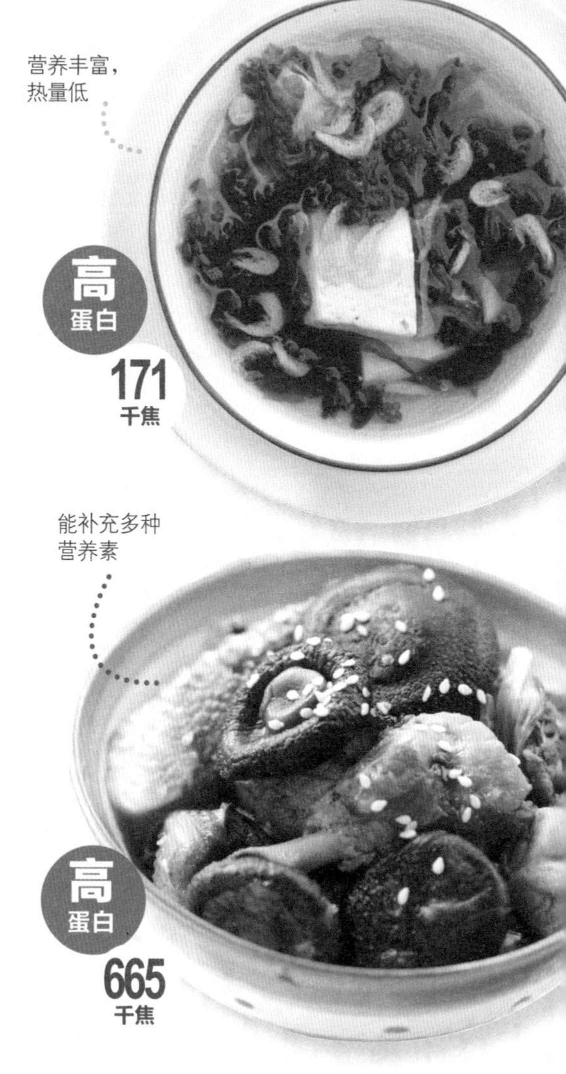

香菇炖鸡

原料：香菇 4 朵，鸡 1 只，盐、高汤、葱段、姜片、料酒、白芝麻各适量。

做法：①将香菇用温水泡开，洗净；鸡去内脏洗净，剁块，然后放入沸水中汆一下，捞出洗净。②锅内放入高汤和鸡块，大火烧开。③撇去浮沫，加入料酒、盐、葱段、姜片、香菇，用中火炖至鸡肉熟烂，最后撒上白芝麻即可。

功效：鸡肉鲜美，营养丰富，香菇鲜香，含有丰富的 B 族维生素和钾、铁等营养素，有助于补充营养。

养胃粥

原料：大米 50 克，红枣 6 颗，莲子 20 克。

做法：①莲子用温水泡软、去心；大米淘洗干净；红枣洗净备用。②莲子、大米、红枣同时入锅内，加清水适量，大火煮开后，小火熬煮成粥。③依个人口味可用盐或者蜂蜜调味，早晚食用。

功效：此粥能够帮孕妈妈补充所需的碳水化合物，养胃健脾，适合孕吐严重的孕妈妈。若在晚上食用，还有利于控制体重。

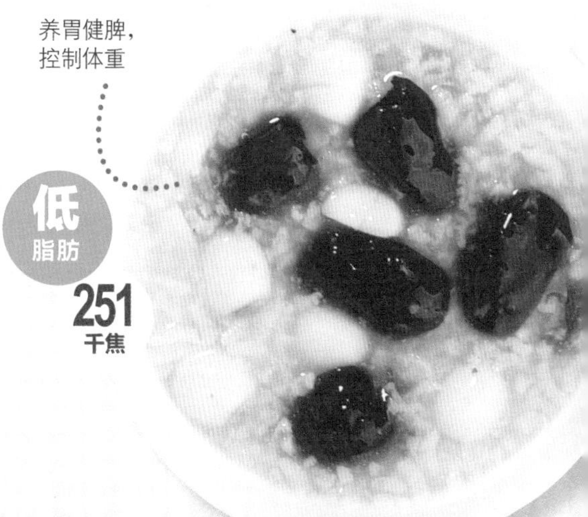

锻炼部位

- 拉伸手臂肌肉
- 拉伸背部肌肉
- 强健颈椎

健康运动不超重

坐立前屈运动，缓解背部疼痛

孕 2 月，孕妈妈已经得知了怀孕的好消息，但此时胚胎刚刚着床，还不稳定，而且孕妈妈还会有明显的早孕反应，所以本月的运动宜以舒缓为主，可以继续孕 1 月的散步、孕期瑜伽等运动。

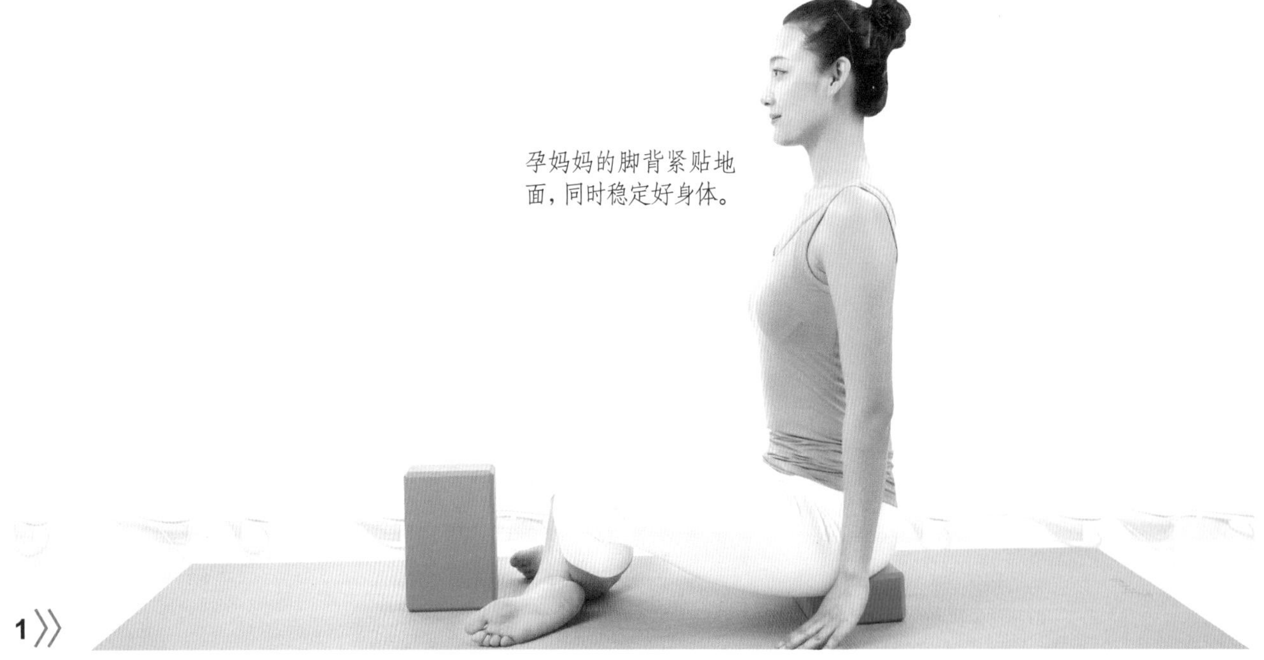

孕妈妈的脚背紧贴地面，同时稳定好身体。

1 〉〉

臀下坐瑜伽砖或折叠的毯子，双手撑地，帮助背部向上伸展，双腿简单交盘，交叉点以小腿中间为宜。

2〉〉

吸气，双手向上举过头顶，尽可能向上延展侧腰。做此动作时，手臂要紧贴耳部，这样才能体会向上延展的状态。

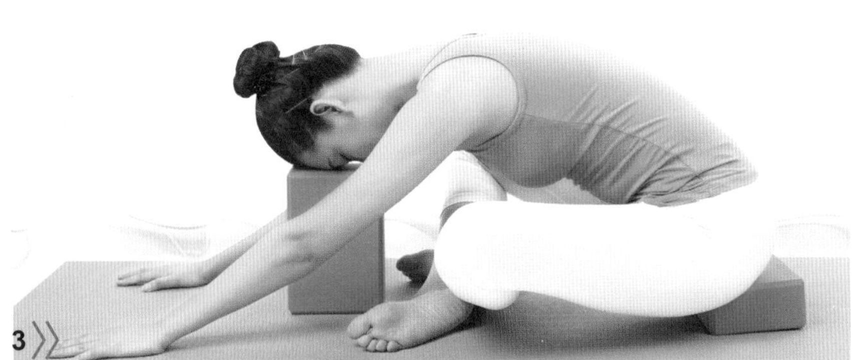

3〉〉

呼气时向前伸展身体，将额头放在提前准备的瑜伽砖上，双腿尽量放松。此姿势停留 5 组呼吸后，双腿交换，再做 1 遍。这套动作每次做 5 组。

安全助顺产

有助于拉伸背部和手臂肌肉，缓解背部疼痛。

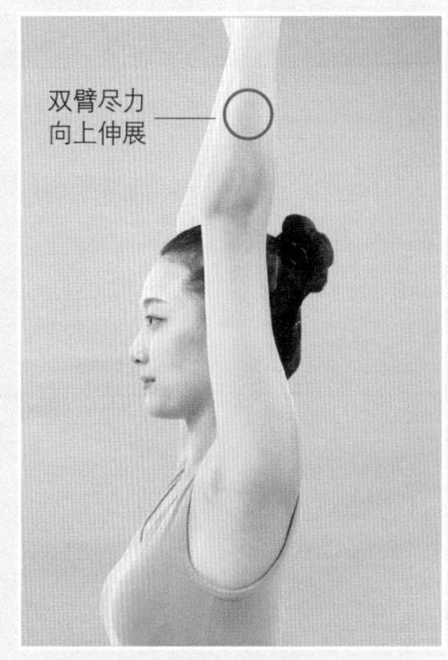

降低难度这样做

感觉做第 3 个动作比较吃力时，可以把头和手都放在瑜伽砖上，体会背部的延伸。

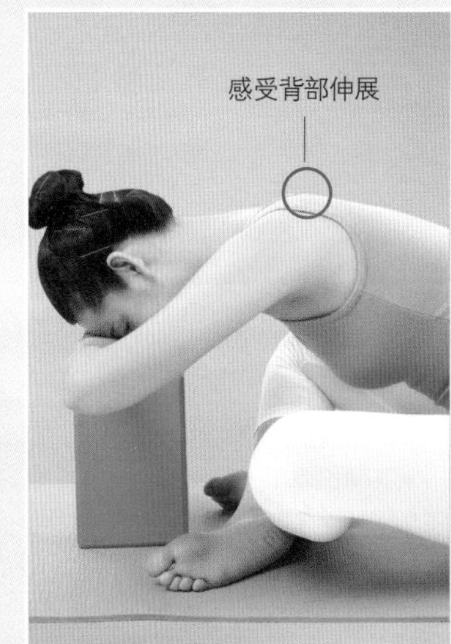

锻炼部位

- 柔化脊椎
- 扩张胸部
- 锻炼腹部

鱼式，缓解腰背疼痛

鱼式是一个难度系数很低的瑜伽体式，常练此体式可以柔化脊椎，扩张胸部，缓解腰部及背部疼痛，腹部也可得到一定的锻炼。孕妈妈可以根据自己的情况进行练习。

保持脚尖伸直，脚跟不离开地面。

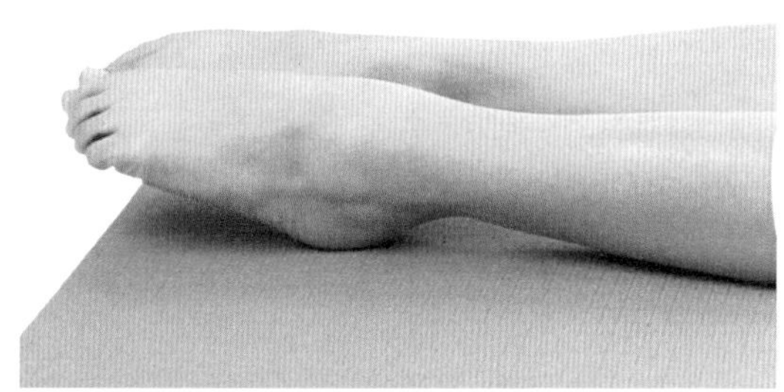

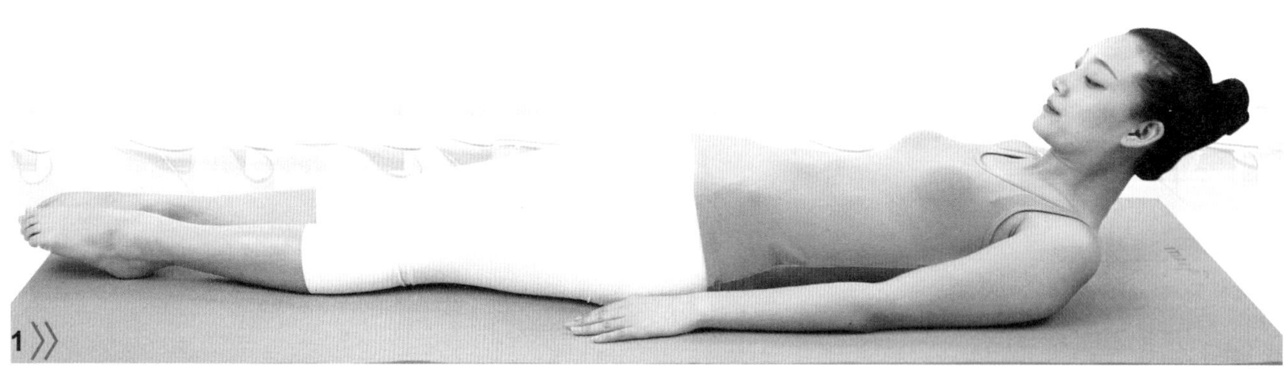

1

身体平躺在垫子上，双腿并拢，尽可能不要分开。躺半分钟左右，调整呼吸。将下巴靠近锁骨并使头部离开地面，眼睛看自己的脚趾。

2》

用两肘撑地使背部离地，然后抬高下巴让头部后仰，并让头顶靠地。双手靠近身体，肘关节紧贴地面。上半身呈反弓形。挺起胸部，两肩打开向两侧，肩胛骨夹紧。

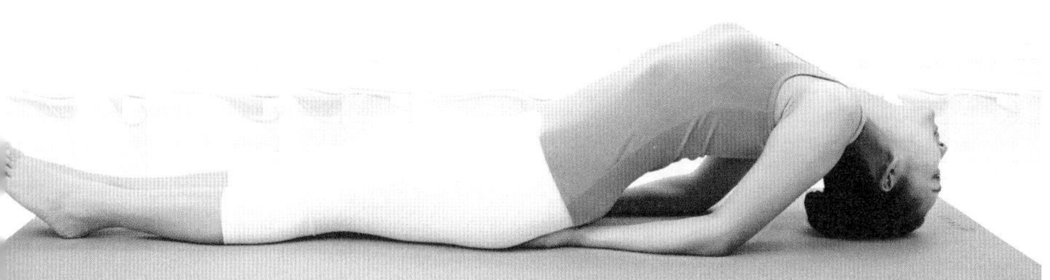

3》

保持步骤 2 姿势，用鼻子做缓慢的深呼吸，保持 15~30 秒。然后慢慢放平身体，回到最初的仰卧姿势。

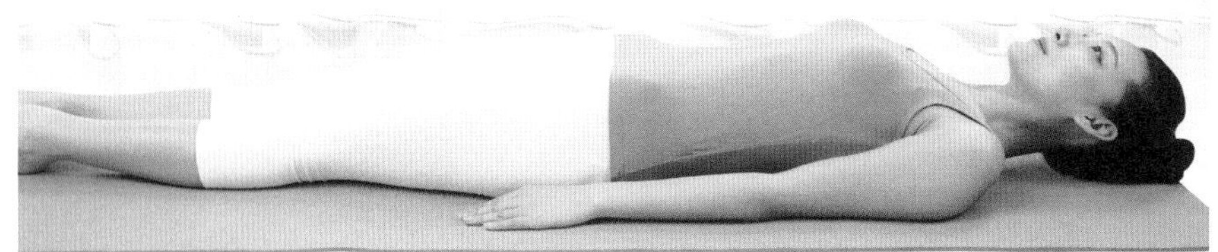

4》

弯曲两膝抬至胸前，并用手臂抱紧双腿，使脊椎得以舒展。

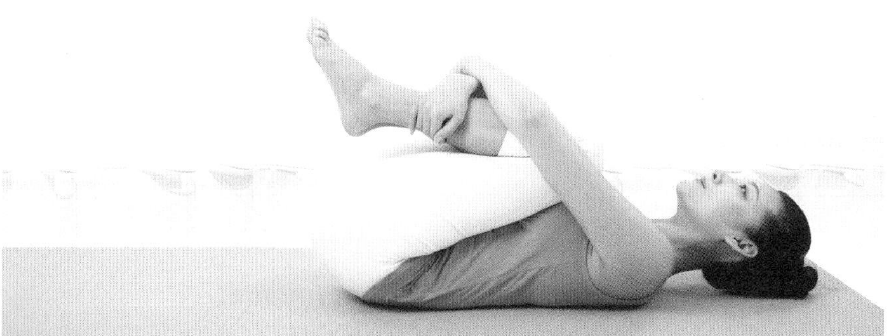

安全助顺产

可以柔化脊椎，腹部也能得到一定的锻炼，有利于孕妈妈顺产。

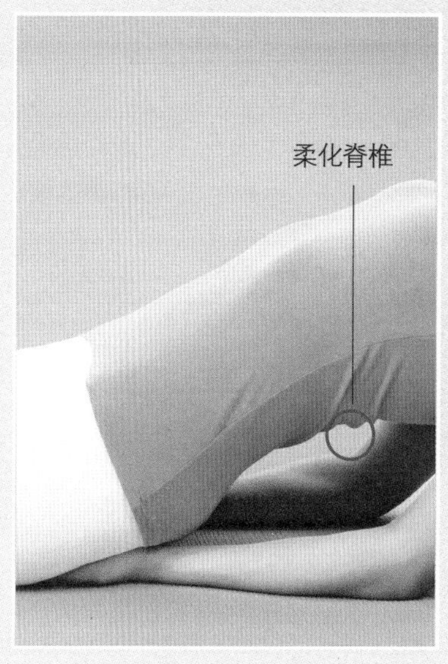

降低难度这样做

躺好后，头自然后仰，找到一个颈肩部都舒服的角度，躺三四分钟，就可以起来休息一下啦。

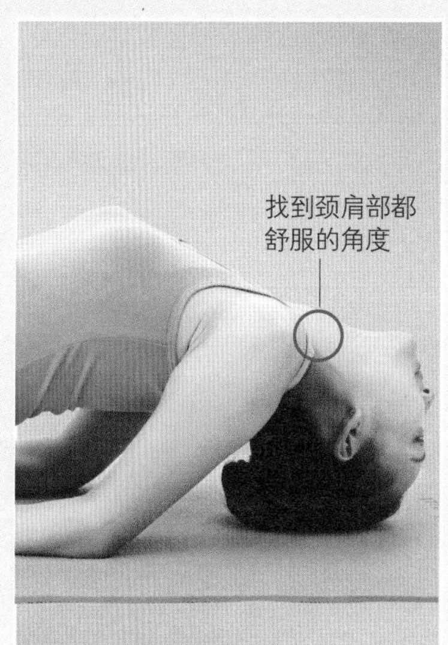

锻炼部位

锻炼骨盆肌肉

锻炼大腿肌肉

放松手臂肌肉

骨盆摇摆，增强骨盆肌力量

这套骨盆摇摆运动，可以增加骨盆区域供血，给孕妈妈的身体带来活力。孕妈妈站立休息时就可以做，安全、方便，还可以促进下肢的血液循环，有预防静脉曲张的作用。

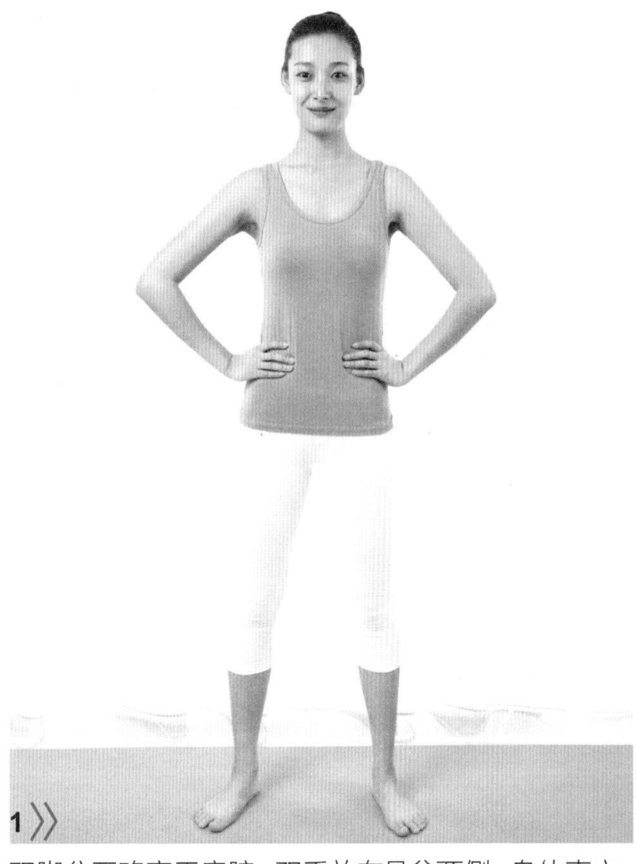

1 》

双脚分开略宽于肩膀，双手放在骨盆两侧，身体直立。感觉自己像一棵树一样挺拔，保持均匀呼吸。

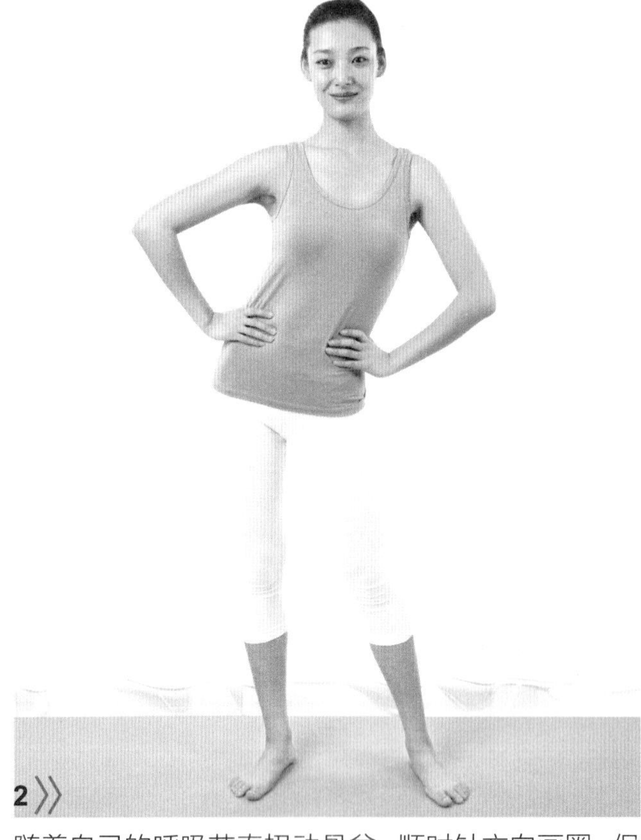

2 》

随着自己的呼吸节奏扭动骨盆，顺时针方向画圈，保持节奏稳定、呼吸均匀，10 圈后换反方向再做 10 圈。

锻炼部位

锻炼小腿肌肉

锻炼大腿肌肉

拉伸脊柱

双膝靠胸运动，防止静脉曲张

双膝靠胸操，可以锻炼腿部肌肉，多做此运动不仅有利于腿部血液循环，还有利于强健小腿和大腿。十月怀胎，随着腹部的不断增大，腿部的压力也会逐渐增大，为了适应胎宝宝的成长，孕妈妈应加强锻炼。

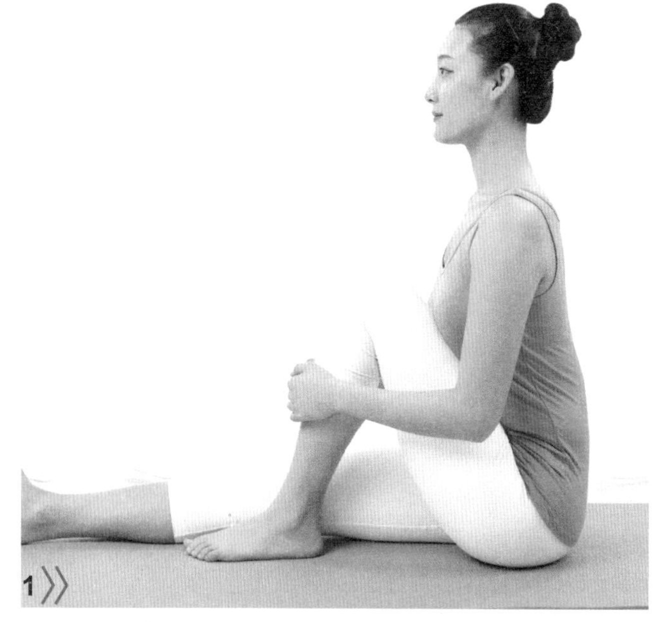

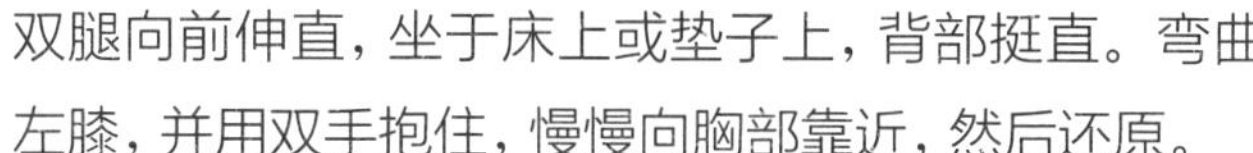

双腿向前伸直，坐于床上或垫子上，背部挺直。弯曲左膝，并用双手抱住，慢慢向胸部靠近，然后还原。

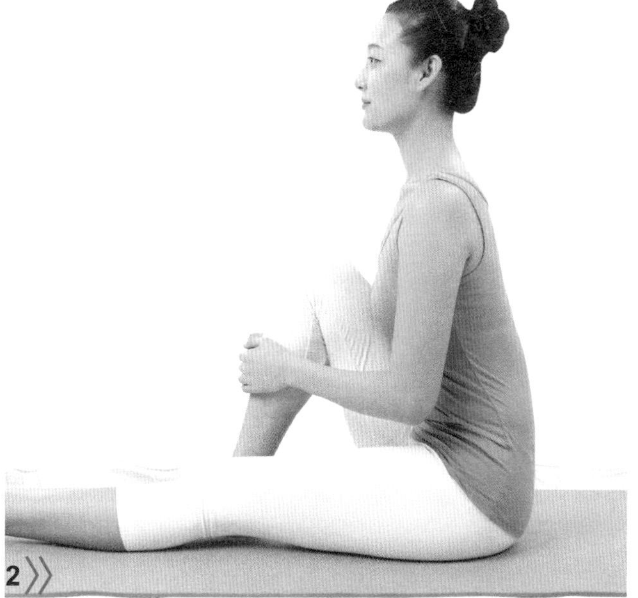

弯曲右膝，做相同动作。左右膝各做 4 次。

孕3月
只养胎不长肉

本月末，有些孕妈妈随着孕吐的减轻，食欲慢慢恢复，体重就开始慢慢增加了。孕妈妈要坚持多样补充、足量补充和优质补充的饮食原则。孕妈妈可以做一些简单有助于顺产的运动，但一定不要进行剧烈运动，也不要刻意利用运动来控制体重，以免出现流产的危险。

你的专属体重计划

如果孕妈妈早孕反应不严重，可以正常进食、补充营养。本月孕妈妈体重增长不宜超过0.6千克。

控制体重，养胎不长肉

超重的孕妈妈患上妊娠并发症的概率比正常的孕妈妈高得多，这些并发症包括妊娠高血压疾病、妊娠糖尿病、产后抑郁症等。而超重的孕妈妈分娩巨大儿的概率也随之增加，从而导致难产和剖宫产的概率增加，加重对孕妈妈身体的损伤。

从肚脐到耻骨会出现一条垂直的黑褐色妊娠线。

腰部看起来明显变粗了，但腹部还不明显。

孕妈妈的变化

子宫在不断增大，到了第11周时，子宫将突出骨盆腔，用手轻轻触摸耻骨上缘，会感觉到子宫的存在。

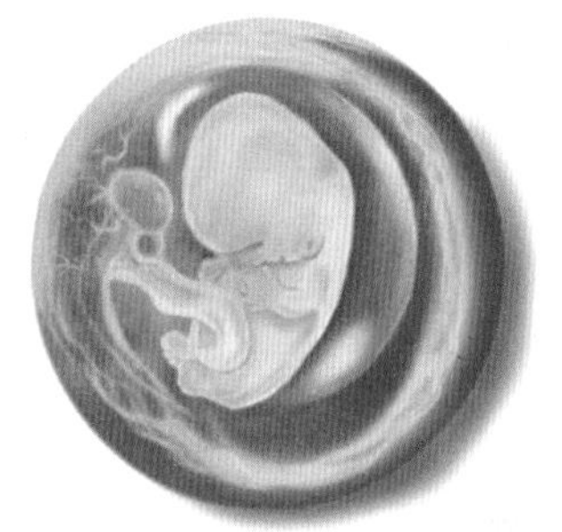

第9周

可着重摄取富含B族维生素的食物。

第10周

保证饮食品种多样化，才能补足孕期营养。

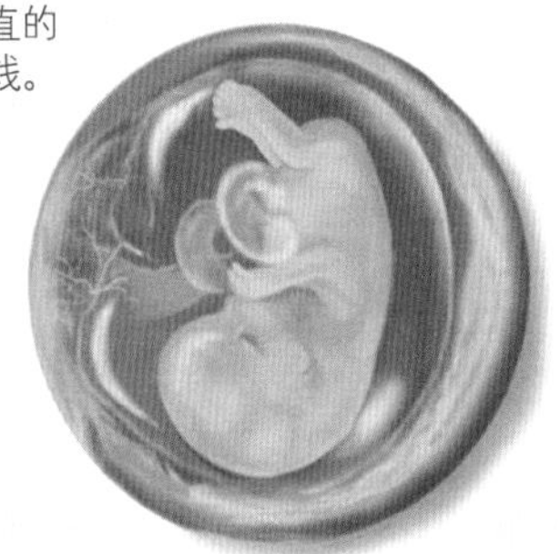

第11周

可适当吃点红薯、玉米、荞麦等粗粮。

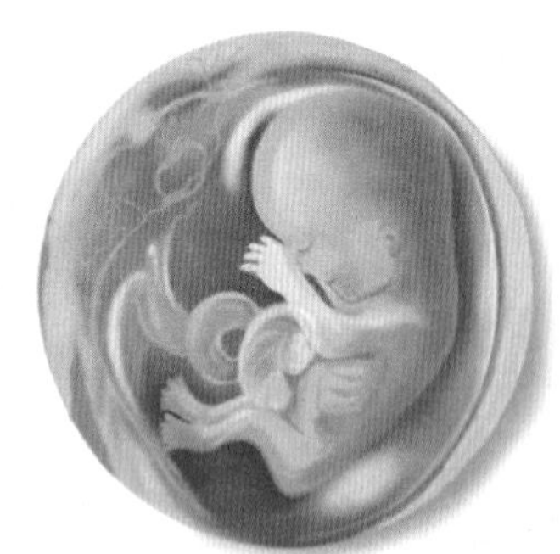

第12周

饮食和运动计划要根据体重增加值来调整。

孕期检查和生活保健

第一次产检：一般说来，多数孕妈妈会在孕3月末时，做确认怀孕后的第一次产前检查，并提前向医生咨询建卡时间。

孕妈妈建卡问题：若孕妈妈已经办理好了《生育服务证》，并在准生一栏盖章，已确定怀孕，就可以在定点医院建卡。在某医院建卡只是意味着在此医院进行产前检查，并不意味着一定要在此医院分娩。

宜补充维生素E：孕3月是胎宝宝脑细胞迅速增殖的阶段，孕妈妈可通过多吃富含维生素E的食物，如玉米、核桃、葵花子、芝麻等，促进胎宝宝大脑发育。

减少钠的摄入量：孕3月，孕妈妈的肾脏功能开始生理性减退，排钠量相对减少，与身体相适应的是孕妈妈应适度减少钠的摄入量，尤其是那些基础血压原本就偏高，或者家族中有高血压疾病、糖尿病等遗传病史的孕妈妈。

避免流产，需注意运动细节：在炎热的天气里，孕妈妈不要再强迫自己运动。在运动时注意补充水分，可以有效预防脱水，还能控制体温上升。孕妈妈的运动强度要适当，心跳次数每分钟要保持在140次以内。

每次运动不要超过15分钟：孕妈妈运动的目的是增强关节和韧带的柔韧性，增加肺活量，促进血液循环。为了自己和胎宝宝的健康，孕妈妈每次运动10分钟左右就可以了，最好不要超过15分钟。

缓解孕期不适小妙方

✲ **腹痛、阴道流血时要警惕葡萄胎**：如果阴道持续或间歇性地“见红”，还伴有腹痛，这是葡萄胎自然流产的症状。通过B超检查，可以明确诊断是否为葡萄胎，一旦确诊，需马上进行刮宫手术。等完全康复两年后，才可以再怀孕。

✲ **尿频怎么办**：只要没有尿急、尿痛、尿不尽的症状，就不必紧张。建议饮食口味不要太重，睡前排空尿液。有流产史的孕妈妈，孕早期尽量多卧床休息，不要过分紧张。

✲ **应对轻微感冒头痛**：轻度感冒仅有鼻塞、轻微头痛的孕妈妈一般不需用药，应多饮热水，充分休息，一般很快自愈。如果有高热、烦躁等症状，要马上去看医生，在医生指导下采取相应措施对症处理，不可盲目食用退热剂之类的药物。

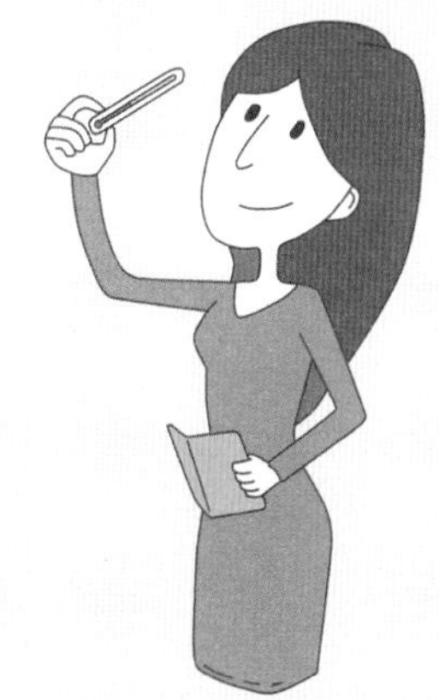

孕3月体重管理攻略

体重下降，不要盲目增肥

孕早期，孕妈妈通常都会受到妊娠反应的影响，出现体重不升反降的情况。孕妈妈要了解自身的状况，找到这一时期体重下降的原因，以及是否会对自己和胎宝宝有不好的影响。

这个时候孕妈妈想要保持体重，就应该吃些口感清爽、富含营养的食物，如鸡丝面、鸭肉粥等，而牛排、乳酪、蛋糕等油腻的食物易加重孕吐，就不适宜本月的孕妈妈食用了。

不要过分控制体重

很多孕妈妈的早孕反应在本月仍然严重，此时就不用过分地控制体重，只要能吃下去就可以了。但孕妈妈在吃什么上要有取舍，油炸等高热量食物不仅不能提供丰富的营养，还会加重孕吐，所以孕妈妈尽量不要吃。孕妈妈可以适量吃些粗粮。粗粮中含有更多的蛋白质、脂肪、维生素、矿物质及膳食纤维，对孕妈妈和胎宝宝非常有益。粗粮也可以缓解由于孕期激素变化造成的便秘，使排便通畅，代谢速度快，孕妈妈身体也更轻盈，体重自然增长缓慢。

水果不能代替蔬菜

不少孕妈妈喜欢吃水果，甚至还把水果当蔬菜吃。有的孕妈妈为了生个健康、漂亮、皮肤白净的宝宝，就在孕期拼命吃水果，她们认为这样既可以充分地补充维生素，还能使将来出生的宝宝皮肤好，其实这是片面的、不科学的。虽然水果和蔬菜都含有丰富的维生素，但是两者还是有本质区别的。水果中的膳食纤维成分并不高，但是蔬菜里的膳食纤维成分却很高。过多地摄入水果，而不吃蔬菜，减少了孕妈妈膳食纤维摄入量，还可能增加糖分摄入量，容易增重，甚至引发妊娠糖尿病。

蔬菜中的膳食纤维成分比水果高，所以不能只吃水果不吃蔬菜。

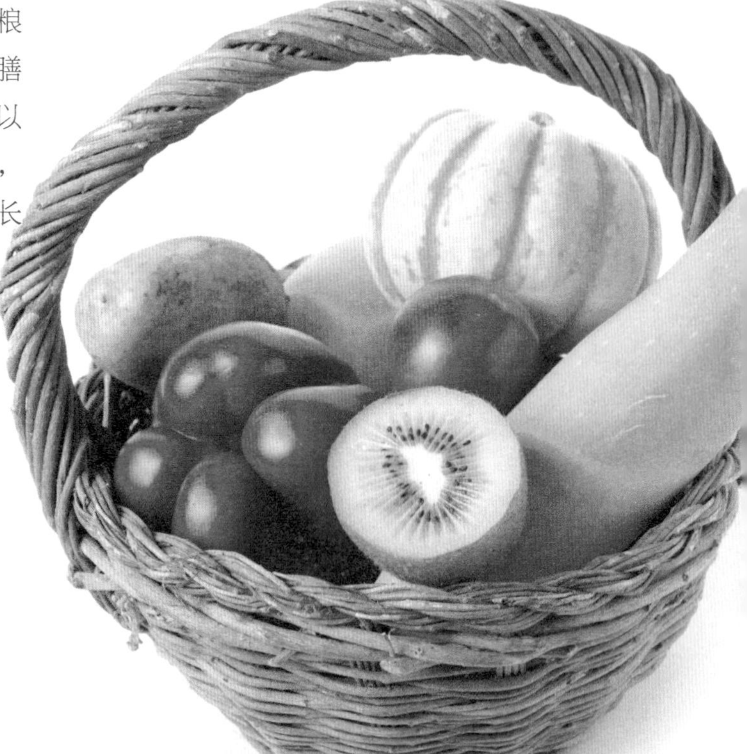

用饮食日记管理体重

孕妈妈可以每天记录早、中、晚餐都吃了什么、吃了多少……帮助自己了解一天中所吃进的食物的营养和热量。通过记录饮食日记，了解自己每天是否吃得营养均衡，食量是多了还是少了，以此来达到控制体重和保健的双重目的。饮食日记要长期坚持，孕妈妈每天动动笔吧。

职场孕妈妈控制体重有方法

坚持工作的孕妈妈，在上下班的路途中就能运动，工作中来来回回地走动也是运动。在工作中的运动，强度更好控制，能避免孕妈妈出现流产，还能够增加运动量，帮助孕妈妈控制体重。

职场孕妈妈解决工作餐的方法往往是跟同事外出就餐，餐厅的食品往往多油，不仅使孕妈妈体重增加，还缺少营养，孕妈妈为了自己和胎宝宝的健康就要有所选择。要做到饮食健康、不增重，可以从以下几方面来入手：

1. 孕妈妈应保证每天摄入足够的绿叶蔬菜。
2. 油炸食物应当剥去外皮后再食用。
3. 对于较肥的肉类，孕妈妈应先去掉脂肪部分再食用。
4. 吃主食、甜点要适量。
5. 吃面条类食品时，不要把汤全部喝完。
6. 不要喝含糖饮料，喝自制的蔬菜汁、果汁会更好。

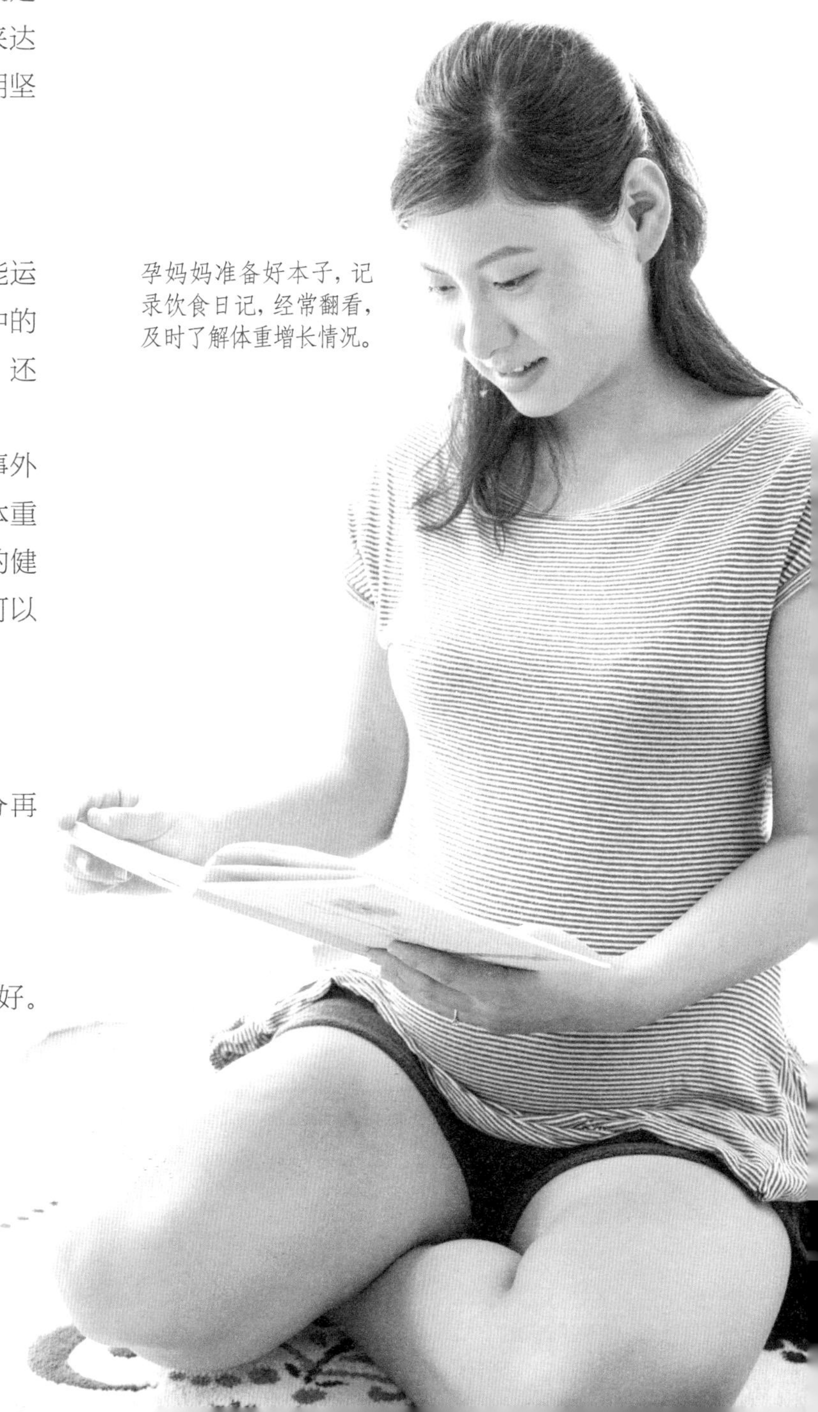

孕妈妈准备好本子，记录饮食日记，经常翻看，及时了解体重增长情况。

养胎不长肉这样吃

豌豆鸡丝

原料：鸡肉 250 克，豌豆 100 克，高汤、盐、水淀粉各适量。

做法：①将豌豆洗净，焯水沥干；鸡肉洗净，切丝备用。②锅置火上，倒油烧热，先放入鸡肉丝炒至变色，再放入豌豆继续翻炒，加入盐、高汤，最后用水淀粉勾芡即可。

功效：豌豆富含维生素 B_1，鸡肉能提供优质蛋白质，荤素搭配，营养合理，同时不易长肉。

1050
千焦
高
蛋白
营养合理，
不易长肉
所含膳食纤维能有
效帮助身体排毒，
控制体重
465
千焦
肉质细嫩，可
滋养身体
556
千焦

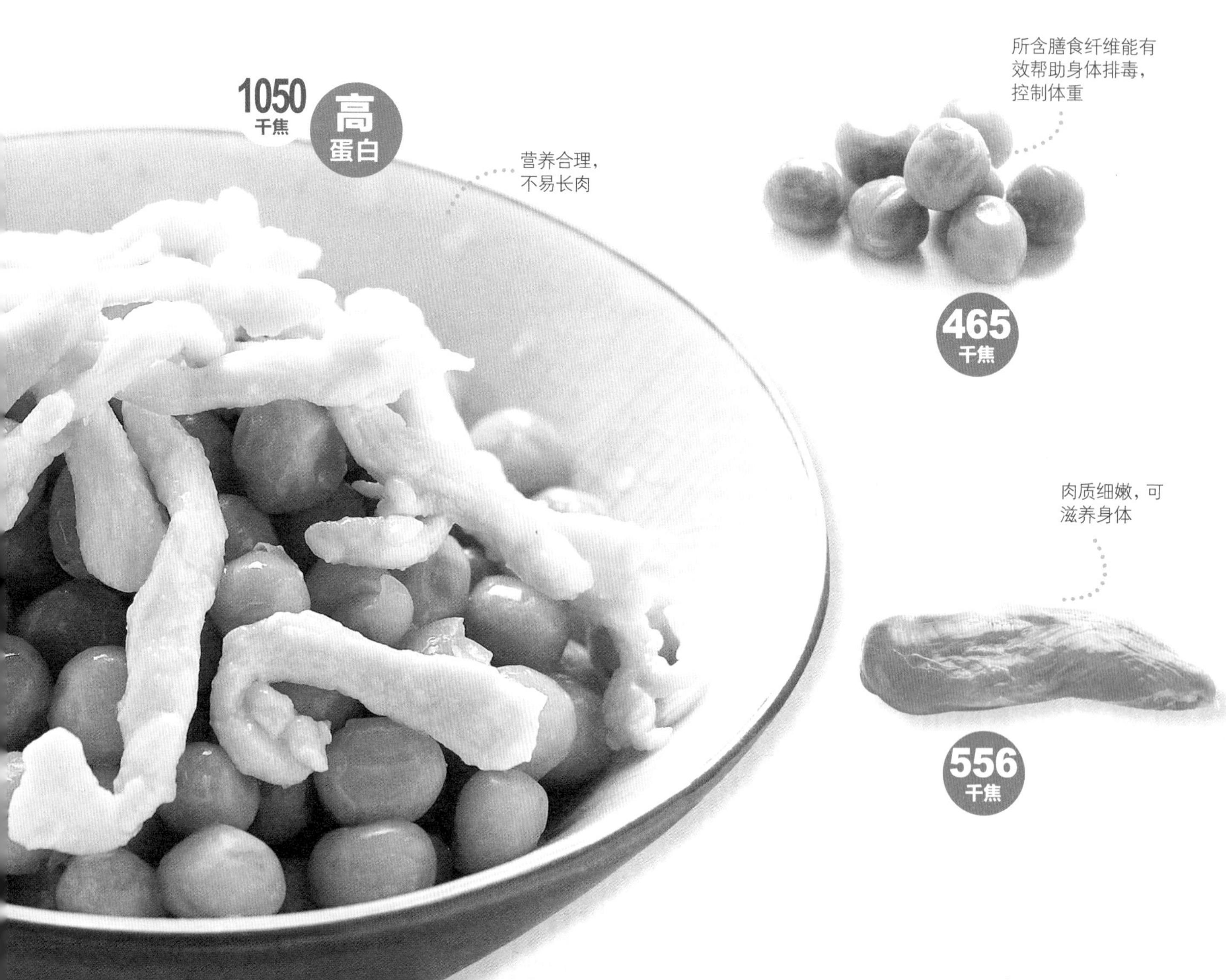

炒菜花

原料：菜花 250 克，胡萝卜半根，高汤、盐、葱丝、姜丝、香油各适量。

做法：①菜花洗净，掰小朵，焯一下；胡萝卜洗净，切片。②油锅烧热，爆香葱丝、姜丝，放菜花、胡萝卜片翻炒，加盐调味，加高汤烧开。③小火煮 5 分钟后，淋香油即可。

功效：此菜不仅能增强人体免疫力，还能有效缓解便秘。

炒小米

原料：小米 100 克，韭菜 1 小把，鸡蛋 1 个，盐适量。

做法：①锅内放水烧开，放入洗净的小米，煮熟，捞出沥干；韭菜洗净，切段；鸡蛋打散。②油锅烧热，倒入蛋液，待蛋液稍稍凝固，用筷子划散成小块。③倒入韭菜段，翻炒至八成熟。④另起油锅，放入小米翻炒，放入韭菜和鸡蛋，加盐调味，翻炒均匀即可。

功效：炒小米能补充孕妈妈所需的多种维生素和氨基酸，适量食用营养不长肉。

山药虾仁

原料：山药 200 克，虾仁 100 克，胡萝卜 50 克，鸡蛋 1 个，盐、胡椒粉、干淀粉、醋、料酒各适量。

做法：①山药去皮，洗净，切片，放入沸水中焯烫；虾仁洗净，去虾线，用鸡蛋清、盐、胡椒粉、干淀粉腌制片刻；胡萝卜洗净，切片。②油锅烧热，放入虾仁炒至变色，捞出备用。③放入山药片、胡萝卜片同炒至熟，加醋、料酒、盐，翻炒均匀，再放入虾仁翻炒均匀即可。

功效：此菜可以滋补健身、美容养颜，还能补充孕妈妈在孕期所需的钙和蛋白质。

富含维生素，
润肠通便
高
膳食纤维
243
千焦
健胃消食，补充维
生素和氨基酸
高
蛋白
619
千焦
健脾养胃，补
充钙和蛋白质
低
脂肪
351
千焦

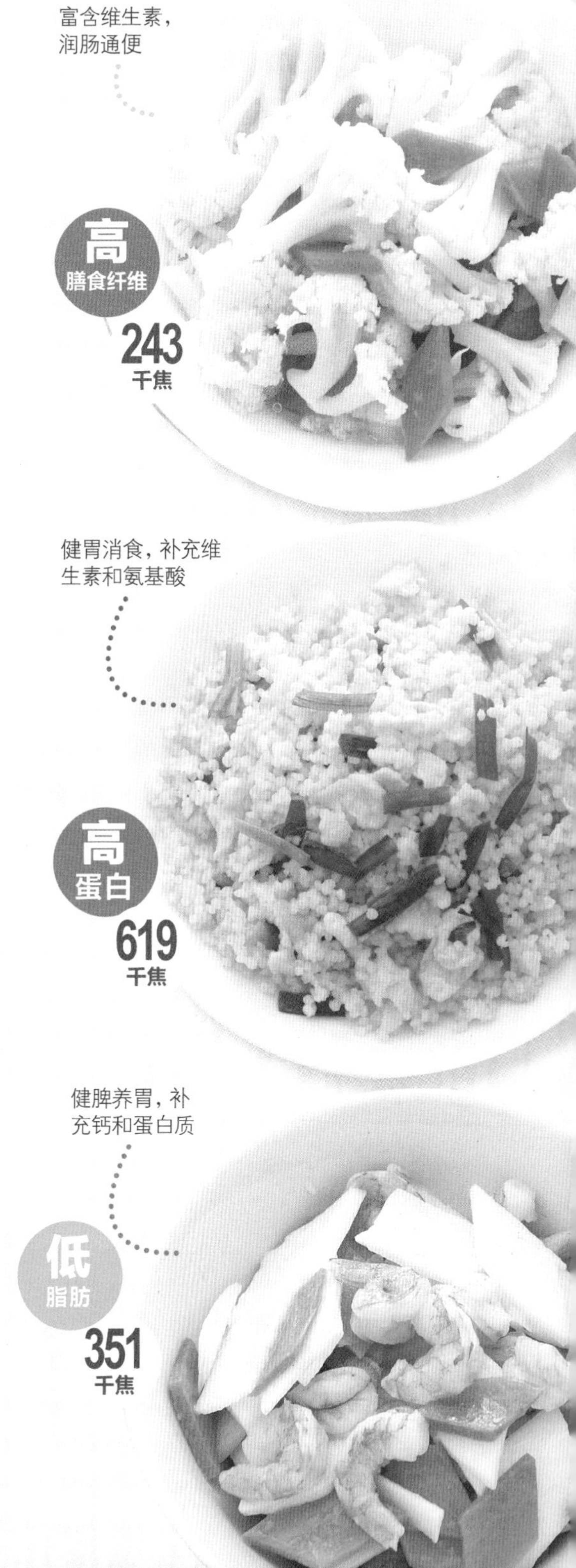

山药南瓜蒸红枣

原料：山药、南瓜各 300 克，红枣 100 克，红糖适量。

做法：①山药去皮，洗净，切块；南瓜去皮、瓤，切块。②红枣洗净，去核。③山药块、南瓜块、红枣及红糖一同放入蒸锅中，蒸半个小时取出即可。

功效：山药南瓜蒸红枣富含膳食纤维，适合想要控制体重的孕妈妈食用。

326
千焦
高
膳食纤维
健脾养胃，降低
血糖和胆固醇
健脾养胃，有
补益功效
240
千焦
解毒抗癌，降低
胆固醇
97
千焦
补充多种维生素，
增强免疫力
1155
千焦

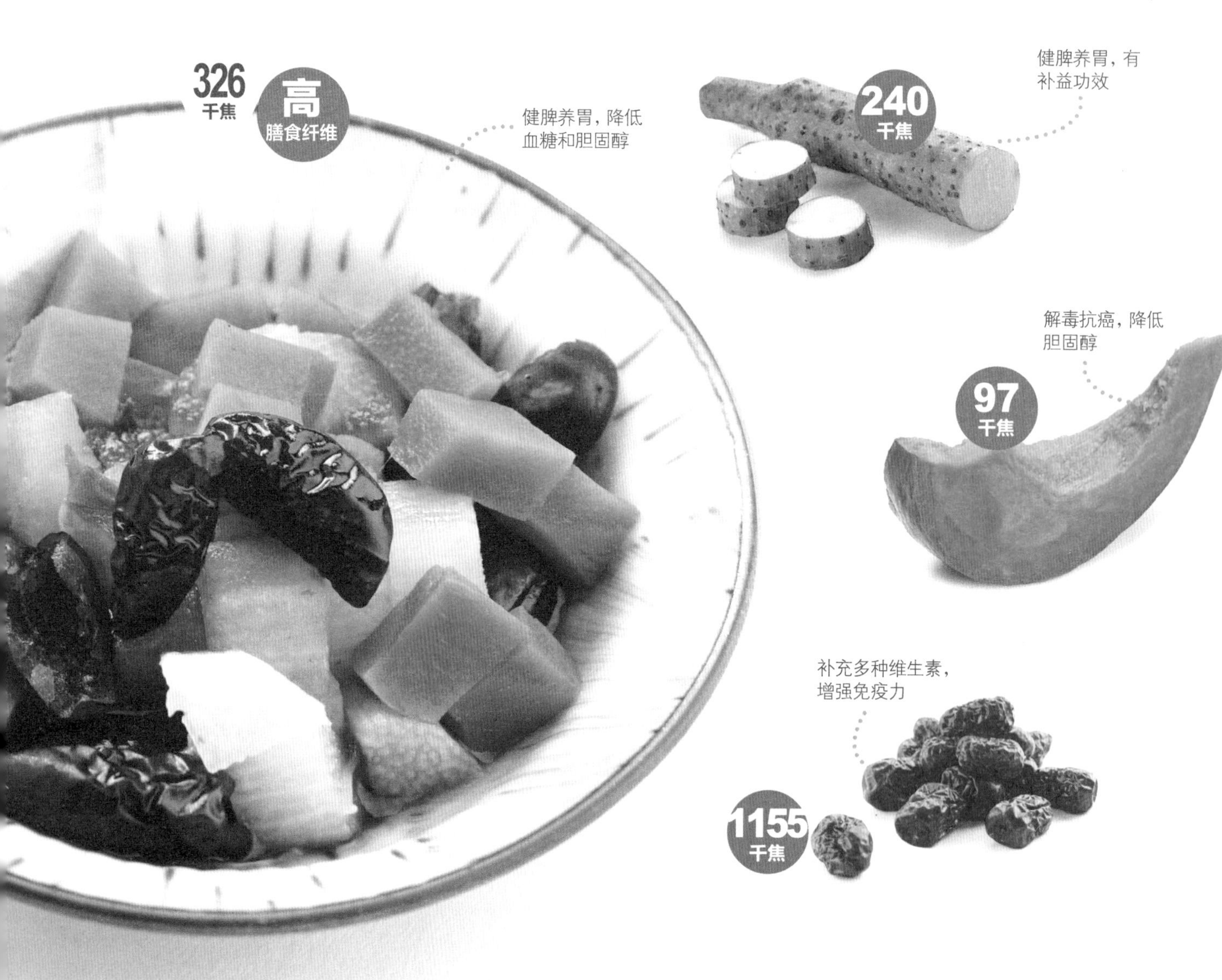

枣杞蒸鸡

原料：鸡半只，红枣6颗，枸杞子、盐各适量。

做法：①鸡洗净，剁大块。②鸡块放入沸水内汆去血水。③将鸡块放入器皿中，加红枣、枸杞子、盐，盖好盖儿，再放入蒸锅内，水开后蒸约30分钟即可。

功效：孕妈妈食用此菜能补血、强身，有益胎宝宝生长发育。

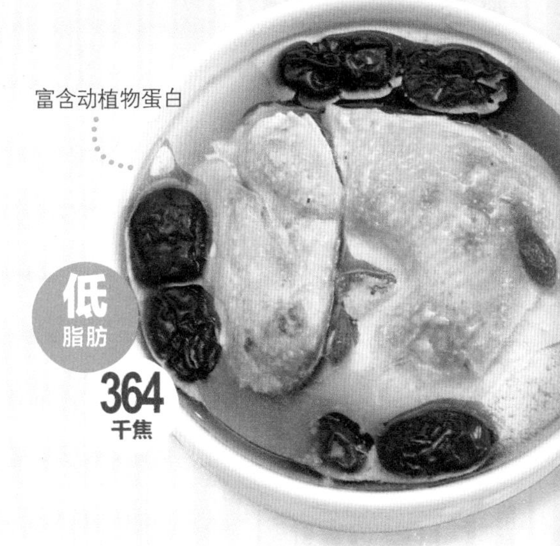

土豆炖牛肉

原料：牛肉150克，土豆100克，盐、酱油、葱段各适量。

做法：①将土豆去皮，切块；牛肉洗净，切块，放入沸水锅中汆透。②油锅烧热，下牛肉块煸炒出香味，加盐、酱油和适量水，汤沸时撇净浮沫，改小火炖约1小时。③下土豆块炖熟，盛盘撒葱段即可。

功效：此菜富含碳水化合物、维生素E、铁等营养成分，脂肪含量较低，适量食用，既能够强身健体，又不会使体重过度增长。

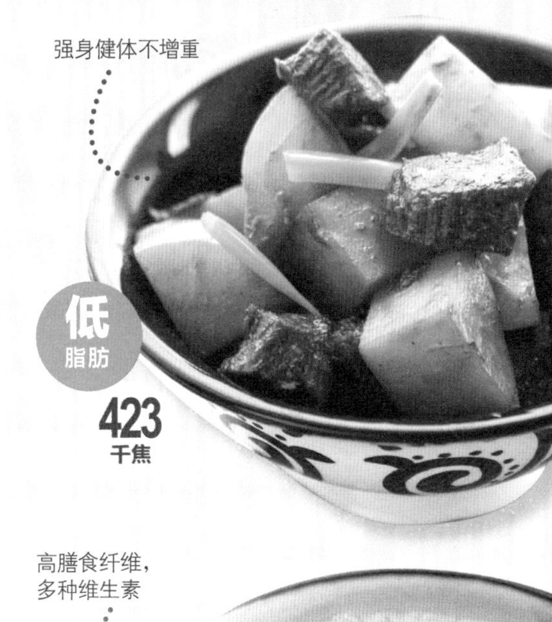

红薯小米粥

原料：小米50克，红薯30克，红糖适量。

做法：①将红薯洗净，去皮，切成小块。②小米淘洗干净，和红薯块一同放入锅中，加适量水，小火熬煮。③食用时加红糖调味即可。

功效：红薯含有丰富的淀粉、膳食纤维、胡萝卜素等成分，营养价值高。

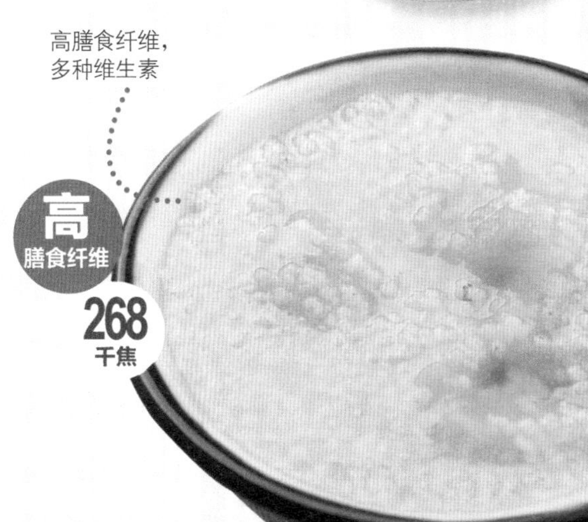

锻炼部位

- 锻炼脊椎
- 锻炼背部肌肉
- 放松颈部肌肉
- 放松肩部肌肉

健康运动不超重

猫伸展式，锻炼脊椎和背部肌肉

每当猫睡醒了，总会将前腿蹬直，然后向前伸一个大大的懒腰，“猫伸展式”就是模仿猫这个动作而来。它可以滋养脊神经，使颈、肩、腰、背得以放松，缓解背痛，同时按摩腹内脏器及腺体。配合呼吸，可加快淋巴系统的排毒速度。

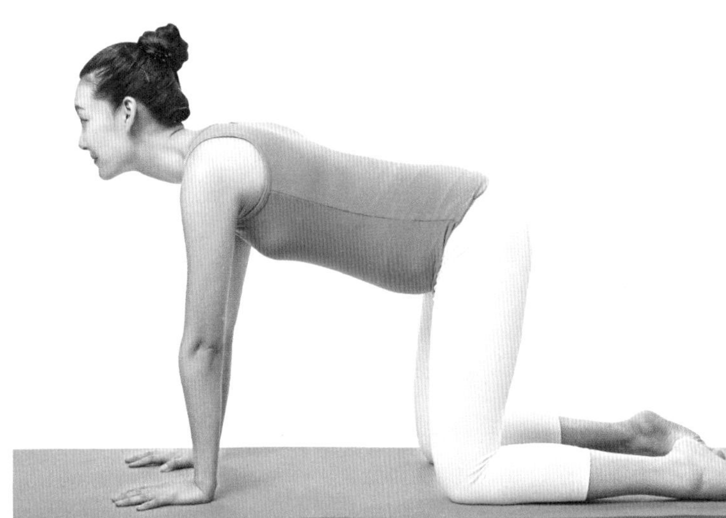

1 》

跪在垫子上，感觉膝盖疼时，可以把毯子折起来垫在膝盖下面。双手双膝分开与肩同宽，两臂向体前推送，直至两臂和两大腿垂直于地面。

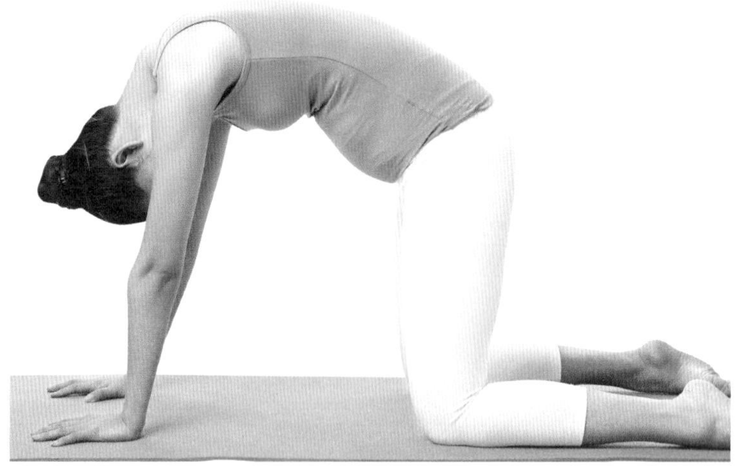

2 》

吸气，弓背，头垂至两臂间，腰腹离地成拱形。屏气停留，重复 8~12 次。

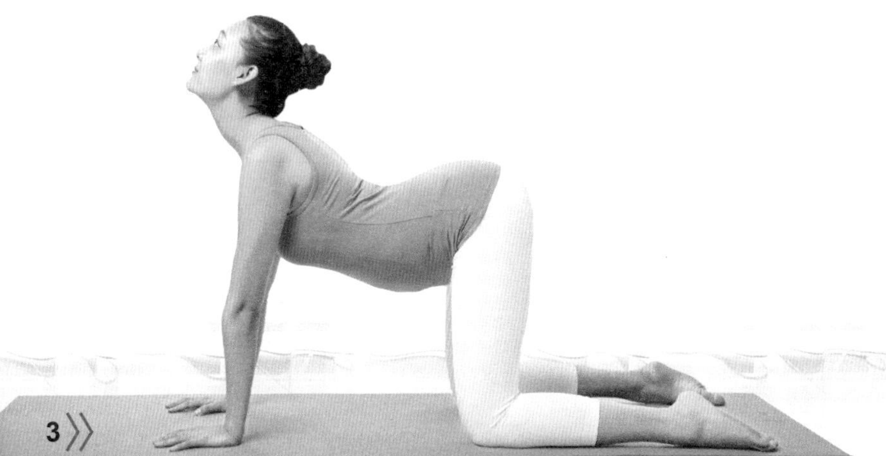

呼气，收缩背部肌肉，压腰，翘臀，打开双肩，挺胸，头尽量向后仰，感觉肚脐沉向地面。同时注意肩膀远离耳朵，手臂和双腿依然有力量，头部没有压在自己的肩关节上。自己练习时，可随着呼吸的节奏做 5~8 次。

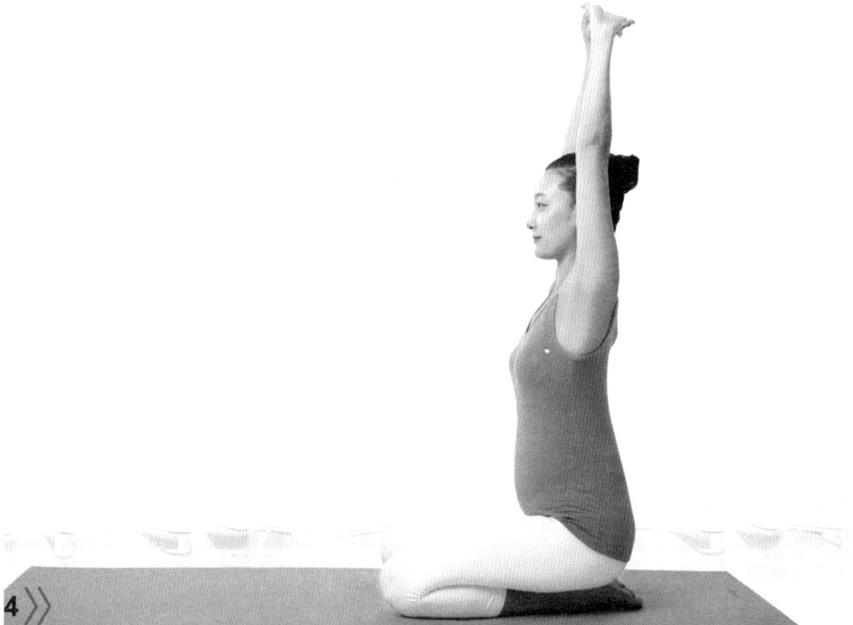

吸气时回到步骤 1，将臀部向后移送到双脚跟上，挺直腰背，双手掌心向上，十指相对，深呼吸。

安全助顺产

可以缓解孕妈妈背部疼痛。

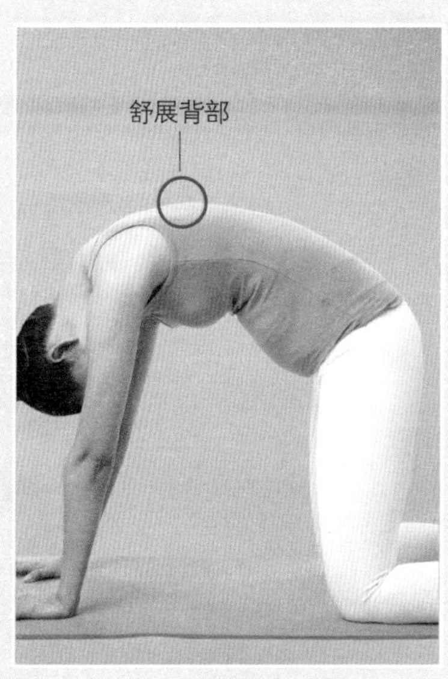

降低难度这样做

孕妈妈可以在膝盖下垫一条毛毯，避免损伤膝盖。

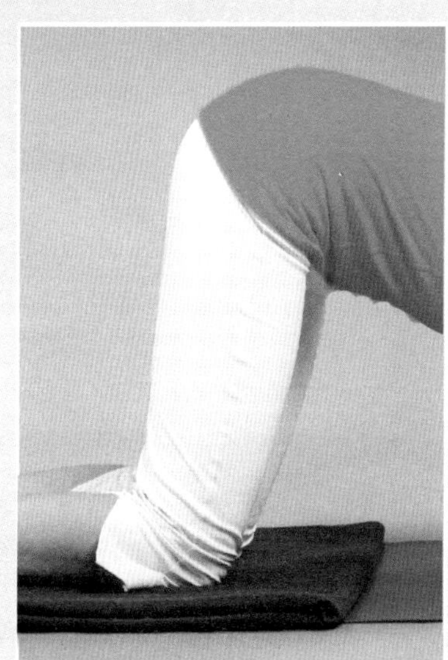

锻炼部位

缓解腿部疼痛

增强腿部柔韧性

锻炼背部肌肉

英雄坐，增强腿部柔韧性

英雄坐是孕期瑜伽中少有的可以在饭后练习的体式，它可以在很大程度上帮助孕妈妈消化，维持体内新陈代谢。经常练习还可消除腿部疼痛，增强腿部整体的柔韧性。

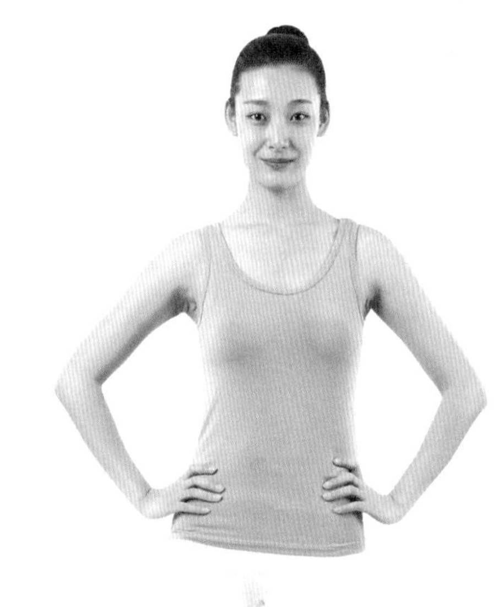

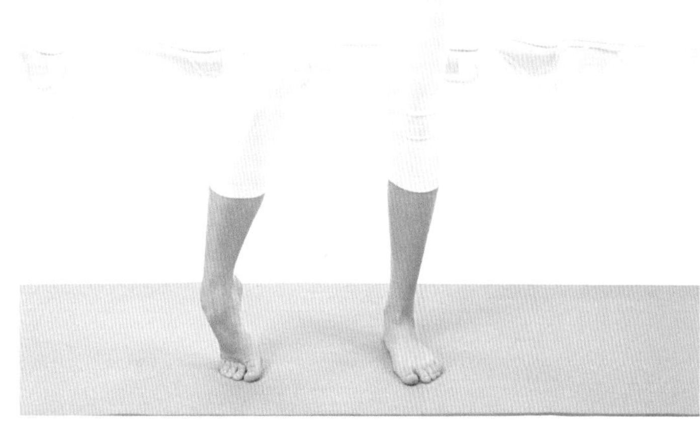

1》

站在垫子上，活动一下双腿。先左右活动一下脚尖，然后将腿适当向上抬，也可以在垫子上踏步。此类热身运动有助于促进腿部血液循环。

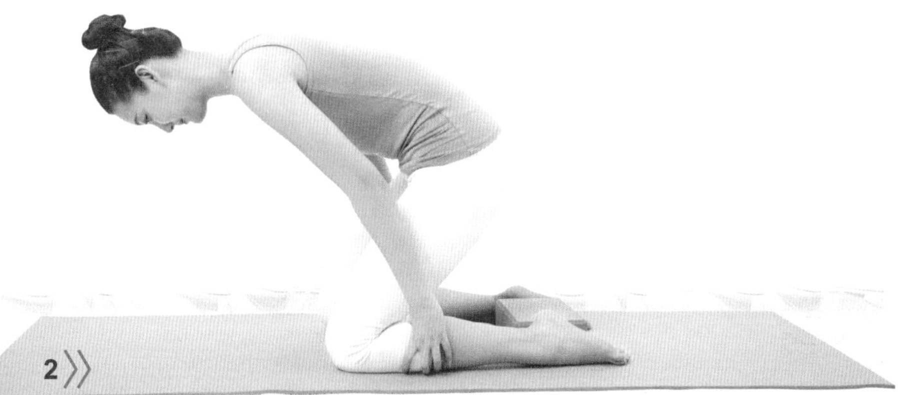

2

准备 1 块或 2 块瑜伽砖，双膝并拢，双脚分开放在瑜伽砖的两边，用手将小腿的肌肉向两侧和后侧推开，再向后坐在瑜伽砖上（也可直接坐在垫子上）。

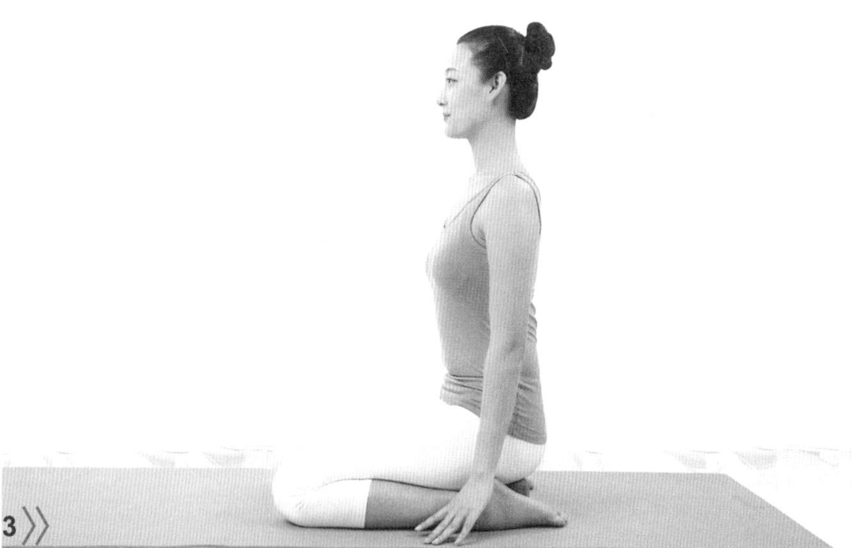

3

坐在瑜伽砖上，小腿胫骨和脚踝向下推向地面，背部向上直立，双手放于身体两侧，帮助身体向上延展。因为是坐姿，可以尽量在此体式中保持时间长一些，持续 3~5 分钟，再起来活动。每次做 5~8 组。

安全助顺产

可以缓解孕妈妈腿部疼痛。

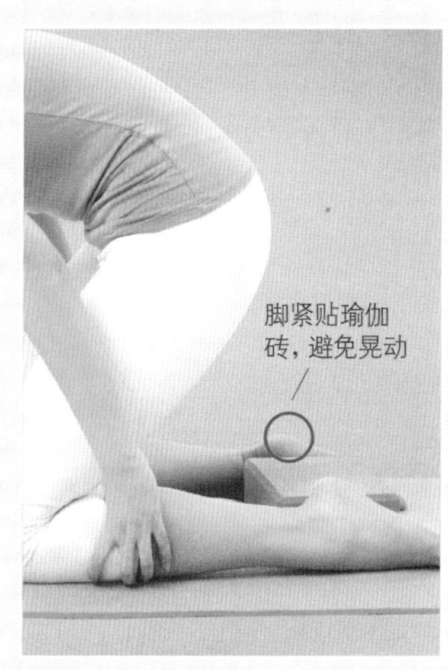

降低难度这样做

孕妈妈可以在膝盖下垫一条毛毯，避免损伤膝盖。

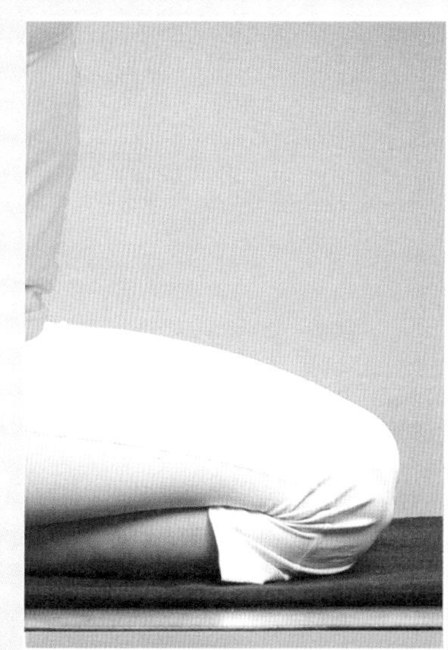

锻炼部位

促进腿部血液循环

预防孕期脚踝僵硬

增强腿部柔韧性

活动踝骨关节，促进腿部血液循环

如果孕期脚踝僵硬，那么回心的静脉血液就会瘀滞在脚踝附近，使心脏的负担加重，增加患妊娠高血压疾病的风险。所以孕妈妈可多做踝骨运动。

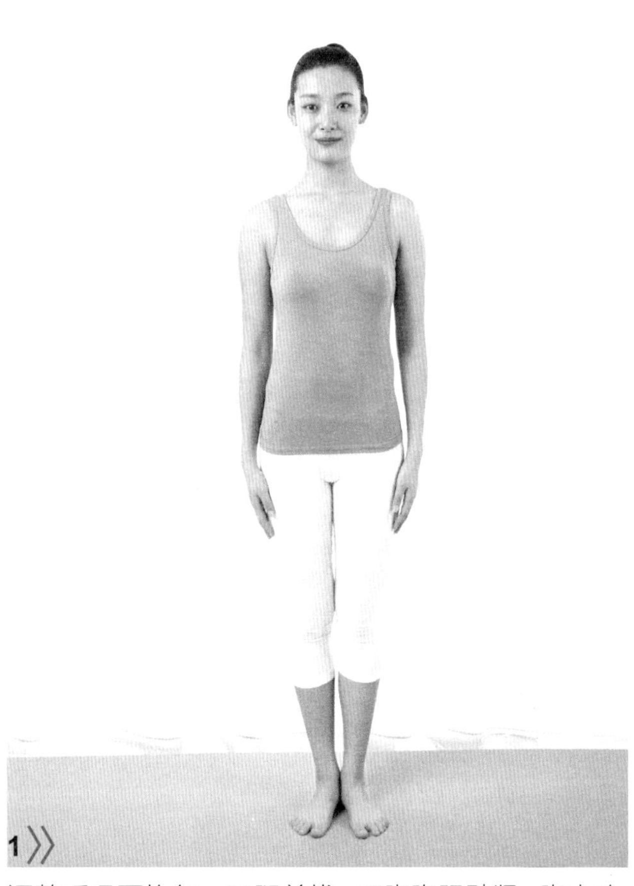

1

调整呼吸至均匀。双腿并拢，双脚脚跟贴紧，脚尖略分开。

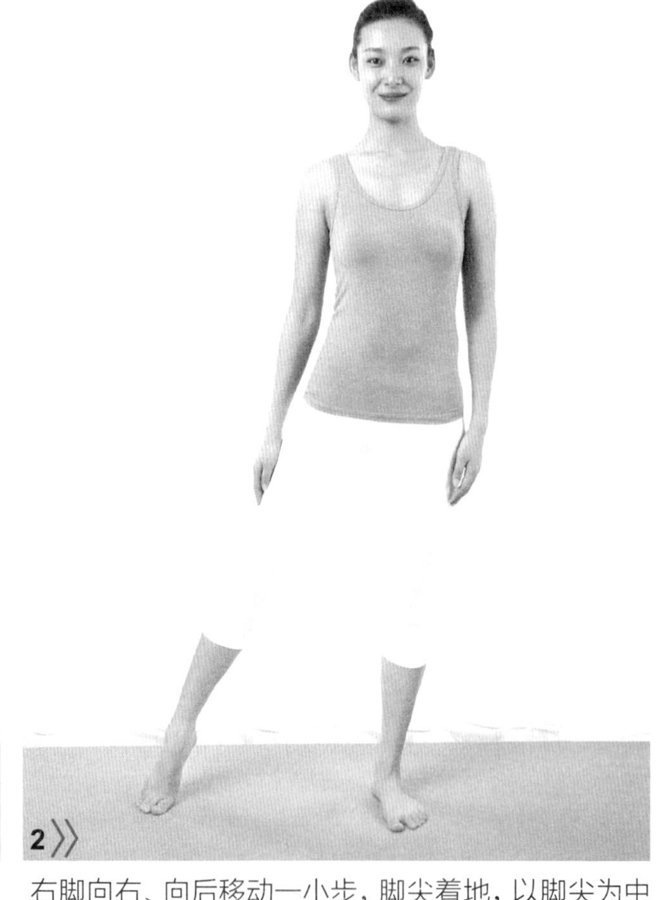

2

右脚向右、向后移动一小步，脚尖着地，以脚尖为中心，转动右脚踝，转动一分钟左右。然后换左脚踝转动。动作要匀速、轻缓，不可过于用力。

锻炼部位

缓解肩部不适

增加肩部灵活性

美化手臂线条

肩部运动，缓解肩部不适

这套动作可以缓解肩部不适，使肩部更加灵活，手臂线条更加优美。

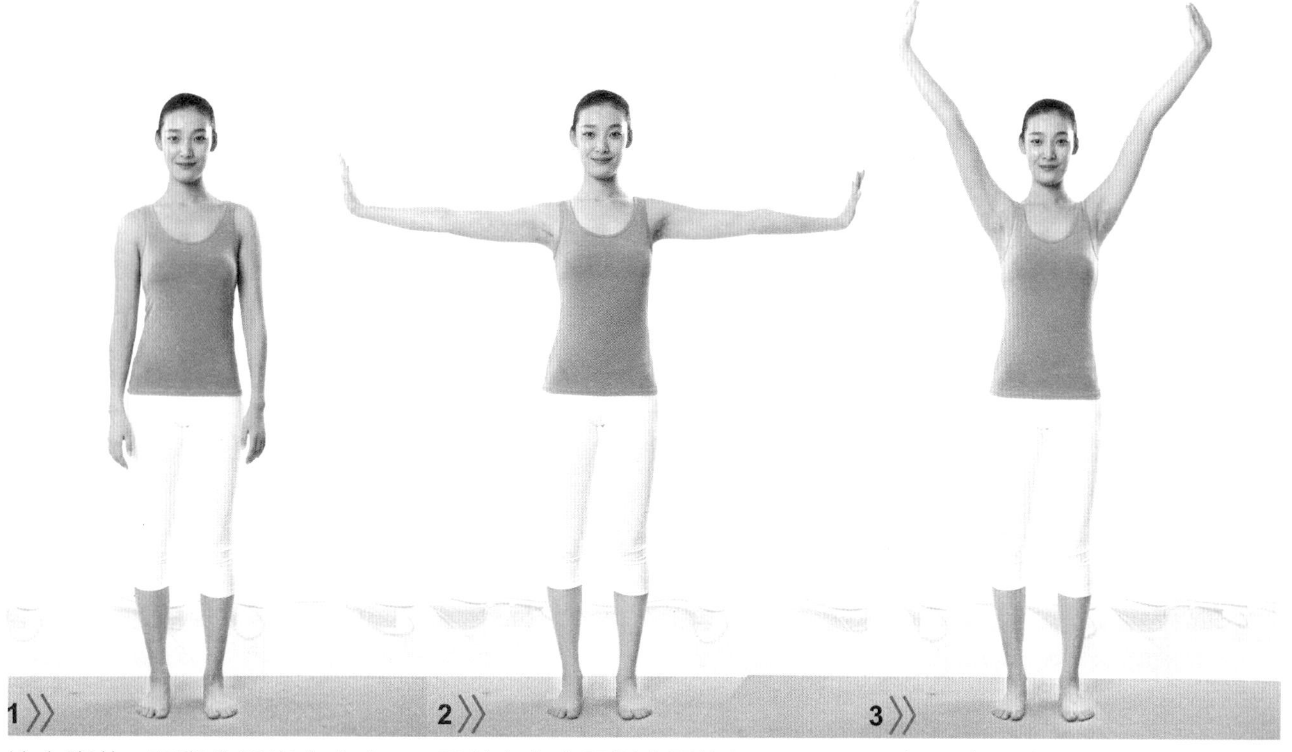

1》站立姿势，双脚分开半个肩宽，双臂放松，垂于体侧。

2》双臂向左右两侧水平抬起，双手竖起，掌心向外。

3》两条手臂同时往前画圈 30 次，再往后画圈 30 次。

孕 4 月
只养胎不长肉

从孕 4 月开始，胎宝宝进入迅速生长发育的时期，孕妈妈的体形将从本月开始发生很大的变化，所以一定要注意控制体重的增长，这不仅是为了保持一个较好的体形，也是为了增强体质，给胎宝宝提供良好的生长环境。孕妈妈可以通过合理饮食和适度运动来达到控制体重的目的。

你的专属体重计划

现在进入孕中期了，可适当增加一些热量高的食物。本月孕妈妈体重增长不宜超过 1.2 千克。

乳头会变硬，如果这时乳头溢出少许淡黄色液体，是正常现象
子宫充满了骨盆，并且开始向上生长，进入腹腔

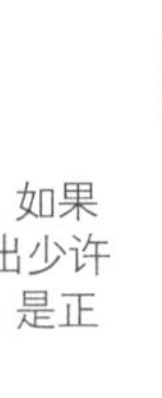

孕妈妈的变化

子宫的增大还使下腹部稍微隆起，腹围约增加了 2 厘米。孕妈妈的肚子大了起来，已经是一个“孕味”十足的孕妇了。

控制体重，养胎不长肉

孕妈妈要有科学的孕育观念，过去那种“怀孕了就要使劲吃”的老旧思想不但会使孕妈妈体重直线上升，增加患妊娠并发症的概率，还会使胎宝宝体形过大，增加顺产的难度。

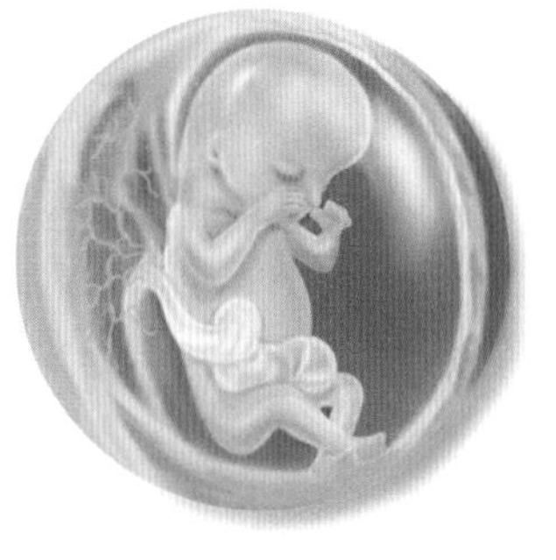

第 13 周

可适当增加一些热量高的食物。

第 14 周

应增加蛋白质、维生素、碳水化合物、矿物质等营养素的补充。

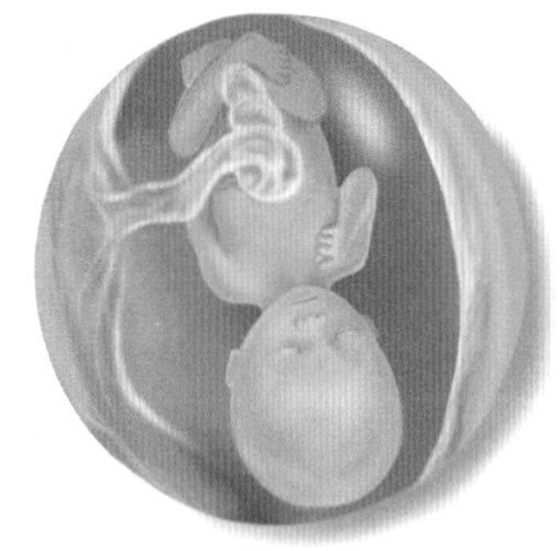

第 15 周

要适度增加膳食纤维的摄入，以预防孕期便秘。

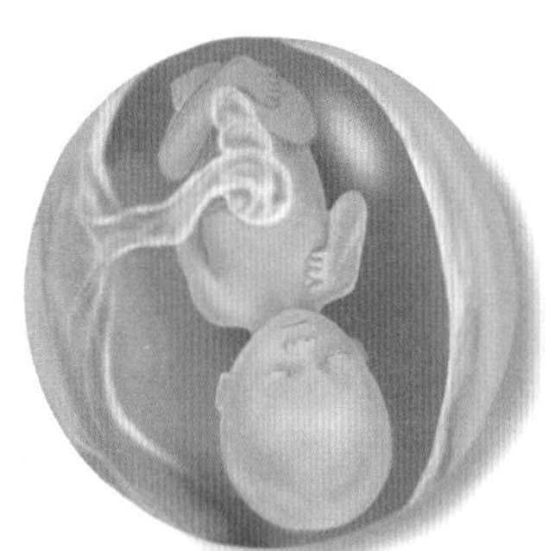

第 16 周

应注意多吃含钙量高的食物，但也不能过量补钙，否则会增加顺产的难度。

孕期检查和生活保健

产前定期检查：一般孕妈妈在孕 3 月末进行第一次产检，进入孕中期后开始定期产检，从孕 4 月到孕 7 月，每月进行一次产前检查。孕 8 月到孕 9 月，每两周检查一次；临产前 1 个月，则需要 1 周进行一次产前检查。

唐氏综合征筛查：唐氏综合征产前筛选检查（简称唐筛）是孕期筛检唐氏综合征患儿的重要方法，最好是在 16~18 周进行。需要注意的是，唐筛检查显示高风险并不意味着胎宝宝就一定患有唐氏综合征，唐筛检查结果正常，也不意味着胎宝宝就正常，具体情况要视孕妈妈的身体状况而定。

高龄孕妈妈宜做羊膜腔穿刺：35 岁（或以上）的孕妈妈，在孕 4 月末时可做一项羊膜腔穿刺检查。羊膜腔穿刺能检测到胎宝宝有无染色体异常，并能发现胎宝宝是否有重大缺陷。羊膜腔穿刺听起来吓人，但实际上很安全，操作过程简单，穿刺前不用麻醉，不用住院，也没有想象中那么疼。

多摄入促进大脑发育的食物：孕妈妈在保证营养均衡的同时还要多摄入能促进大脑发育的食物。

每天定时运动，形成规律：定时运动，可以促使身体达到一个健康的状态，一旦实行运动计划后，孕妈妈就要坚持，最短也要坚持一星期，身体会慢慢适应运动的状态。

一人运动，两人受益：孕妈妈经常适度锻炼是非常有好处的，一方面可以控制自己的体重，另一方面还可以帮助胎宝宝保持适宜的体重，使其健康发育。

缓解孕期不适小妙方

- 应对小腿抽筋：饮食上多摄取富含钙及维生素 B_1 的食物，饭菜中加入适量的虾皮；妊娠中期开始服用钙片、维生素 D 制剂、鱼肝油等；在天冷和睡觉时注意下肢保暖；走路时间不宜过长，不穿高跟鞋；抽筋时立即将腿伸直，脚尖往身体方向勾，或让别人抓住脚往身体方向扳动。
- 白带增多、外阴瘙痒怎么办：如果阴道分泌物呈乳白色或者稀薄的雪花膏的颜色，气味不强烈，则属于生理性变化，不用担心。如果白带呈脓样，或带有红色，或有难闻气味，或混有豆腐渣样东西，加之外阴瘙痒，则可能是阴道炎，应立即就医。
- 怎样解决胀气排气：吃富含膳食纤维的食物，多喝水，少食多餐。

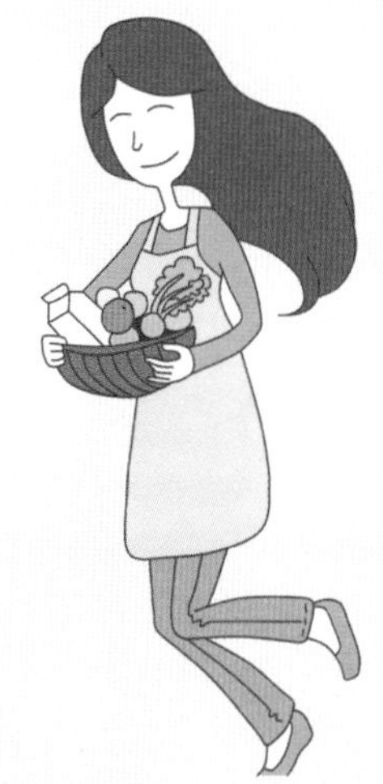

孕4月体重管理攻略

孕期增重多少要以胎宝宝的发育情况为准

本月开始，妊娠反应会有所减轻，孕妈妈可以吃得舒服一些了，但是有些孕妈妈会发现胃口好了，体重就一直往上升；而另外一些孕妈妈发现自己的孕吐情况减轻了，可是体重却一点儿变化都没有，就开始怀疑是不是营养没跟上。孕妈妈除了要对孕期增重做到心中有数，了解孕期自己大概会增重多少以外，还要知道孕期体重变化虽然代表着胎宝宝的发育情况，但数值并不是完全一致的，要根据自身情况和产检时观测的胎宝宝情况为准。孕妈妈不应过度担心，最好听从医生的建议。

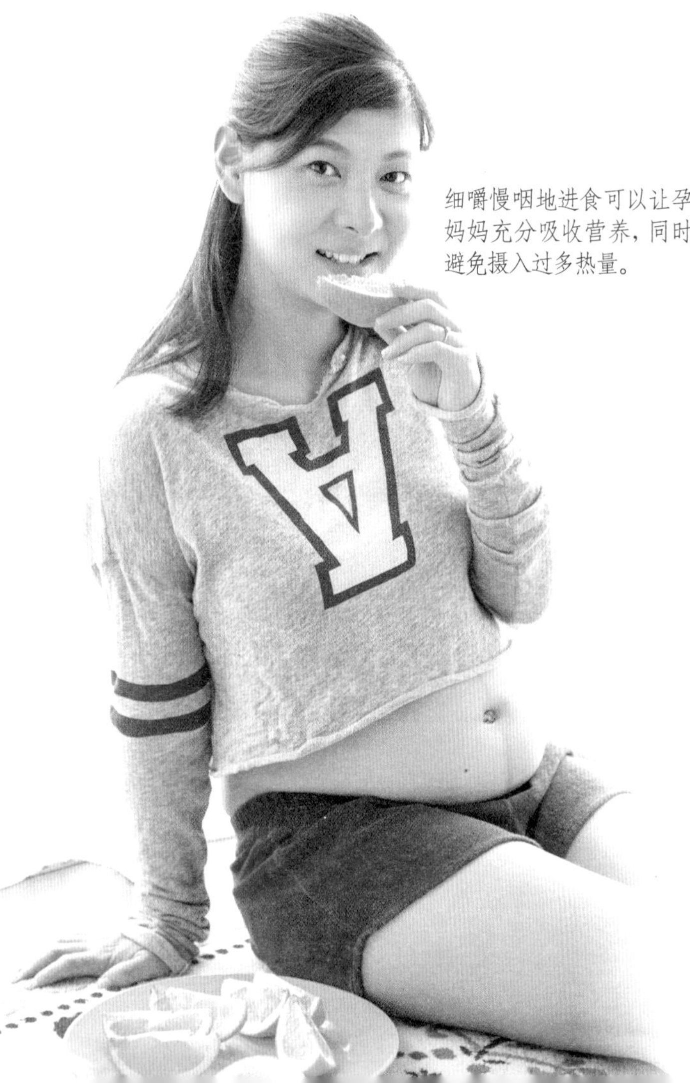

细嚼慢咽地进食可以让孕妈妈充分吸收营养，同时避免摄入过多热量。

特殊孕妈妈的体重管理方针

患有妊娠糖尿病的孕妈妈应控制每天热量的摄入，少吃碳水化合物、糖类、脂肪含量高的食物，多吃一些豆制品，同时可适当加大运动量。

患有妊娠高血压疾病的孕妈妈要限制运动量，饮食上以清淡、少食为宜。

多胎妊娠的孕妈妈最好选择散步之类的轻缓运动，为了兼顾体重合理增长和胎宝宝的发育，不要节食，要吃营养丰富、少油脂的食物，并采取少食多餐的方式进食。

细嚼慢咽可以增加饱腹感

孕妈妈进食要细嚼慢咽，否则容易导致体重超标。因为吃东西的速度过快，明明所摄取的食物分量已经足够了，可是大脑却还没接到饱腹信号，所以在“不知饱”的情况下，会不知不觉地继续多吃多喝，热量摄入过多，自然会发胖。而且，孕妈妈进食是为了充分吸收营养，保证自身和胎宝宝的营养需要，食物未经充分咀嚼就进入肠胃，与消化液的接触面小，不能充分混合，会影响营养的吸收。有些粗糙食物，因咀嚼得不够细，还会加大肠胃消化负担或损伤消化道。为了孕妈妈的健康和胎宝宝的正常生长发育，孕妈妈吃饭时要细嚼慢咽。

晚餐别吃多，体重不超标

孕妈妈晚饭吃得过饱，不仅会造成营养摄取过多，还会增加肠胃负担，特别是晚饭后不久就睡觉，更不利于食物的消化。所以，孕妈妈晚餐少吃一点为好，并在晚餐中增加牛奶、坚果、水果等食物，营养又不油腻，保持好胃口。另外，有的孕妈妈为了补钙，就猛喝骨头汤。其实，骨头汤的补钙效果并不是特别理想，而且喝太多会很油腻，还会加重孕吐。孕妈妈晚上吃主食要粗细搭配，既补充蛋白质，又补充膳食纤维，营养丰富，还有助于孕妈妈控制血糖和体重。

运动也可以帮胎宝宝控制体重

有氧运动会使孕妈妈的身体状况发生变化，这种变化会在某种程度上影响胎宝宝生长发育所需的营养供应，防止营养过剩，从而预防胎宝宝成为“巨大儿”。而且实践证明，如果宝宝出生时体重过重，今后肥胖的概率就会很高。

运动不仅能帮胎宝宝控制体重，还能促进胎宝宝健康成长。适当的运动锻炼可促进新陈代谢，使胎盘能获得更多的营养物质，从而促进胎盘的生长，有益于保护体内的胎宝宝，并刺激胎宝宝大脑、感觉器官、血液循环系统和呼吸系统的发育。

不爱运动的孕妈妈这样做

有些孕妈妈怀孕前就不爱运动，怀孕后就更不想动了。每天坐在椅子或沙发上打发时间，日积月累，不但身体虚弱，还会使体形迅速变胖，这样不但影响顺产，还会影响母子健康。所以为了自己和胎宝宝，一定要动起来。

孕妈妈可以按照孕期的不同阶段，制订健身计划。这样长期坚持，可以将自己的身体调理到最佳状态，有利于缩短分娩时间，为顺产打下良好基础。孕妈妈开始运动时应做到每天锻炼时间不少于 15 分钟，以后慢慢延长时间。

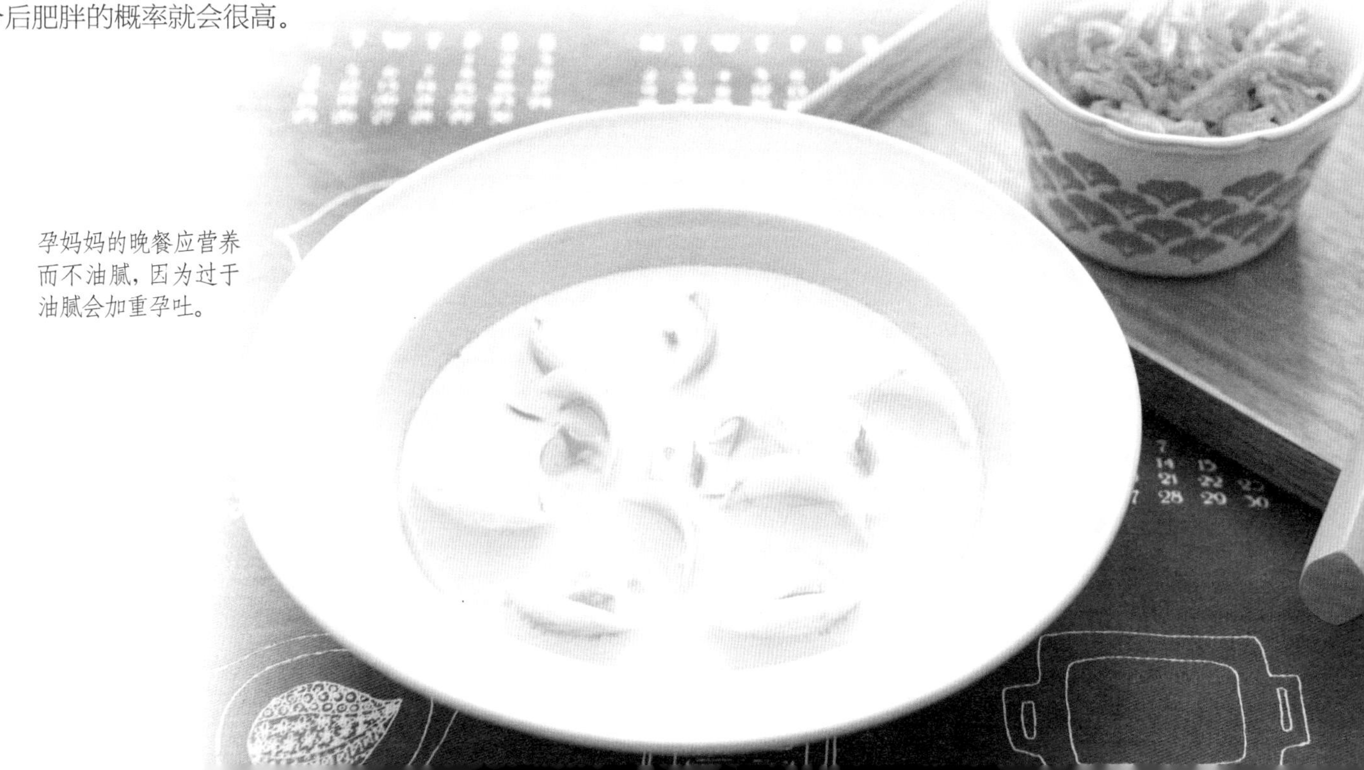

孕妈妈的晚餐应营养而不油腻，因为过于油腻会加重孕吐。

养胎不长肉这样吃

粉蒸排骨

原料：排骨 150 克，红薯半个，豆瓣酱、老抽、蒜末、白糖、盐、蒸肉米粉各适量。

做法：①排骨洗净，斩长段；红薯去皮洗净，切块。②将豆瓣酱、老抽、蒜末、白糖、盐加入排骨段中，腌 20 分钟，倒入蒸肉米粉，使排骨段均匀裹上米粉。③蒸笼垫一层红薯块，将排骨铺上，大火蒸 50 分钟即可。

功效：排骨、红薯二者搭配，营养均衡全面，蒸食可以减少脂肪的摄入，有利于孕妈妈控制体重。

1247
千焦
低
脂肪
脂肪摄入少，有
利于控制体重
富含蛋白质和脂肪，能
为胎宝宝提供优质蛋白
质和必需的脂肪酸
1532
千焦
红薯中所含的膳食纤维能
促进肠道蠕动，防止便秘
260
千焦

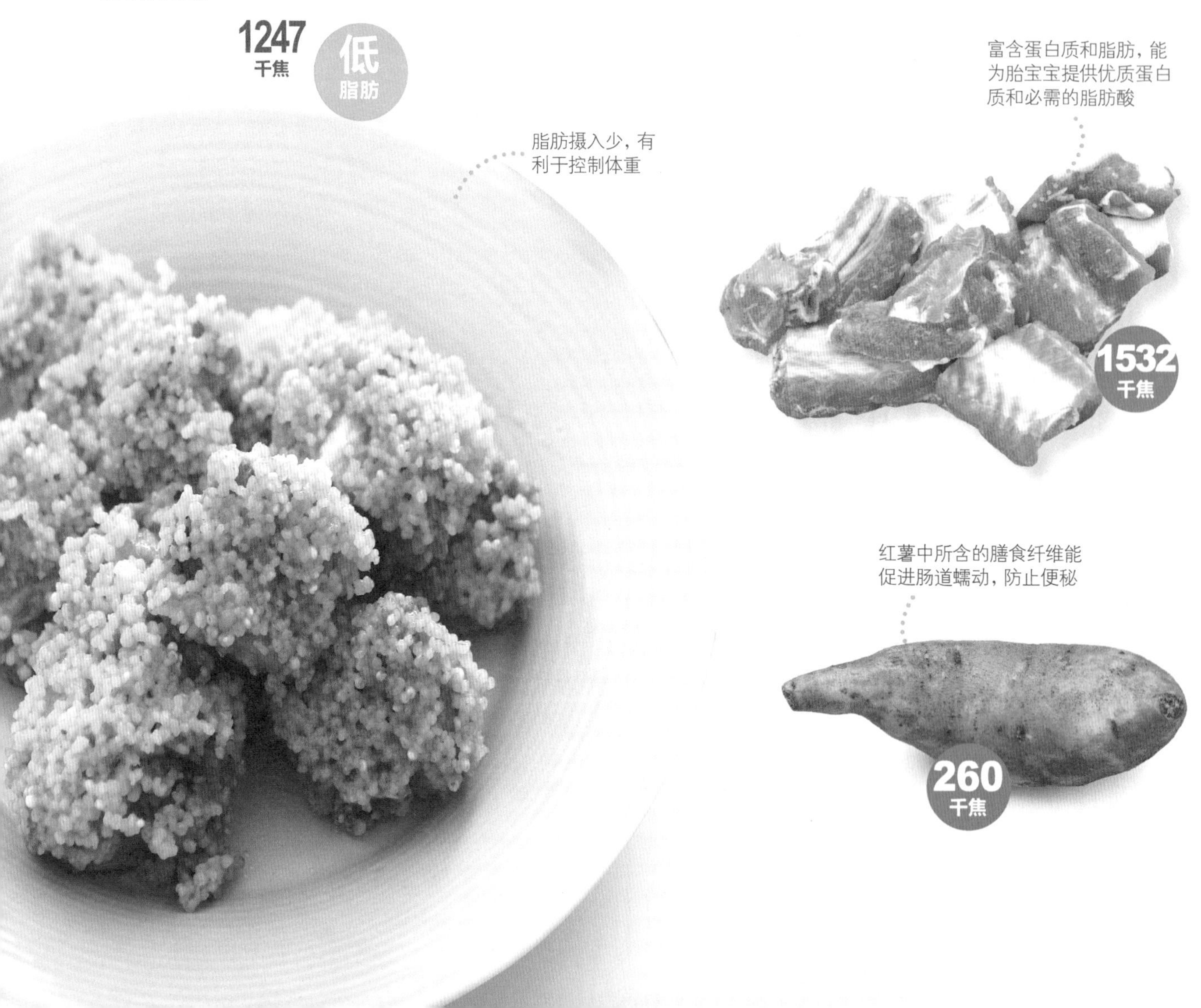

海蜇拌双椒

原料： 海蜇皮200克，青椒、红椒各100克，姜丝、盐、白糖、香油各适量。

做法： ①海蜇皮洗净、切丝，温水浸泡后沥干；青椒、红椒洗净，切丝备用。②青椒丝、红椒丝拌入海蜇丝，加姜丝、盐、白糖、香油拌匀即可。

功效： 海蜇含有碘，有助于胎宝宝健康发育。

什锦水果沙拉

原料： 红心火龙果1/2个，香蕉1根，草莓3个，酸奶适量。

做法： ①香蕉去皮，切段；红心火龙果洗净，去皮，切块；草莓洗净，去蒂，对半切开。②将水果放入碗中，倒入酸奶，搅拌均匀即可。

功效： 此沙拉可增强胃肠功能，降低胆固醇，对减肥大有裨益。

蛤蜊豆腐汤

原料： 蛤蜊、北豆腐各150克，姜片、盐适量。

做法： ①将北豆腐洗净切小块；蛤蜊放水中吐净泥沙后洗干净。②炒锅添水烧开，放入豆腐块、姜片烧开，再放入盐、蛤蜊煮5分钟即可。

功效： 蛤蜊富含维生素B_{12}，豆腐能补充钙和蛋白质，这道汤营养丰富，鲜美清淡，简单易做，是孕期补营养不长肉的理想汤品。

脂肪低，营养丰富不增重
低
脂肪
200
千焦
降低胆固醇，利于减肥
高
膳食纤维
262
千焦
补充钙和蛋白质，营养不长肉
高
蛋白
88
千焦

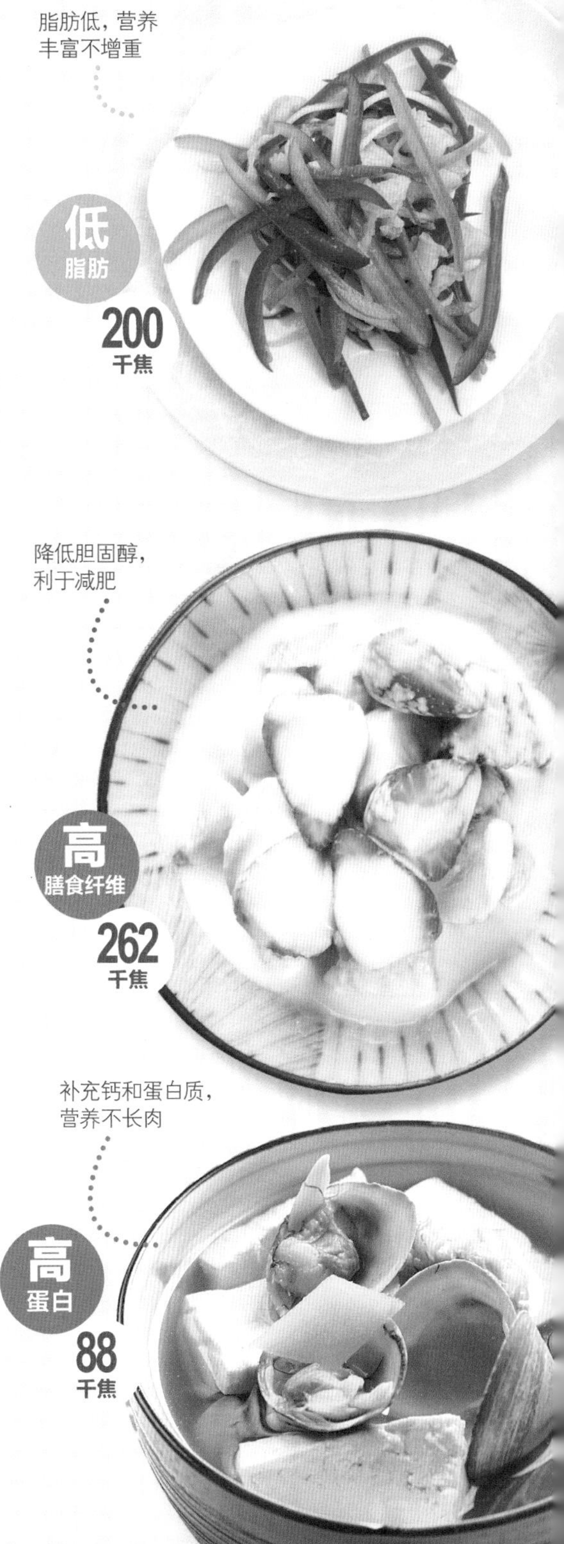

富含膳食纤维，有助于排毒减肥
高
膳食纤维
159
千焦

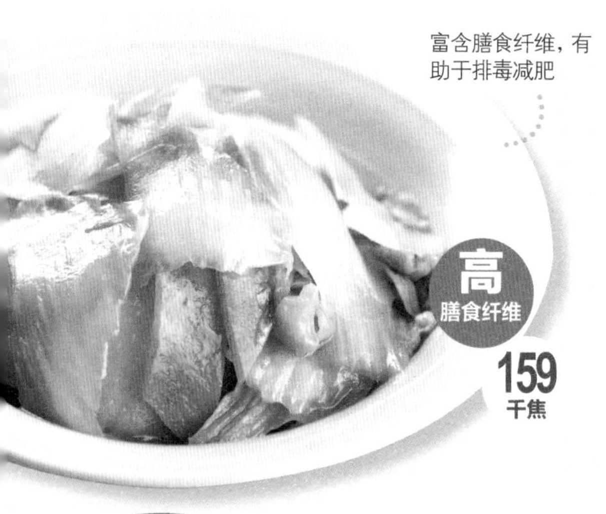

糖醋白菜

原料：白菜 200 克，胡萝卜半根，淀粉、白糖、醋、酱油各适量。

做法：①白菜、胡萝卜洗净，斜刀切片。②将淀粉、白糖、醋、酱油调成糖醋汁，备用。③油锅烧热，放入白菜片、胡萝卜片翻炒，炒至熟烂。④倒入糖醋汁，翻炒几下即可。

功效：白菜和胡萝卜都含有膳食纤维和多种维生素，既能补充孕妈妈和胎宝宝的营养所需，又能帮助孕妈妈排毒减肥。

补充钙质，降低胆固醇
高
蛋白
619
千焦

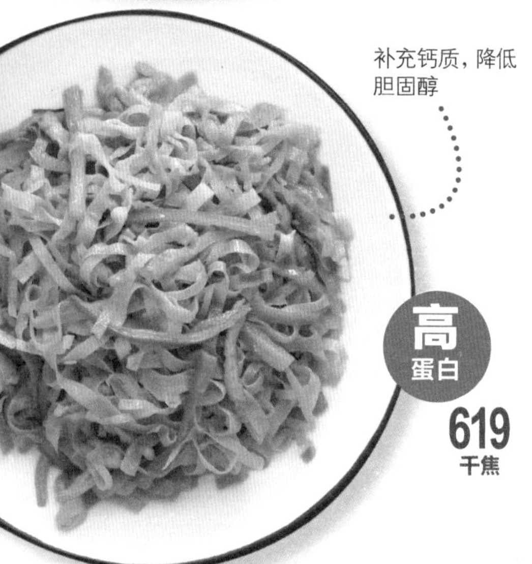

豆皮炒肉丝

原料：豆皮 100 克，猪肉 80 克，青椒 2 个，葱末、姜末、蒜片、生抽、料酒、醋、白糖、盐、干淀粉各适量。

做法：①猪肉洗净切丝；豆皮、青椒洗净，切丝。②猪肉放碗里，加葱末、姜末、料酒、生抽、盐和干淀粉抓匀，腌制片刻。③油锅烧热，放入猪肉丝翻炒，变色后放入蒜片、青椒丝和豆皮丝翻炒片刻，加入醋，继续翻炒。④最后调入生抽和白糖，翻炒均匀即可。

功效：此菜含有丰富的优质蛋白和多种矿物质，既能防治心血管疾病和骨质疏松症，又利于减肥。

满足胎宝宝骨骼、肌肉和大脑的发育需求
高
膳食纤维
1071
千焦

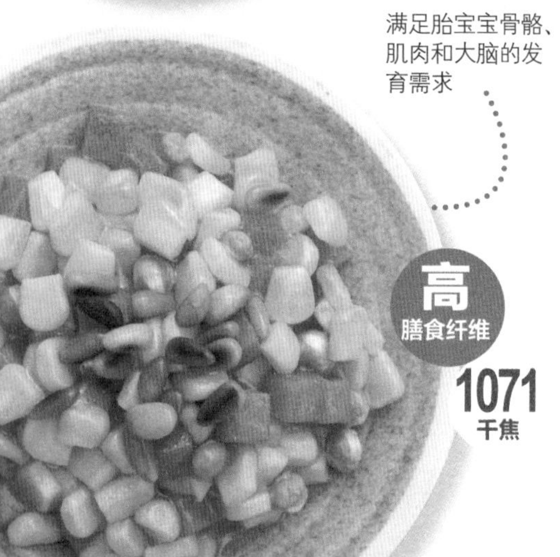

松仁玉米

原料：玉米粒 150 克，胡萝卜半根，豌豆、松子仁各 50 克，葱花、盐、白糖、水淀粉各适量。

做法：①胡萝卜洗净切丁；豌豆、松子仁洗净，备用。②油锅烧热，放入葱花煸香，然后放入胡萝卜丁翻炒，再放入豌豆、玉米粒翻炒至熟，加盐、白糖调味，加松子仁，用水淀粉勾芡即可。

功效：玉米富含膳食纤维和维生素；松子仁含有维生素 E、DHA 和镁元素，两者搭配能满足胎宝宝骨骼、肌肉和大脑的发育需求。

鲫鱼丝瓜汤

原料：鲫鱼1条，丝瓜100克，姜片、盐各适量。

做法：①鲫鱼去鳞、去鳃、去内脏，洗净，切块。②丝瓜去皮，洗净，切长条。③锅中放入清水，把丝瓜段和鲫鱼块一起放入锅中，再放入姜片，先用大火煮沸，后改用小火慢炖至鱼熟，加盐调味即可食用。

功效：鲫鱼丝瓜汤富含蛋白质，可为本月胎宝宝神经组织发育提供营养。

为胎宝宝神经组织的发育提供营养
高
蛋白
188
千焦

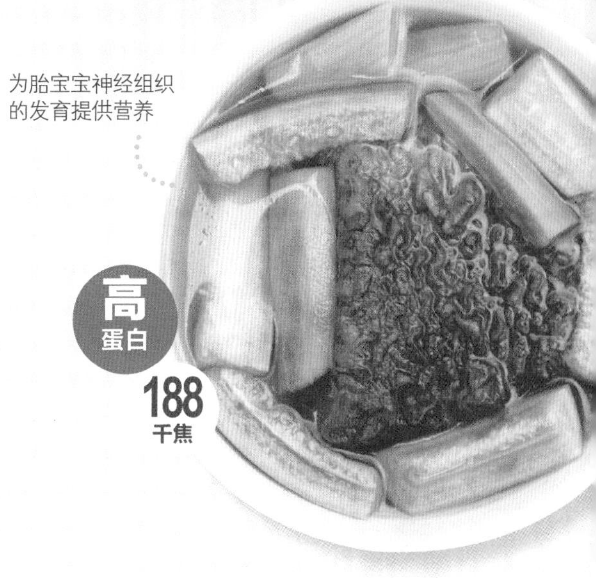

豆苗拌核桃仁

原料：核桃仁20克，豆苗100克，盐、醋、香油各适量。

做法：①豆苗择好后，洗净滤干水分；核桃仁用温开水浸泡后，去皮备用。②将豆苗、核桃仁、醋、盐和香油拌匀。如果想吃辣味，可以淋入少许辣椒油。

功效：本菜品清爽适口，核桃不但能有效补充胎宝宝大脑、视网膜发育所需的α-亚麻酸，而且还有润肠通便的作用。

有益于胎宝宝大脑和视网膜发育
高
膳食纤维
340
千焦

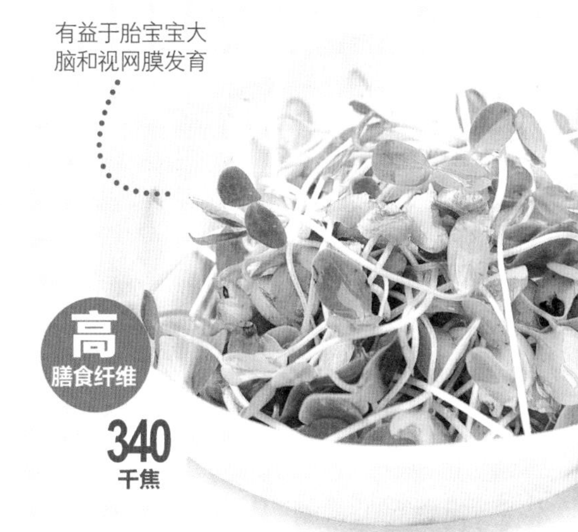

豆腐油菜

原料：油菜200克，豆腐100克，香菇、冬笋各25克，香油、葱末、盐、姜末各适量。

做法：①香菇、冬笋切丝；油菜取中间嫩心。②豆腐压成泥，放香菇丝、冬笋丝、盐拌匀，蒸10分钟取出，菜心放周围。③在油锅内爆香葱末、姜末，加少许水烧沸撇沫，淋香油，浇在豆腐和油菜心上即可。

功效：油菜是钙含量比较高的蔬菜，与豆腐搭配，补钙效果更好，二者所含热量都较低，营养不长肉。

补钙不增重
高
膳食纤维
582
千焦

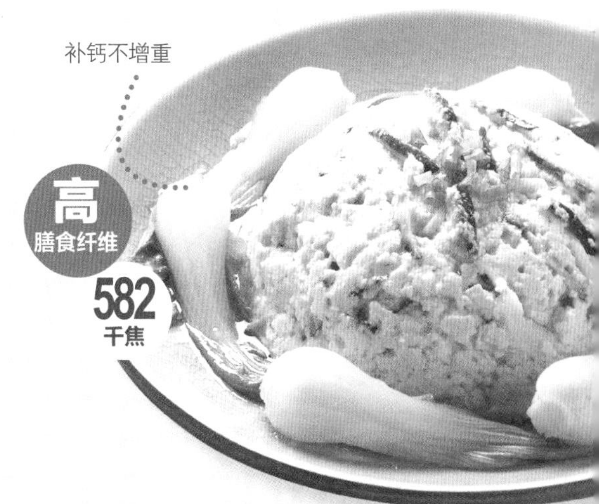

锻炼部位

增强腿部力量

锻炼腰部

缓解颈椎不适

健康运动不超重

三角式，增强腿部力量

这套动作可增强腿部力量，还可以预防静脉曲张，经常练习具有增强身体平衡的作用。颈椎、腰椎不好的孕妈妈可以经常练习此动作，可缓解颈椎疲劳，让腰部得到很好的锻炼。

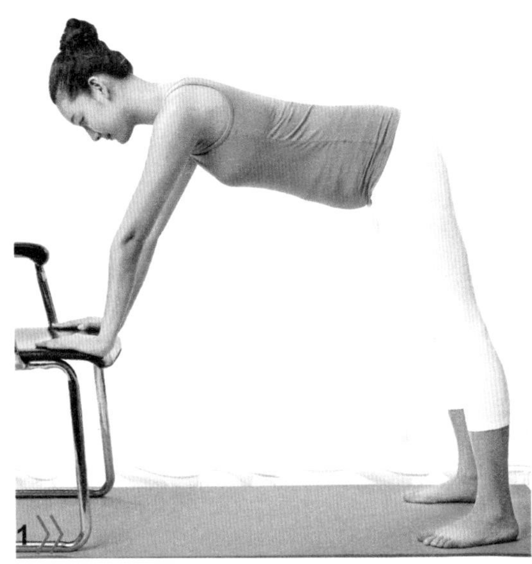

1

准备一把稳固的椅子，放在垫子前侧，手扶椅座，在保证稳定的前提下，双脚向后移动大概距离椅子一条腿的距离，伸展一下腰部和腿部。

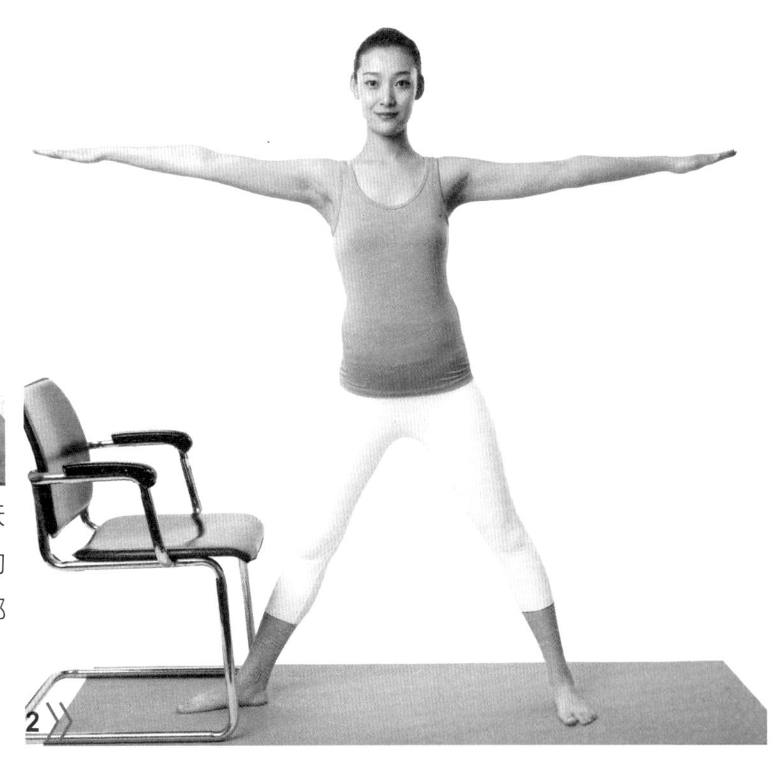

2

右腿跨出一步，左脚朝前，右脚置于椅座下端，趾尖向前，右脚脚跟向内旋转，右脚跟与左脚后足弓对齐，向两侧抬起胳膊至与肩平，伸展一下四肢。

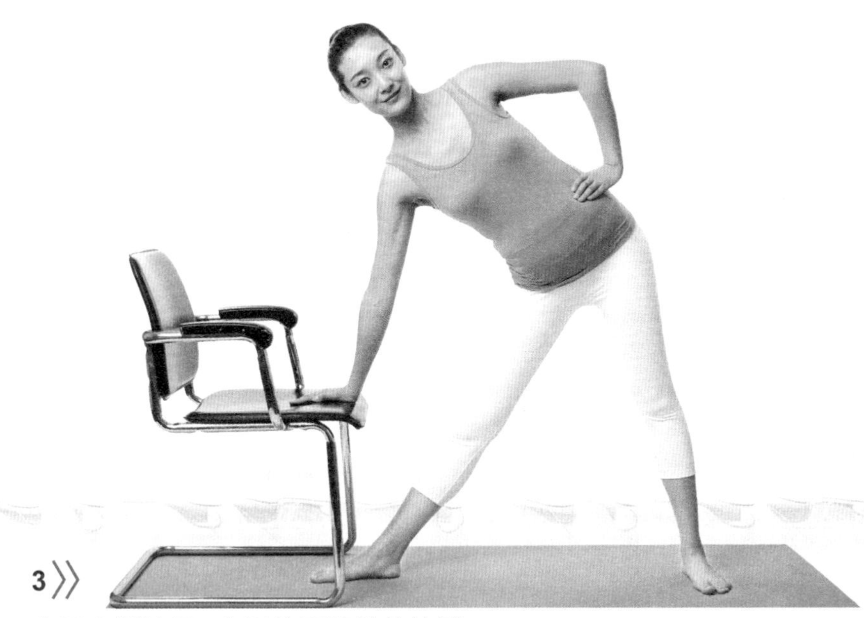

3 》

右手支撑椅子，左手放于髋关节外侧。

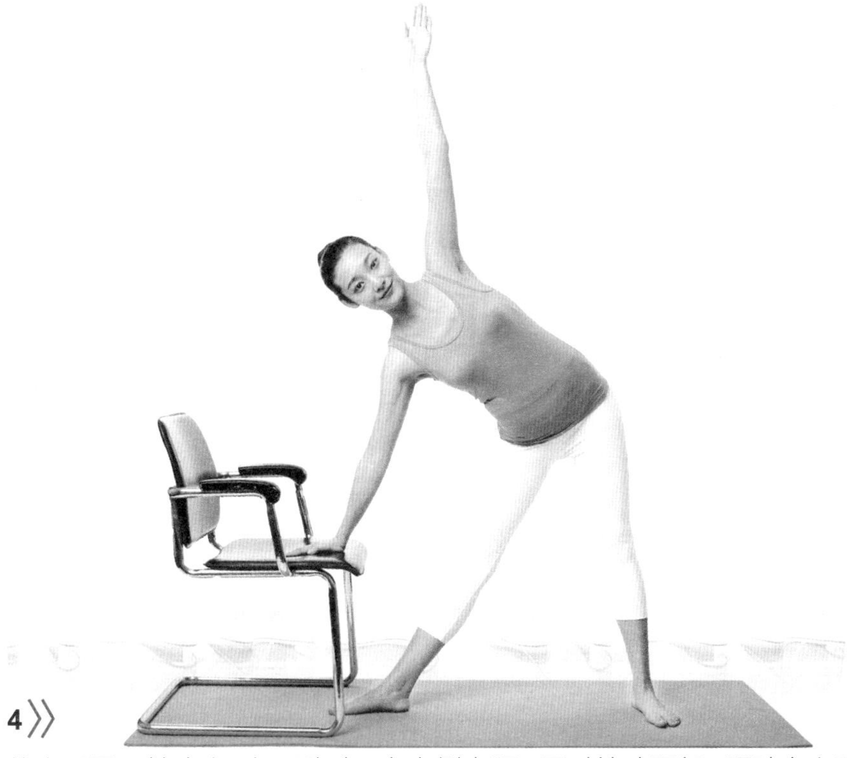

4 》

将右手置于椅座上，打开胸廓，向右侧弯腰，同时转动颈部，眼睛向上看或者向前看；当感觉稳定后，可把左手伸直向天空。在此体式停留 5 组呼吸后换另一侧。

安全助顺产

可以增强体质，为以后腹部的增大提早做准备。

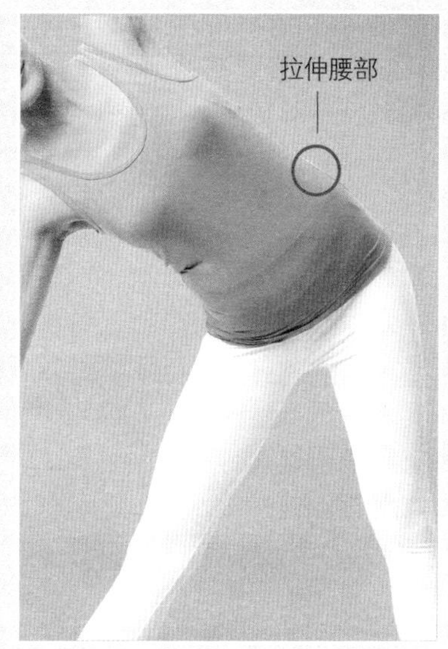

降低难度这样做

手一定要扶稳椅子，感觉大腿处过于疼痛时，可以减小左右脚之间的距离。

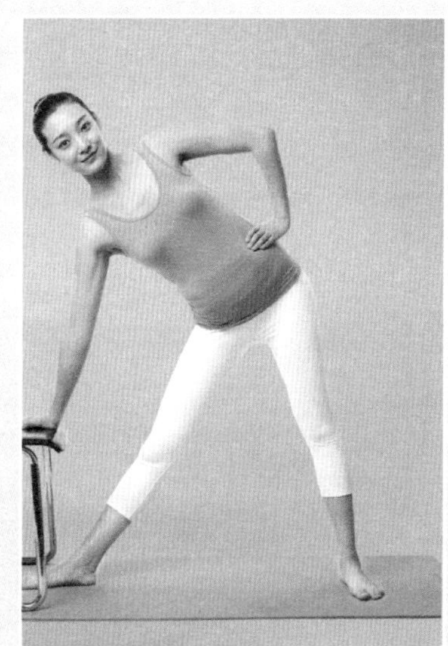

锻炼部位

增强腰部力量

增强腰部韧性

增强背部力量

摩天式，增强腰背部力量

职场孕妈妈经常出现腰酸背痛的现象，这是由于长时间保持一个姿势造成的。怀孕后腰背部压力会逐渐增强，所以孕期一定要加强锻炼，增强腰背部的力量和韧性，这样才能有效避免孕期的腰酸背痛。

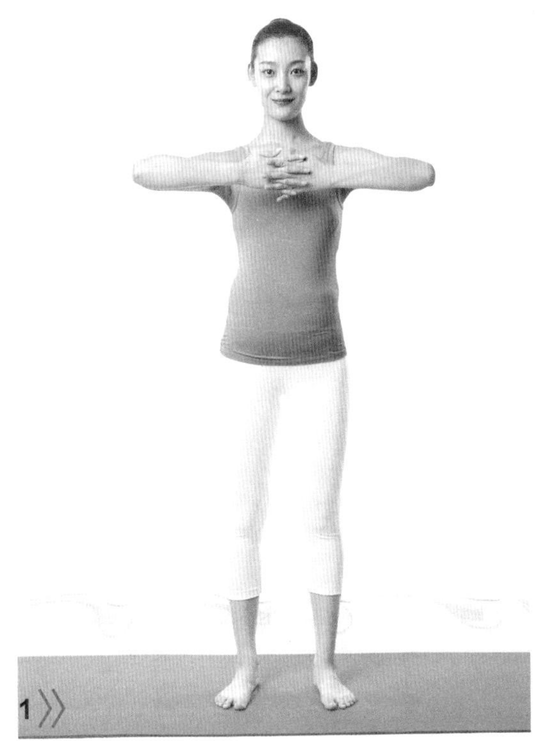

1 》 自然站立，双脚分开与肩同宽，双手十指交叉放于胸前，吸气。一定要调整好呼吸，气息不匀时可以多做几次深呼吸。

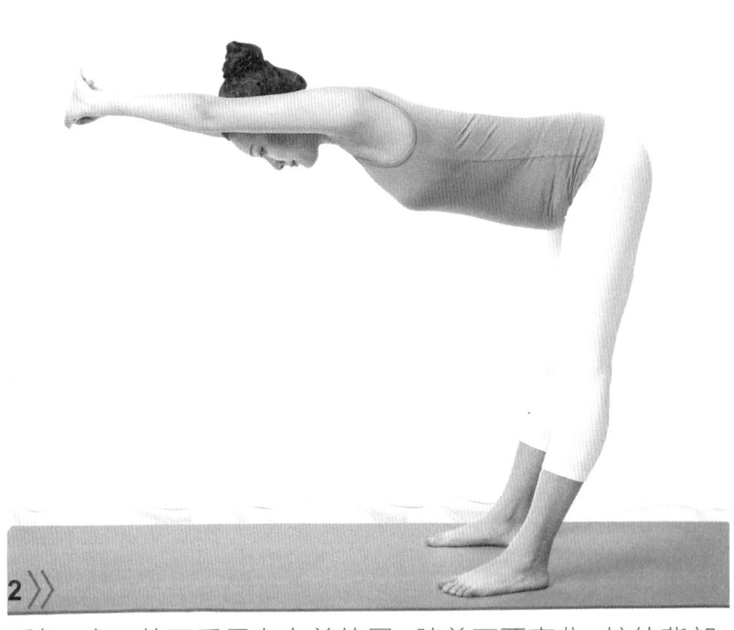

2 》 呼气，交叉的双手尽力向前伸展，膝盖不要弯曲，拉伸背部，使背部、手臂在一条直线上，并与腿部成 90°。然后再恢复到自然站立姿态，并吸气。

3 》

交叉的双手慢慢由下向上，举到头顶上方，同时抬头看手。尽力向上伸展，胸部打开，腰部挺直。

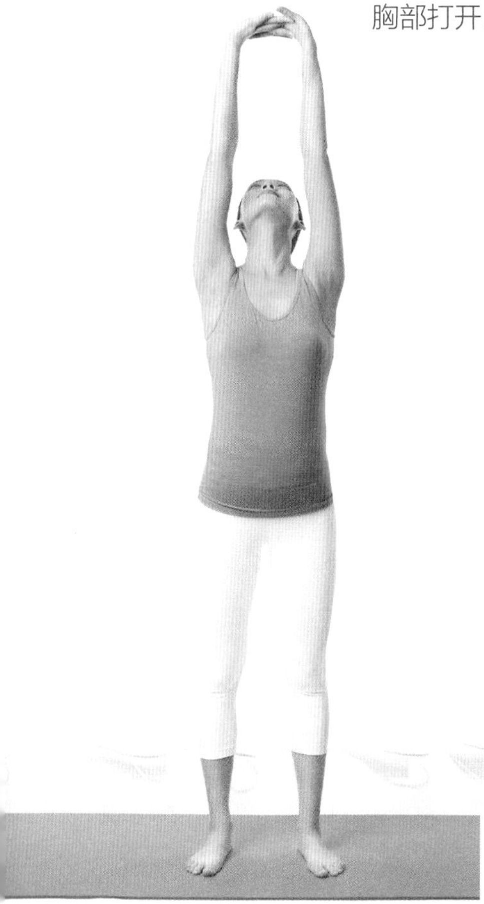

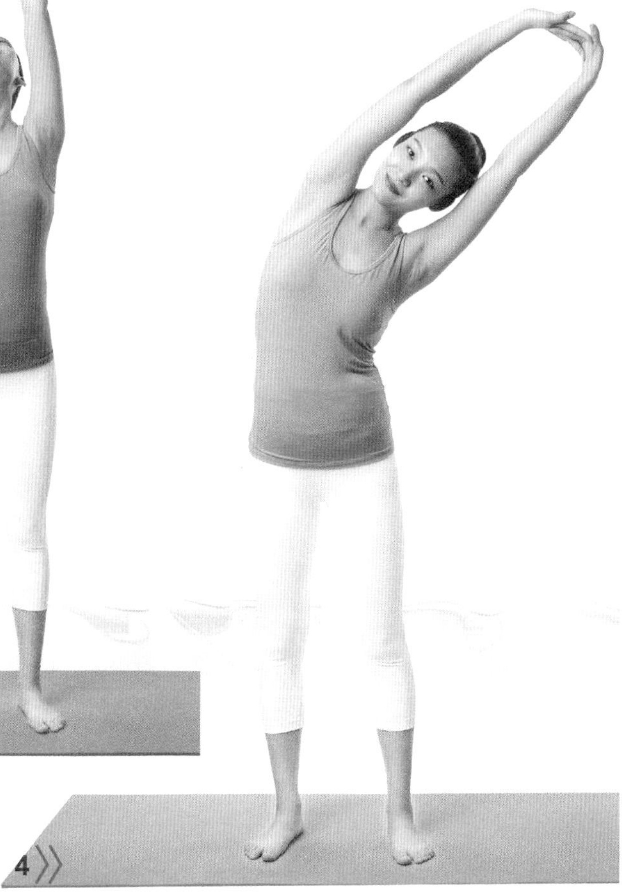

4 》

慢慢呼气，腰以下部位保持不动，双手向左侧弯，拉伸腰侧、背侧肌肉，保持 5~10 秒，然后反方向练习。

安全助顺产

可以增强腰背部的力量，避免孕期的腰酸背痛。

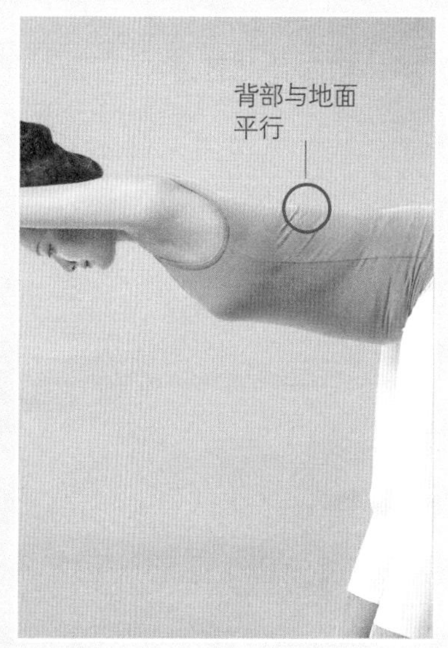

降低难度这样做

拉伸的力度一定要根据自己的身体情况来进行，不可强求。

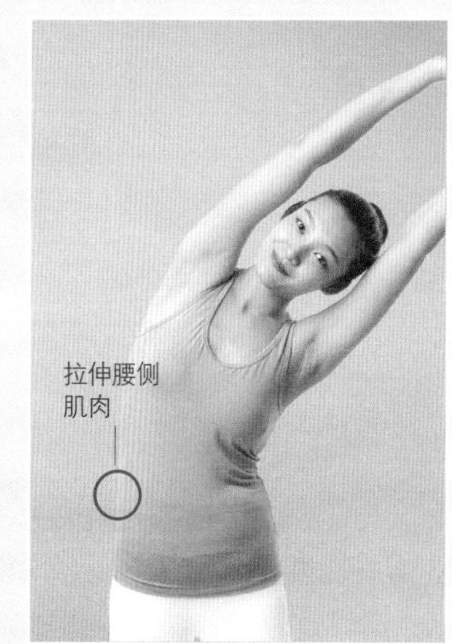

蹲式，增强腿部力量

锻炼部位

锻炼两踝肌肉

锻炼双膝肌肉

锻炼大腿肌肉

这套动作可锻炼孕妈妈两踝、双膝、两大腿内侧和子宫的肌肉，增强腹部脏器的功能。长期做这个练习可以让分娩变得更容易。

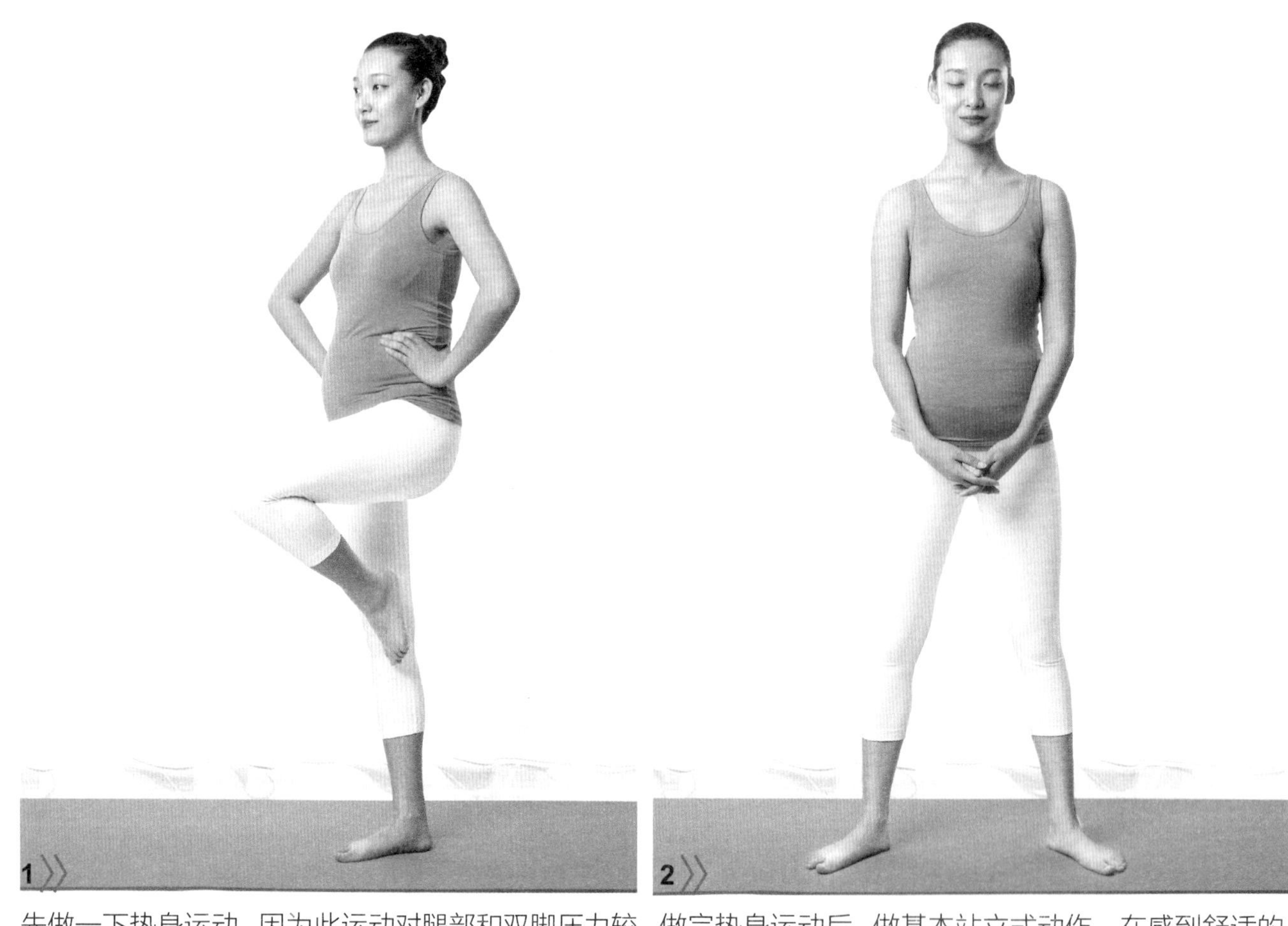

1 先做一下热身运动，因为此运动对腿部和双脚压力较大，所以可以活动一下双脚和腿部，做做脚尖运动，腿部抬一抬，都可以达到热身的效果。

2 做完热身运动后，做基本站立式动作。在感到舒适的情况下将双脚分开，双脚脚尖指向外侧。双手十指相交，两臂轻松地下垂。

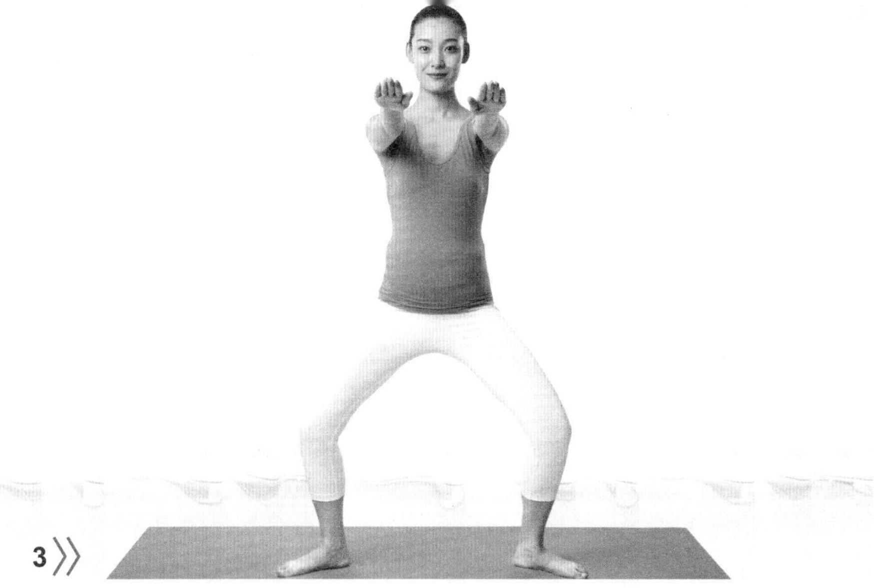

3》

呼气，两膝弯曲，慢慢将身躯降低，同时，两臂伸直，向前举平。降低约 30 厘米后，吸气，缓缓伸直双腿恢复直立。整个动作一定要轻柔，不要猛蹲猛站，以免使心率加快，使腿部压力过大。

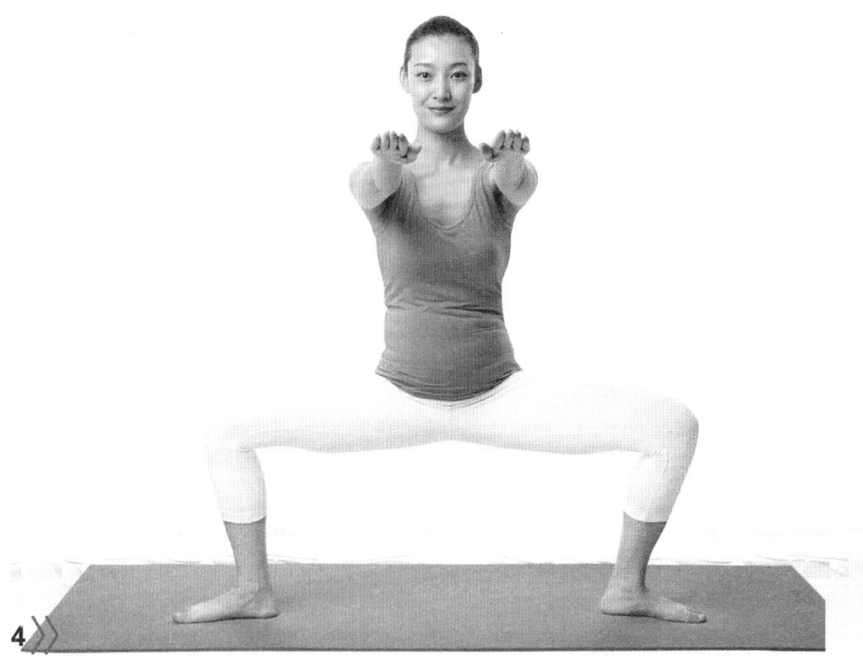

4》

深呼气，再一次弯曲两膝，把身体下降得比第一次还略微低一些，然后恢复直立。

安全助顺产

可以锻炼孕妈妈的平衡感，逐渐适应变大的肚子。

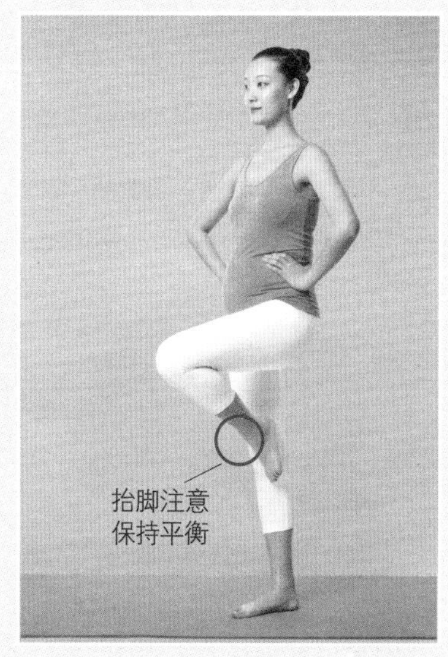

降低难度这样做

如果下蹲有困难，可以用手支撑腿部，帮助下蹲。

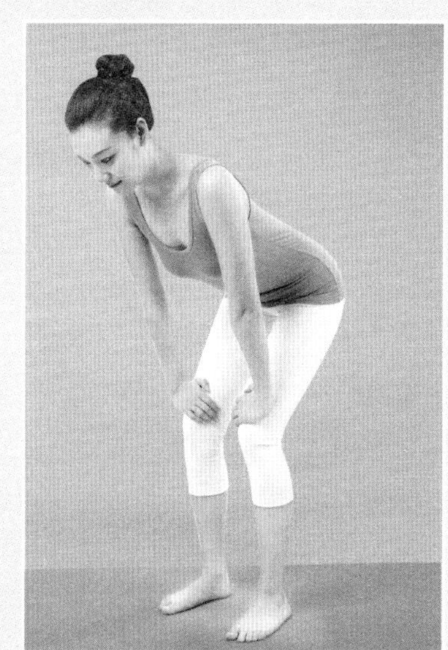

孕5月
只养胎不长肉

本月孕妈妈体重增长快，合理控制体重很重要，要坚持用营养的饮食配合适度的运动来控制体重，不要盲目节食，也不要进行高强度的运动，以免引起腹痛等不适情况。怀孕期间通过少量多次摄取多样的食物会让孕妈妈更加健康，也能给胎宝宝提供充足的营养。

你的专属体重计划

这个时期孕妈妈应注意安排饮食，并控制好食量，避免出现超重的情况。本月孕妈妈体重增长不宜超过1.2千克。

乳房更加敏感、柔软，要坚持做乳房护理

有时会感到微微的腹痛，这是由于腹部韧带拉伸引起的

孕妈妈的变化

从外貌和体形看，孕妈妈已是“大腹便便”的了。孕妈妈的乳房随着腹部的增大而增大，身体在慢慢为宝宝的出生做准备。

控制体重，养胎不长肉

本月进入了胎宝宝快速发育时期，孕妈妈体重增长较快，合理控制体重至关重要。饮食方面要营养搭配，少食多餐，注意荤素搭配，膳食平衡。同时要选择适宜的运动来控制体重，运动不宜过量，强度不宜过大，以免引起腹部不适等情况。

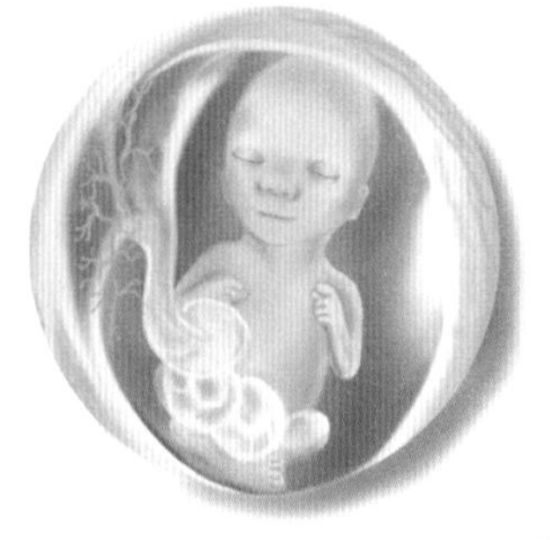

第17周

应注意多吃含钙量高的食物和晒太阳。

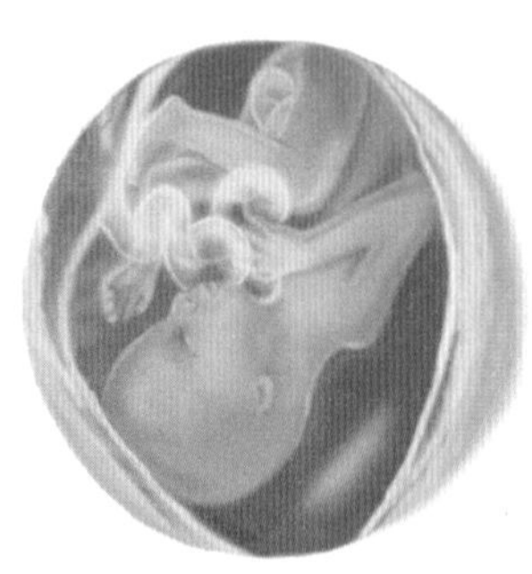

第18周

应注意补充有益大脑发育的食物。

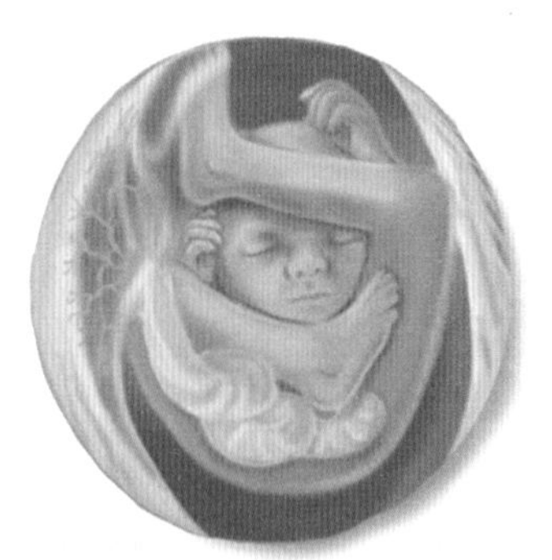

第19周

应注意通过摄取含铁量高的食物补铁。

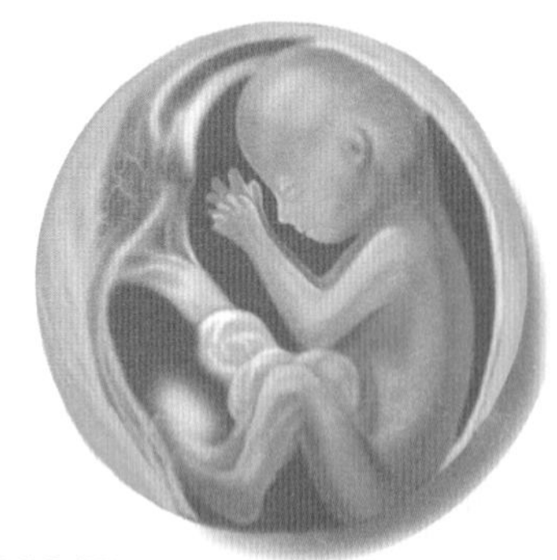

第20周

应注意规律的饮食，尤其是职场孕妈妈，勿图方便简化午餐。

孕期检查和生活保健

监测胎动：胎动是胎宝宝存在的象征，通过数胎动，孕妈妈可以监测胎宝宝的情况，及时发现异常。

固定时间内的胎动次数：孕妈妈每天测试3小时内的胎动。在早上、中午、晚上各进行一次。将所测得的胎动总数乘以4，作为每天12小时的胎动记录。如果每小时少于3次，则要把测量时间延长至6小时或12小时。

晚饭后计时监测：胎宝宝一般在晚上更加活跃，孕妈妈可在晚饭后的19~23点，测量宝宝的胎动次数，看看出现10次胎动所需要的时间。

不要过量补充维生素A：孕妈妈过量补充维生素A，会对胎儿肾脏、中枢神经系统产生影响。一般说来，孕妈妈饮食均衡，就可以保证胎儿所需维生素A的量，不需要额外补充。

运动也是胎教的一种方式：运动胎教可以促进胎宝宝正常生长发育，促使孕妈妈、胎宝宝吸收钙，促进胎宝宝大脑发育，帮助胎宝宝形成良好个性。

运动时胎宝宝动得厉害怎么办：如果孕妈妈只是轻微的运动，胎宝宝就跟着动起来，休息后，胎动明显减少，说明胎宝宝喜欢这项运动，这种情况下孕妈妈继续运动或者休息一会儿再运动就可以了。如果孕妈妈加大了运动量，心跳加快，胎动也变得剧烈，就要马上停止运动。

缓解孕期不适小妙方

- **牙神经暴露怎么办：**孕妈妈若有深度龋齿，最好在孕前进行治疗。若孕期发现牙神经暴露，孕妈妈要等孕中期后，到医院询问医生，先采取封闭治疗，待分娩后再进行根管治疗。
- **孕妈妈头晕眼花怎么办：**孕妈妈若出现头晕眼花，应根据原因采取补救措施。如果是因贫血导致头晕眼花，宜多吃动物肝脏和瘦肉；因血压高而头晕的孕妈妈则要低盐饮食；如果是因为营养不足，则要增加营养摄入。

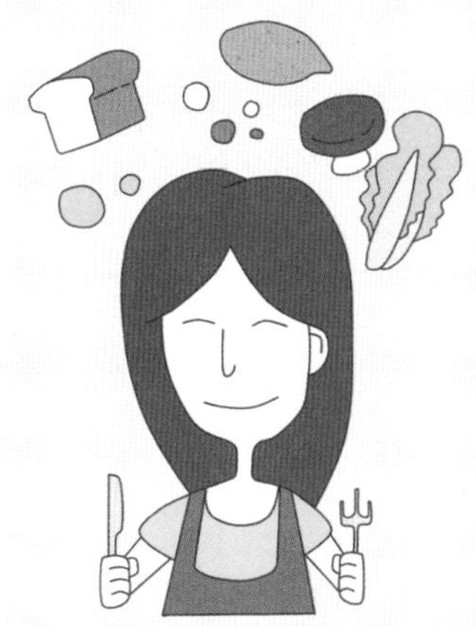

孕5月体重管理攻略

科学控制体重增长

本月进入了胎宝宝快速发育期，孕妈妈的体重也会跟着增加，怀孕前就偏胖的孕妈妈一定要更加重视体重的变化，要在孕期严格控制体重，摒弃“一人吃，两人补”的旧观念，多摄入优质蛋白质和富含膳食纤维的蔬果，结合适度的运动来控制体重，为顺产打好基础。

控制体重从调整饮食比例开始

糖类、蛋白质、脂肪是维持人体机能正常运作的必要成分，孕妈妈在怀孕期间要注意摄取这三类营养素。从本月开始，孕妈妈的体重很容易快速飙升，所以要注意调整糖类、蛋白质、脂肪的摄入比例，适当增加蛋白质的摄入，减少糖类和脂肪的摄入。每日摄入约400克主食，搭配450克蔬菜、150克肉类、100克水果是较为适宜的。此外，孕妈妈还应补充足量的维生素和微量元素。

少吃甜食，不做胖妈妈和“糖”妈妈

孕妈妈要避免吃太甜的食物及人工甜味剂和人造脂肪，包括白糖、糖浆、糖果、巧克力及可乐或人工添加甜味素的果汁饮料、罐头水果、人造奶油、冰冻果汁露、含糖花生酱等。长时间食用这类食物，体重会直线飙升，同时也增加了孕妈妈患妊娠糖尿病的概率。

有的孕妈妈选择无糖或低糖食品，其实大多数无糖、低糖食品中虽然没有或含有少量蔗糖，但有很多代糖物质、添加剂及色素，孕妈妈吃了还是会长胖，也不利于自己和胎宝宝的健康。

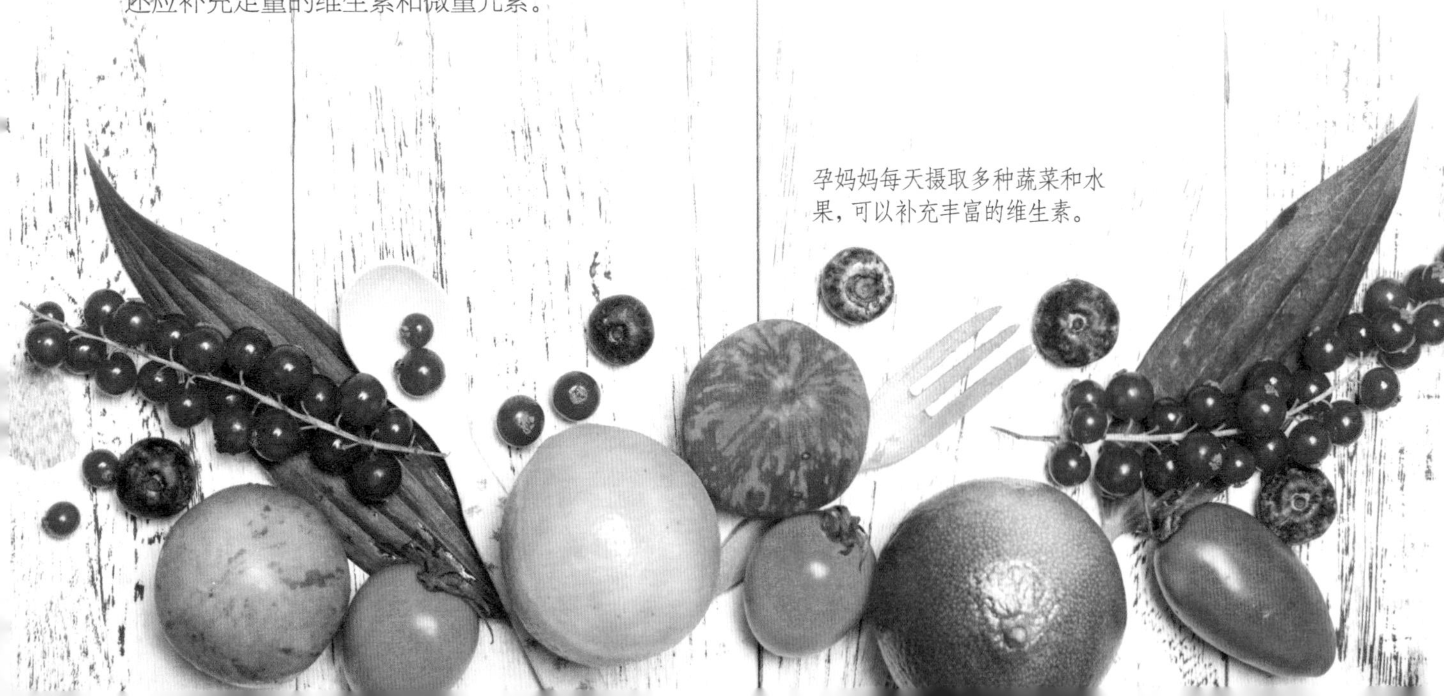

孕妈妈每天摄取多种蔬菜和水果，可以补充丰富的维生素。

选择适合自己的运动并坚持下去

本月，孕妈妈一定要根据自己以前的运动情况来选择适宜的运动来控制体重，如果以前一直没有运动，那么可以做一些轻微的活动，比如散步、瑜伽等；如果以前孕妈妈一直坚持运动，那么除了散步、瑜伽等运动外，还可以游泳，但不要做爬山、登高、蹦跳之类的剧烈运动，以免发生意外。

有些孕妈妈的身体并不是很健康，如果运动中稍微不注意，就会对自身及胎宝宝造成不良影响。所以运动前，最好先咨询医生，在保证胎宝宝安全的前提下，根据医生的建议制订适合自己的运动计划。在运动之前，需要评估体能状况、目前运动或活动情况和要达到的运动目标。在运动种类、运动强度、锻炼持续的时间和锻炼频率等方面都要非常小心，以平衡潜在的好处和不良的效果。

运动时选择一个安全、舒适的环境可以让孕妈妈身心放松，也可以让孕妈妈更容易将运动坚持下去。孕妈妈应选择在空气清新、氧气浓度高，尘土和噪声少的地方运动，少去人多拥挤的公共场所。

“瘦孕”要注意，运动不过量

本月孕妈妈通过运动控制体重时，应注意不要运动过量，运动过量不仅会对孕妈妈的身体不好，还会给胎宝宝造成危害。因为孕妈妈在运动时，胎盘血液和运动肌肉血液需求量会形成竞争分配的关系，运动过量，供给胎宝宝的血液就会不足；而且当孕妈妈过量运动时，血管动脉中的氧分减少，胎宝宝的心跳会加快，甚至出现胎宝宝缺氧的情况。所以如果孕妈妈在增大了运动量后，心跳加快，胎动也变得剧烈，就要马上停止运动。如果孕妈妈用练习孕期瑜伽的方式辅助瘦身时，感觉胎宝宝也跟着动起来，休息时，宝宝也休息了。这很可能是因为胎宝宝喜欢这项运动，所以孕妈妈不用担心，继续运动或休息一会儿再运动都可以。

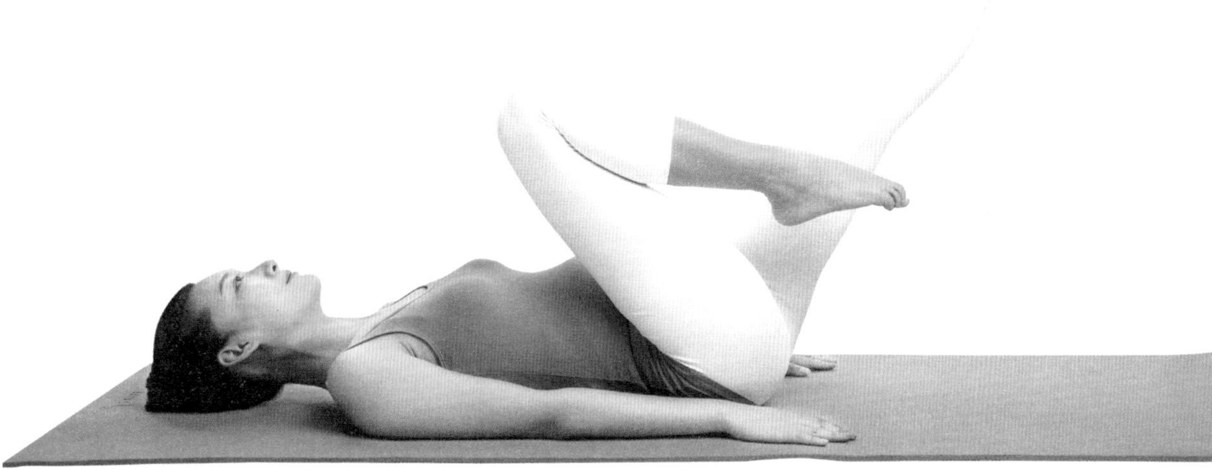

在运动时，应注意运动不过量，否则会对胎宝宝造成危害。

养胎不长肉这样吃

柠檬煎鳕鱼

原料：鳕鱼肉 200 克，柠檬 50 克，鸡蛋 1 个，盐、水淀粉各适量。

做法：①柠檬洗净，去皮榨汁；鳕鱼肉清洗干净，切小块，加入盐、柠檬汁腌制片刻。②将腌制好的鳕鱼块裹上鸡蛋清和水淀粉。③油锅烧热，放入鳕鱼块煎至两面金黄即可。

功效：鳕鱼属于深海鱼类，DHA 含量高，是有利于胎宝宝大脑发育的益智食品；加入适量的柠檬汁，能有效缓解孕妈妈的厌食症状，还可以较好地控制体重。

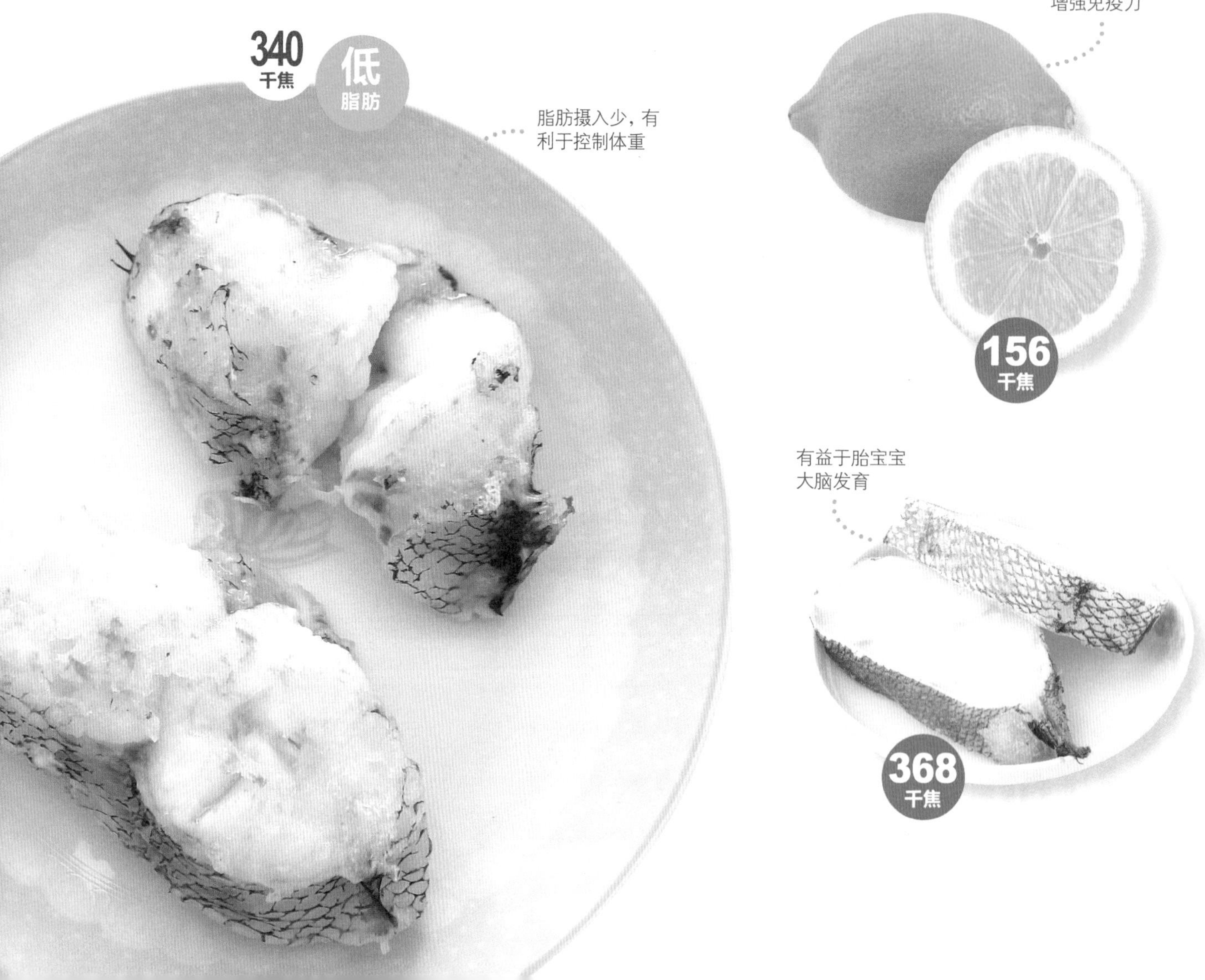

红薯山药粥

原料：红薯1个，山药1根，小米50克。

做法：①红薯、山药洗净，切块。②锅中倒入适量水，大火煮沸。③水烧开后放入小米、红薯块、山药块，煮至熟烂即可。

功效：红薯、山药、小米都能强健身体，帮助消化，调理身体。

易于消化，
去脂瘦身
高
膳食纤维
234
千焦

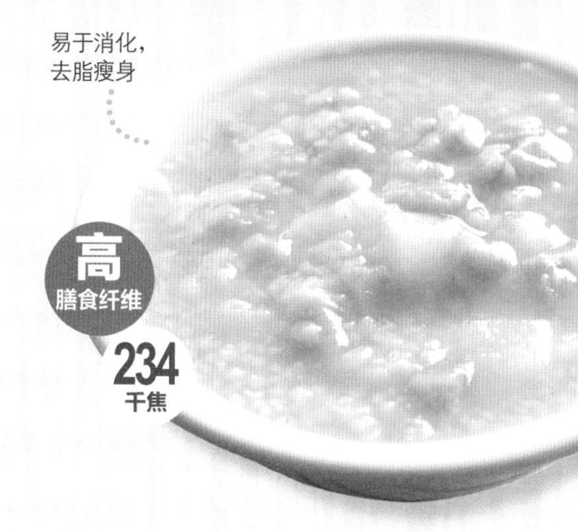

芝麻茼蒿

原料：茼蒿200克，白芝麻15克，红椒丝、香油、盐各适量。

做法：①茼蒿洗净，切段，用开水略焯。②油锅烧热，放入白芝麻过油，迅速捞出。③加香油、盐搅拌均匀，最后撒上白芝麻，点缀红椒丝即可。

功效：茼蒿含有大量的胡萝卜素，对眼睛很有好处，还能养心安神、稳定情绪。同时茼蒿热量很低，不易增重。

补充胡萝卜素，
热量低，不增重
高
膳食纤维
192
千焦

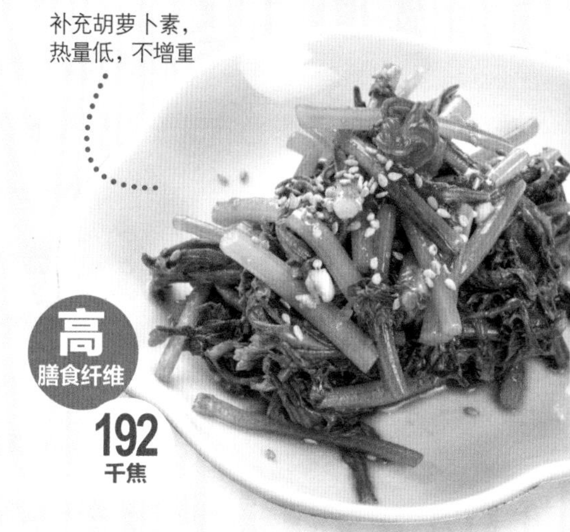

胡萝卜炖牛肉

原料：牛肉200克，胡萝卜150克，葱丝、姜、淀粉、酱油、料酒、盐各适量。

做法：①姜切末；胡萝卜洗净，去皮，切块。②牛肉洗净，切块，用酱油、淀粉、料酒、姜末调味，腌10分钟。③油锅烧热，放入牛肉块翻炒，加适量水，大火煮沸。④转中火炖至六成熟，放入胡萝卜块，炖煮至熟，加盐调味，撒上葱丝即可。

功效：胡萝卜有利于人体生成维生素A，牛肉中的油脂还能促进胡萝卜中维生素E的吸收，让孕妈妈眼睛更明亮，皮肤更水润。而且牛肉的脂肪含量较低，适量食用，可以增强体质又不增重。

增强体质不增重
低
脂肪
481
千焦

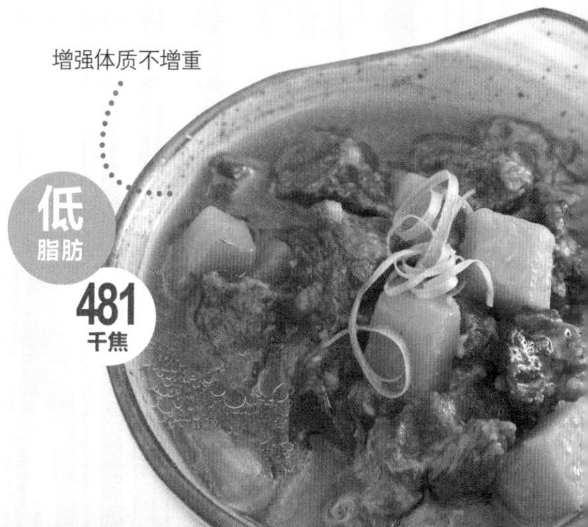

增强体质，健脑益智，
有一定减肥功效
高
膳食纤维
280
千焦

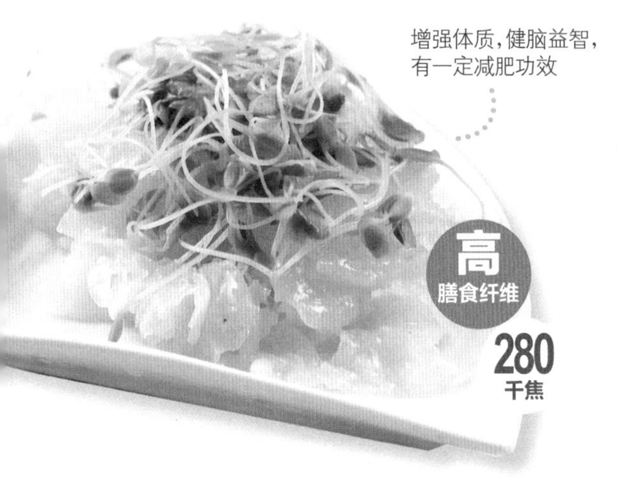

银耳豆苗

原料：银耳 50 克，豆苗 100 克，料酒、鸡油、淀粉、盐各适量。

做法：①银耳用温水泡发，去根，洗净，放入开水中焯烫一下，捞出。②豆苗洗净，也用开水焯烫一下，捞出。③锅中加水，放入料酒、盐、银耳，煮 3 分钟。④用淀粉勾芡，淋上鸡油，翻炒后盛盘，撒上豆苗即可。

功效：银耳含有多种氨基酸和多种维生素，可以提高孕妈妈的免疫力，银耳中的膳食纤维有很好的缓解便秘的作用；豆苗营养丰富，热量较低，适合减肥时食用。

利于胎宝宝
大脑发育
高
膳食纤维
138
千焦
促进胎宝宝视力发育，
补充体力不增重
低
脂肪
539
千焦

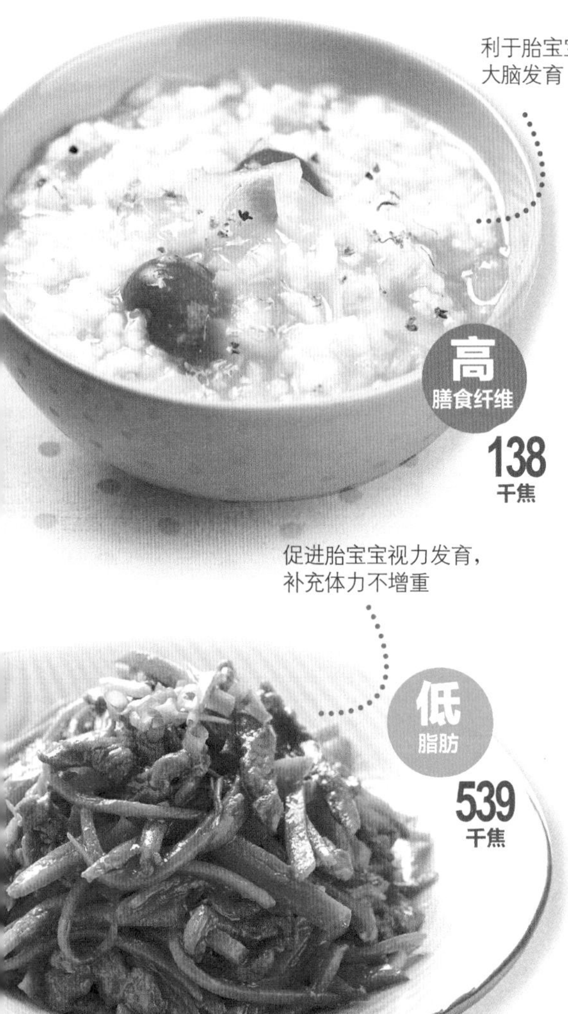

银耳樱桃粥

原料：银耳 10 克，樱桃 4 颗，大米 30 克，糖桂花适量。

做法：①银耳泡软，洗净，撕成片；樱桃洗净；大米洗净。②锅中加适量清水，放入大米熬煮。③待米粒软烂时，加入银耳，稍煮，放入樱桃和糖桂花，拌匀即可。

功效：樱桃既可防治缺铁性贫血，又可增强体质，健脑益智，非常适合孕妈妈食用，同时银耳有一定的减肥功效。

胡萝卜牛肉丝

原料：牛肉 50 克，胡萝卜 100 克，葱花、酱油、盐、淀粉、姜末、料酒各适量。

做法：①牛肉洗净切丝，用姜末、淀粉、酱油、料酒调味，腌制 10 分钟；胡萝卜洗净切丝。②将牛肉丝入锅翻炒，快熟时放入胡萝卜丝一起炒匀，调入盐，最后撒葱花即可。

功效：胡萝卜中含有丰富的 β-胡萝卜素，有利于孕妈妈补充维生素 A，促进胎宝宝的视力发育；牛肉所含脂肪较少，适量食用，可补充体力，又不增重。

香菇炒菜花

原料：菜花 250 克，香菇 50 克，鸡汤、葱、姜、淀粉、香油、盐各适量。

做法：①葱、姜切丝；菜花洗净，掰小朵，用热水焯一下；香菇去蒂，洗净，用温水泡发，切碎。②油锅烧热，放入葱丝、姜丝炒香。③加鸡汤、盐，烧开后放入香菇碎和菜花。④小火煮 10 分钟后，用淀粉勾芡，淋上香油即可。

功效：香菇富含多种营养成分，可以提高孕妈妈的免疫力；菜花是维生素 C 的优质来源，热量也较低。

低热量，高纤维，
利于瘦身
高
膳食纤维
439
千焦

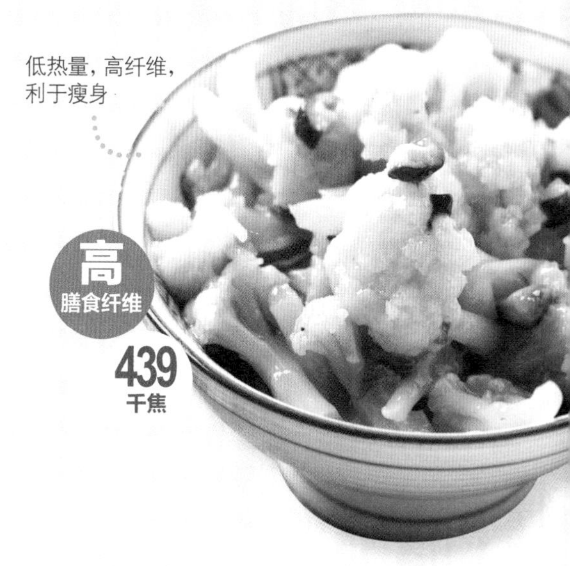

麻酱素什锦

原料：白萝卜、圆白菜、黄瓜、生菜、白菜各 50 克，芝麻酱 30 克，酱油、醋、白糖、盐各适量。

做法：①将各种蔬菜洗净，切成细丝，用水浸泡。②捞出蔬菜丝，沥干，放入大碗中。③取适量芝麻酱，加水搅拌均匀。④加酱油、醋、白糖、盐搅拌均匀，淋在蔬菜丝上拌匀即可。

功效：生吃蔬菜能最大限度保留营养成分，这几种蔬菜都富含孕期所需的各种维生素，热量又很低，适合需要控制体重的孕妈妈食用。

补充多种维生素，
营养不增重
高
膳食纤维
243
千焦

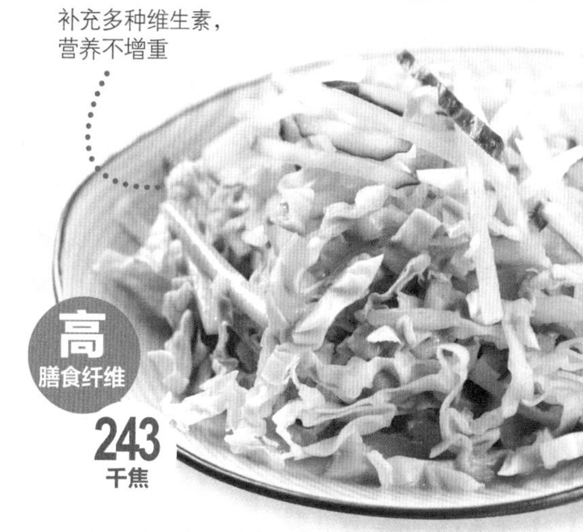

韭菜炒虾肉

原料：韭菜 200 克，虾肉 50 克，料酒、高汤、葱、姜、蒜、香油、盐各适量。

做法：①虾肉洗净，除去虾线，沥干水分；韭菜洗净，切成 3 厘米左右的小段；葱、姜、蒜切丝，备用。②油锅烧热，放入葱丝、姜丝、蒜丝炒香，然后放入虾仁煸炒。③放入料酒、高汤、盐稍炒，然后放入韭菜段。④大火翻炒片刻，淋入香油即可。

功效：韭菜中含有大量的维生素和膳食纤维，能促进肠胃蠕动，搭配虾肉食用，美味营养不增重。

补充维生素，
促进肠蠕动
高
膳食纤维
510
千焦

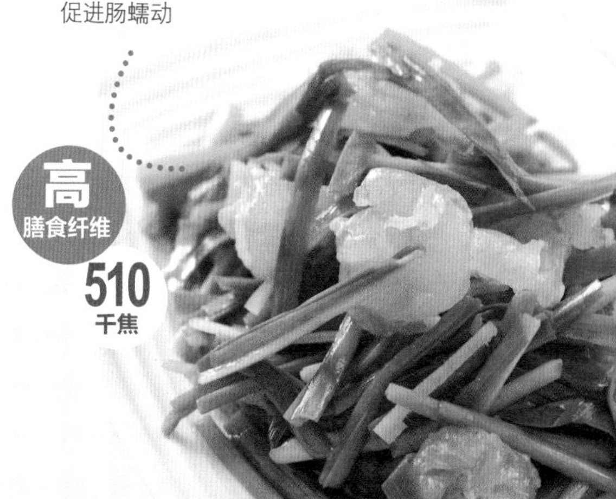

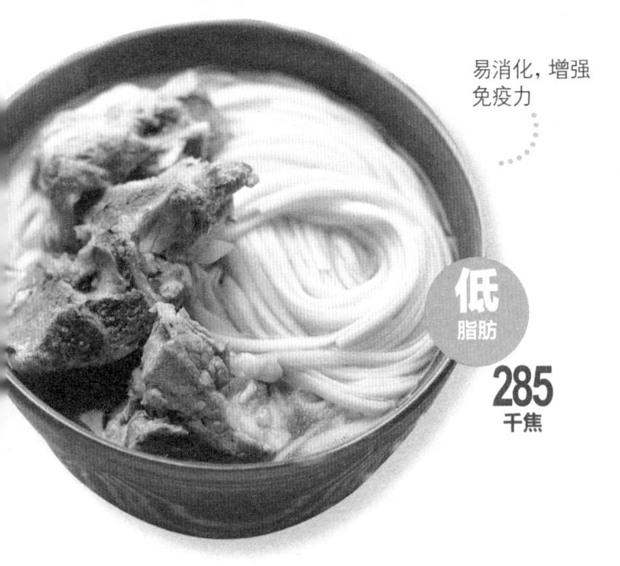

排骨汤面

原料：排骨 50 克，面条、葱、姜、白糖、盐各适量。

做法：①排骨洗净，剁成段；葱切段；姜切片。②油锅烧热，放入葱段、姜片炒香。③放入排骨段，加盐煸炒至变色，加水，大火煮沸。④另起锅，加水煮沸，放入面条，煮熟后倒入排骨段和汤汁即可。

功效：排骨汤面将汤和面分开制作，让汤更入味，面不黏稠，容易消化吸收，营养均衡，还能增强孕妈妈的免疫力。

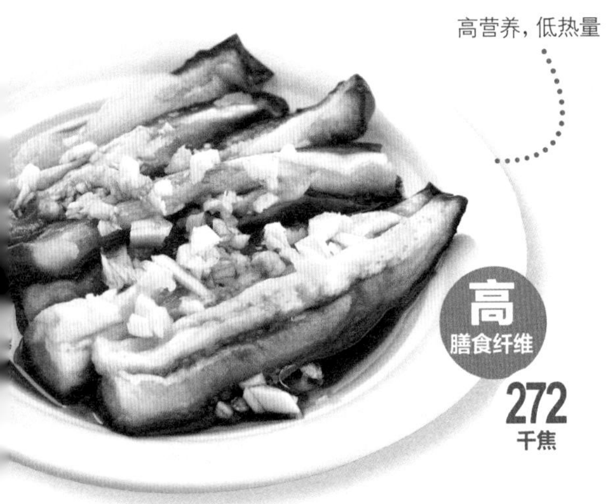

蒜蓉茄子

原料：茄子 400 克，蒜、酱油、白糖、盐各适量。

做法：①茄子洗净；蒜切碎，剁成蒜蓉。②将茄子放入盐水中浸泡 5 分钟，捞出，上锅蒸熟。③将茄子切成条。④油锅烧热，放入蒜蓉、酱油、白糖、盐，翻炒均匀。⑤将蒜蓉酱浇在茄子条上即可。

功效：茄子中的维生素、磷、铁、胡萝卜素和氨基酸含量都很高，能够提高孕妈妈的身体免疫力，茄子蒸着吃热量比较低。

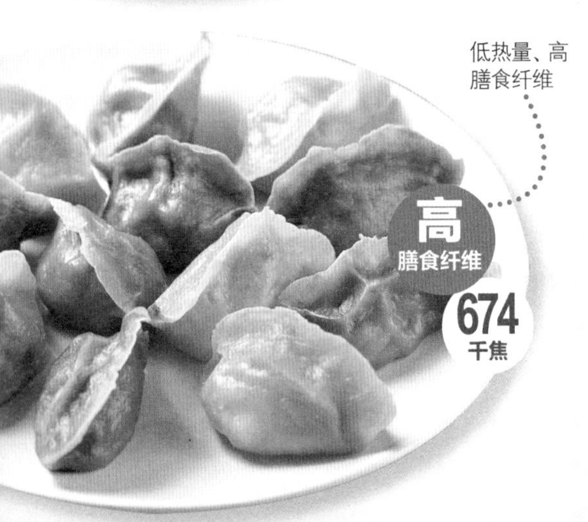

五彩蒸饺

原料：猪肉末 100 克，紫薯、南瓜各 80 克，芹菜、菠菜各 50 克，葱末、姜末、盐各适量。

做法：①将紫薯、南瓜洗净切块后蒸熟分别捣成泥；菠菜与芹菜焯水，菠菜挤出汁，芹菜切成末。②面粉添加清水，和成面团。③将紫薯泥、南瓜泥、菠菜汁分别与和好的面团混合，制成饺子皮。④猪肉末、芹菜末、盐、葱末、姜末拌匀，做成馅儿。⑤将饺子皮中放入馅，包成饺子，蒸熟即可。

功效：猪肉可以为孕妈妈补充蛋白质；紫薯、南瓜、芹菜、菠菜都含有丰富的膳食纤维，并含有多种维生素和矿物质，能够补充孕妈妈所需营养，还有助于控制体重。

牛肉饼

原料：牛肉末250克，鸡蛋1个，葱末、姜末、料酒、盐、香油各适量。

做法：①牛肉末中加入葱末、姜末、料酒、盐、香油，搅拌均匀，打入鸡蛋搅匀。②将肉馅摊平呈小饼状，入油锅煎熟或上屉蒸熟。

功效：牛肉的蛋白质含量较高，孕妈妈吃适量牛肉可以促进胎宝宝的生长发育。

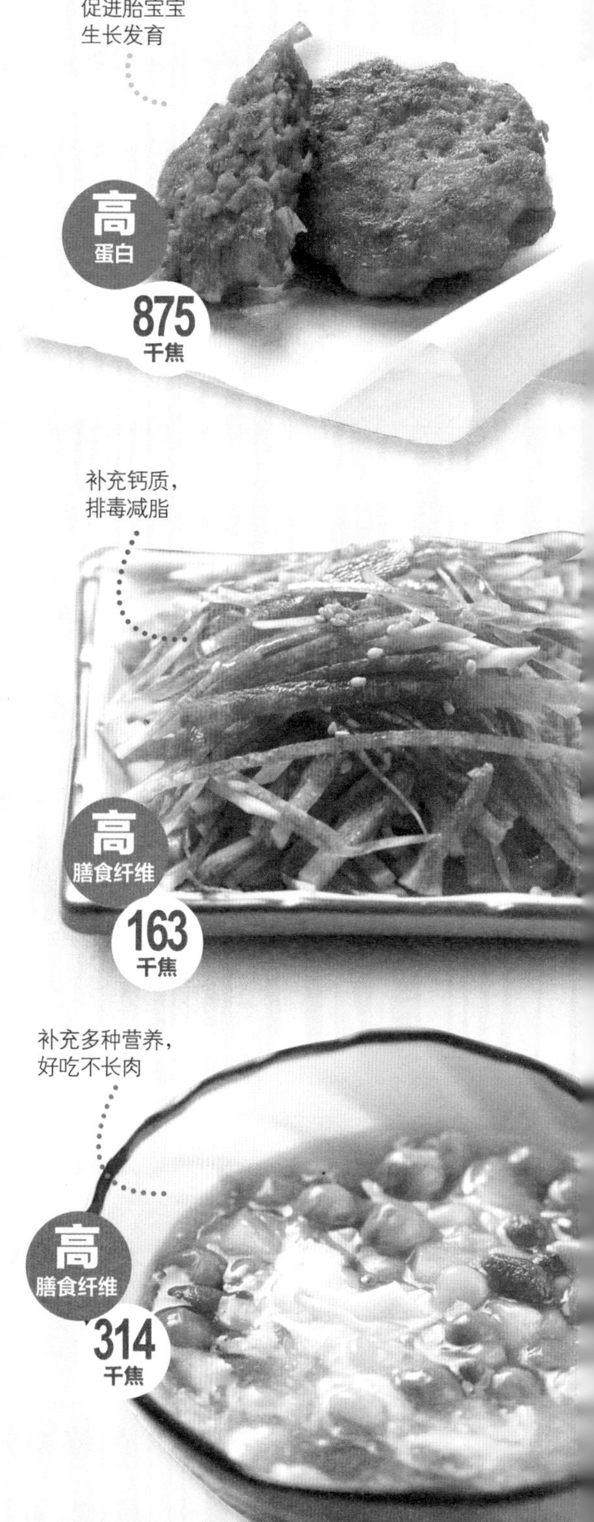

凉拌萝卜丝

原料：心里美萝卜1个，盐、酱油、醋、白糖、白芝麻各适量。

做法：①将心里美萝卜洗净，去皮，放入清水中浸泡30分钟。②取出后切成细丝，放入碗中，调入盐后搅匀，腌制15分钟。③腌制后用手挤出萝卜丝里的水分；然后调入酱油、醋、白糖搅匀，最后撒上白芝麻即可。

功效：此菜能为胎宝宝骨骼的快速生长提供钙质，萝卜中的膳食纤维还能帮助孕妈妈排毒减脂。

五彩玉米羹

原料：玉米粒50克，鸡蛋1个，豌豆、菠萝丁各20克，冰糖、枸杞子、水淀粉各适量。

做法：①将玉米粒洗净；鸡蛋打散；豌豆、枸杞子均洗净。②将玉米粒放入锅中，加清水煮至熟烂，放入菠萝丁、豌豆、枸杞子、冰糖，煮5分钟，加水淀粉勾芡，使汁变浓。③淋入蛋液，搅拌成蛋花，烧开即可。

功效：此菜富含蛋白质、膳食纤维、维生素等多种营养，口感软糯香甜，好吃不长肉。

锻炼部位

锻炼手臂肌肉

强健骨盆区域

锻炼背部肌肉

健康运动不超重

双角式，锻炼背部肌肉

这套动作可以伸展两腿和手臂的肌肉，强健骨盆区域，锻炼下背部肌肉，有强壮肾脏的功效，有助于减轻泌尿系统和子宫的功能障碍，对此阶段出现的尿频情况会有所缓解。

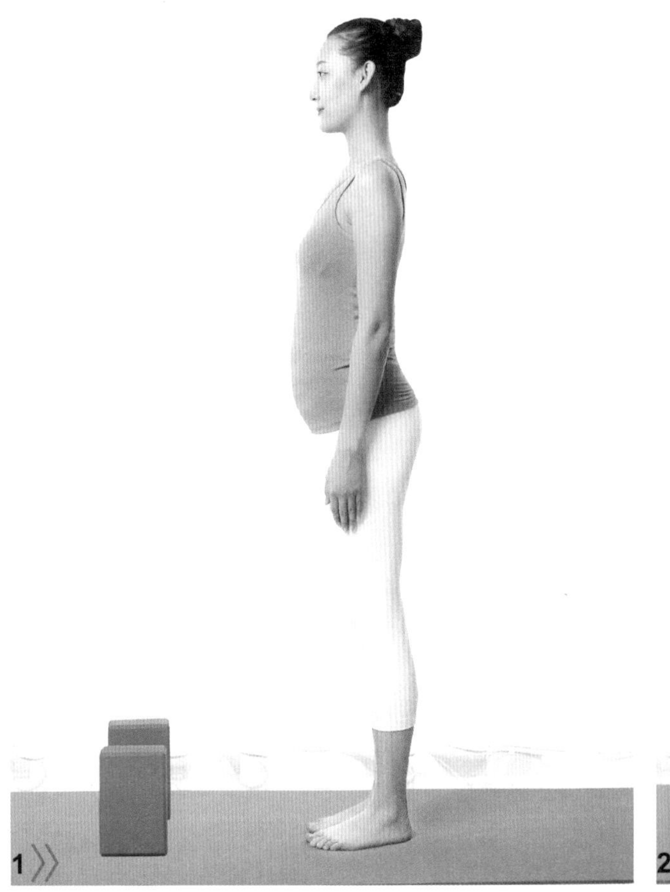

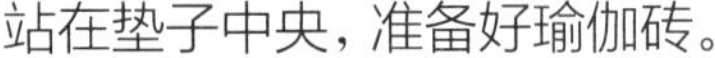
站在垫子中央，准备好瑜伽砖。

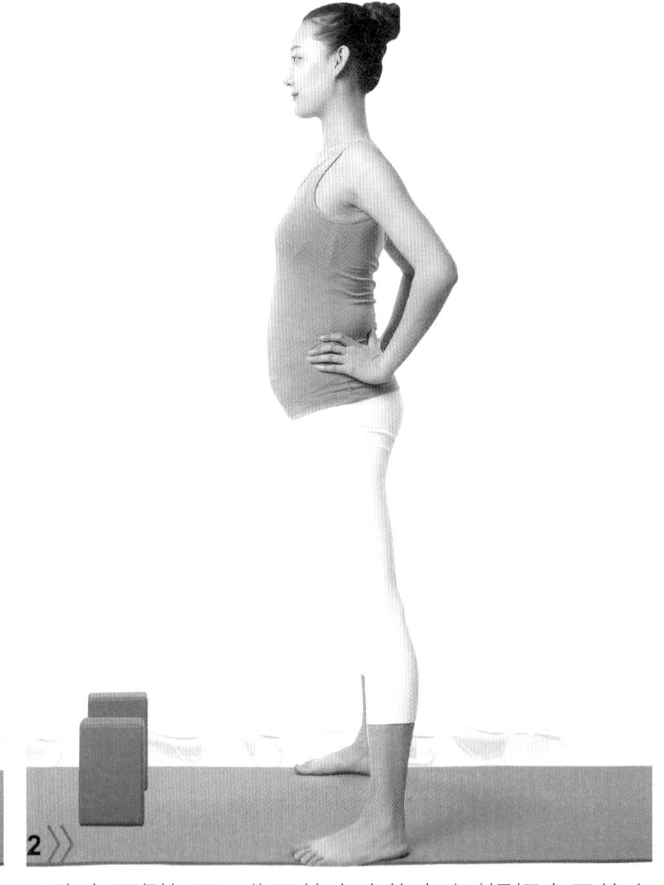

双脚向两侧打开，分开的宽度约半米（根据自己的实际情况而定），双手放于髋关节两侧，尽可能将手肘向身体后方多移动一些，体会胸廓的开阔与伸展。

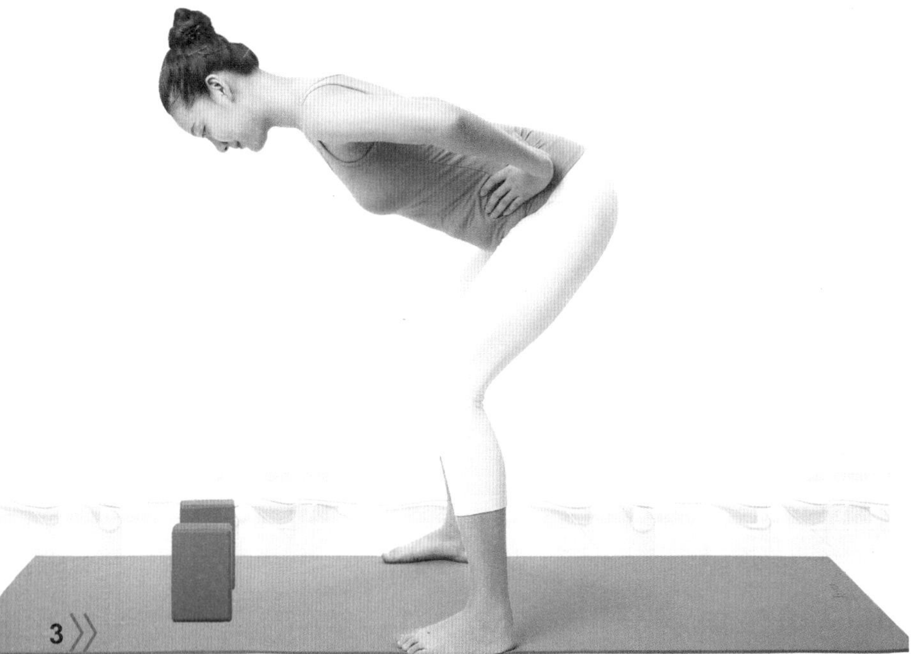

吸气，呼气，呼气时慢慢屈膝，身体向前摆至与地面接近平行的位置，将重心稳定在自己的双脚上。

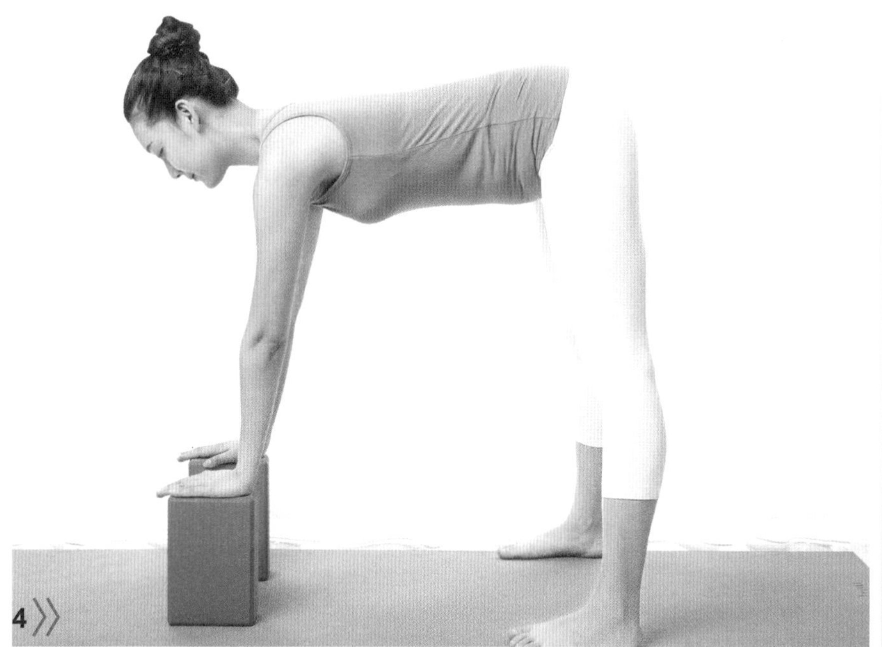

双手放于瑜伽砖上，同时向下推，体会手臂支撑身体的力量。双腿伸直，膝盖自然地向上提起，体会大腿发力的感觉，以此来找到脊椎向前延伸的方向感。保持此姿势 5~10 组呼吸。在这过程中，后背不要松懈，要一直保持平直的状态。

安全助顺产

可以强健骨盆区域，锻炼下背部肌肉，缓解尿频情况。

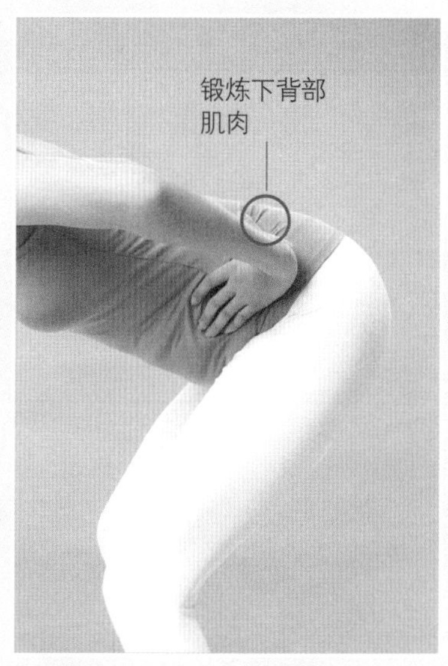

降低难度这样做

如果孕妈妈觉得用瑜伽砖有困难，可以借助椅子或墙面来帮助自己平衡身体，循序渐进。

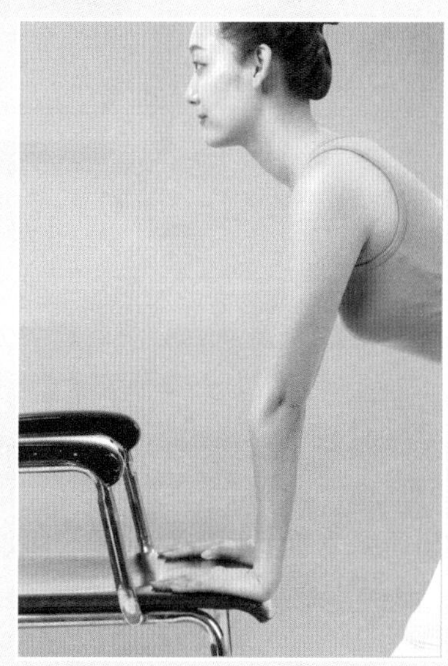

半月式，舒展下腹部

锻炼部位

舒展下腹部

锻炼腰部肌肉

放松手臂肌肉

孕 5 月，孕妈妈的肚子比以前大了，所以此时的运动要符合孕妈妈动作舒缓的特点，慢慢地锻炼身体。半月式可以减少身心的疲惫，使身体感到轻盈舒畅，有舒展下腹部的作用。

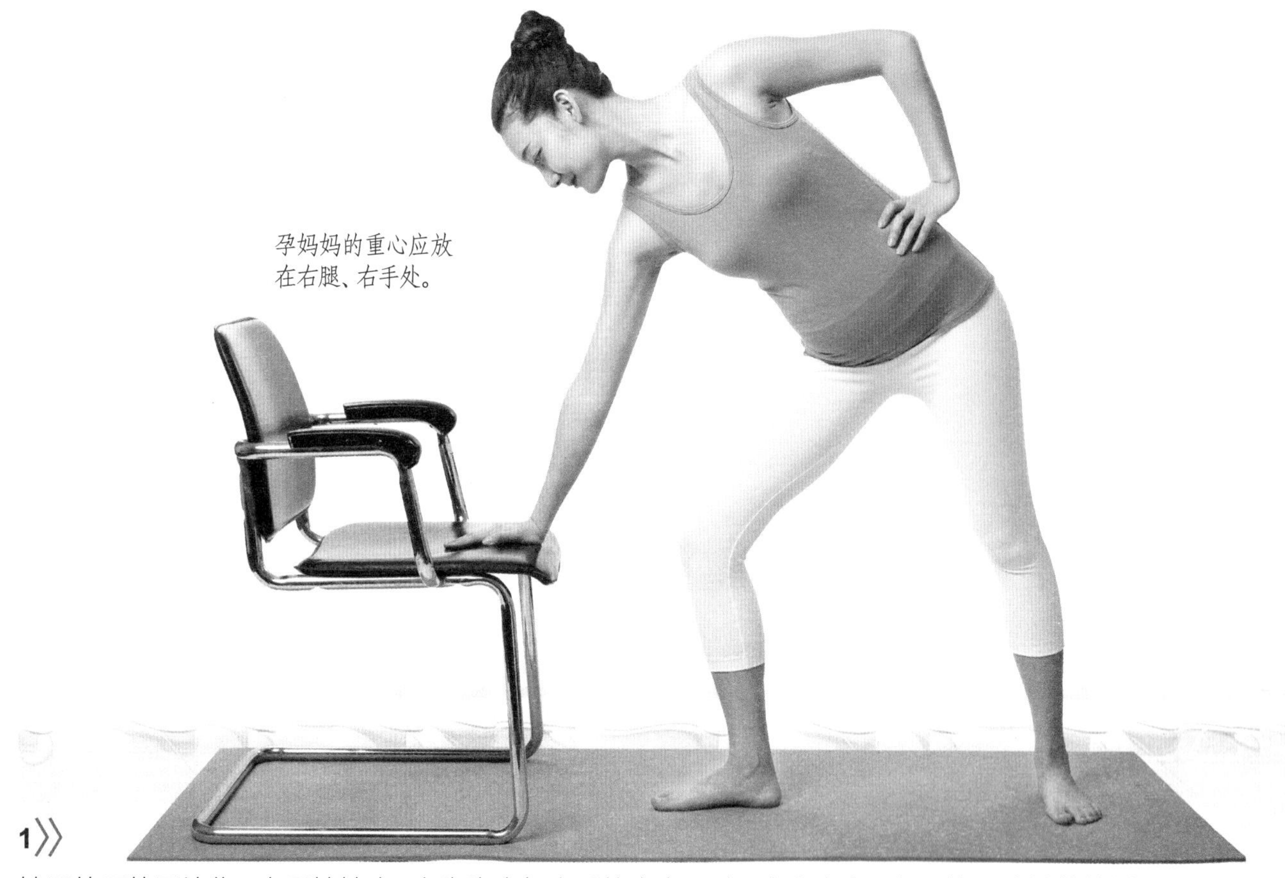

1》

椅子放于垫子边缘，右手扶椅座，右脚脚尖与右手的方向一致，稳定支点；左手扶于髋关节外侧，左腿稳定力量，伸直向后，脚尖点地，身体转向左侧。

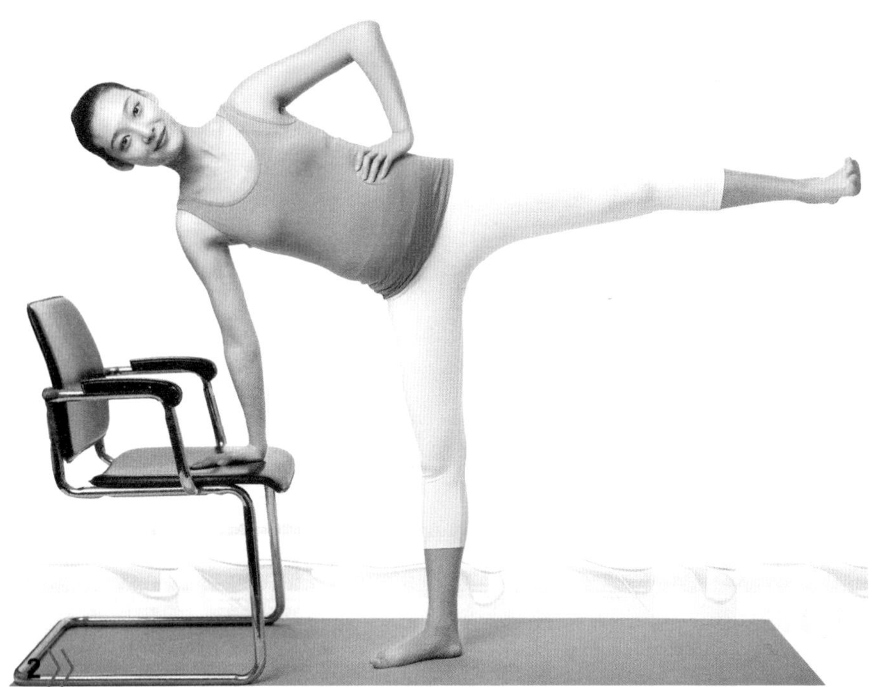

2

吸气，呼气，呼气时稳定身体，将左腿向上抬起，身体重心随之转到腰部，着力点为腿脚和手臂，将左腿抬至与地面平行。左肩膀尽量打开，向后用力，体会胸部的伸展。

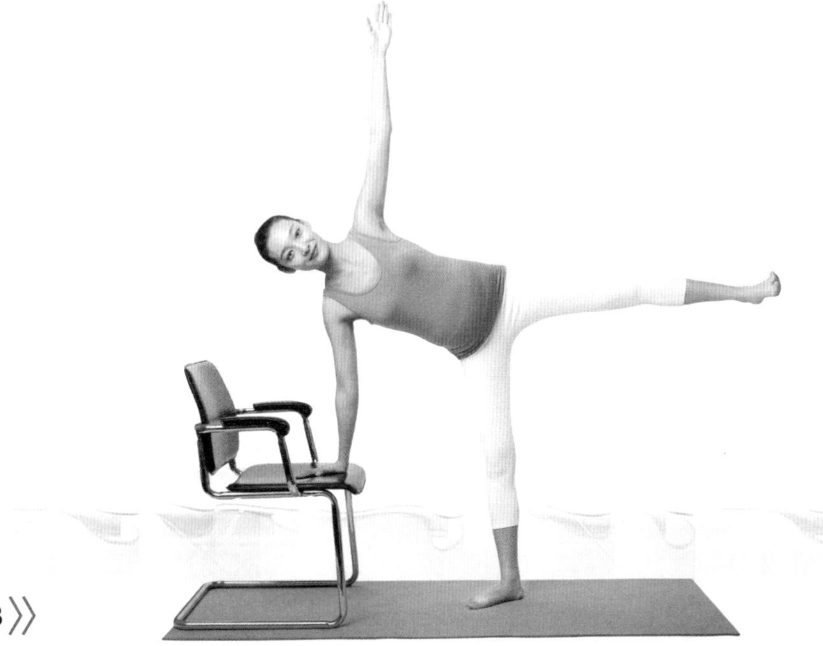

3

找到稳定感后，可将左手臂向上举起，与右手臂尽量成一条直线，目光向前或向上。此动作可停留半分钟，充分体会身体舒展的状态。

安全助顺产

可以舒缓孕妈妈的下腹部，减少身心疲惫。

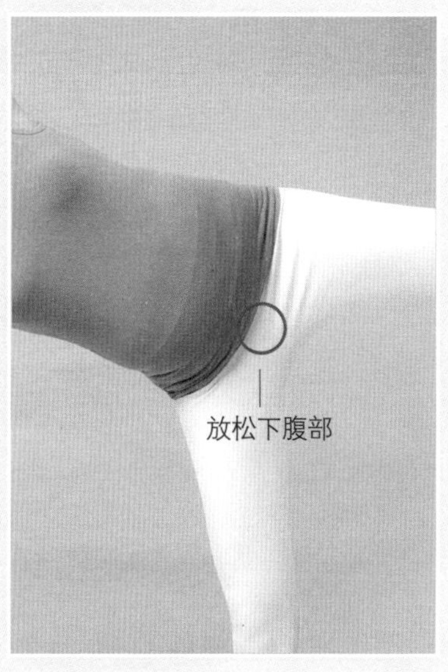

降低难度这样做

孕妈妈做这个动作时右腿不要太过用力，以免疼痛。

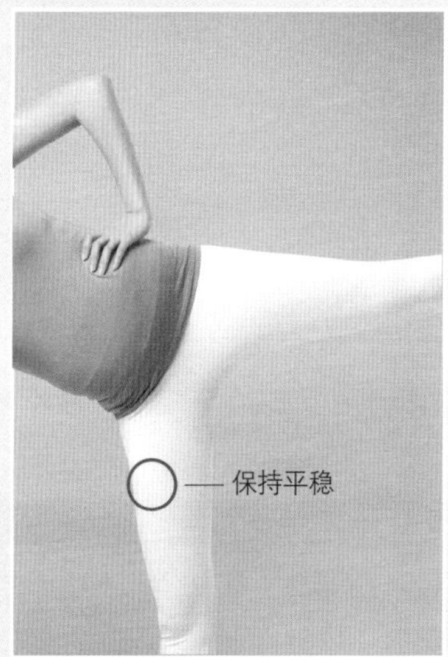

锻炼部位

- 拉伸背部
- 保健乳房
- 增强腿部肌肉力量

坐山式，保健乳房

这是一套可以健美乳房，拉伸背部的动作。孕期长期做此套动作，可以消除副乳，有利于促进乳腺的畅通。莲花坐的方式，还可以活动膝关节，加强双腿肌肉群力量，美化双腿线条。此套动作简单、易操作，怀孕期间可以随时做，如工作间隙、在沙发上看电视时、起床前及睡觉前。

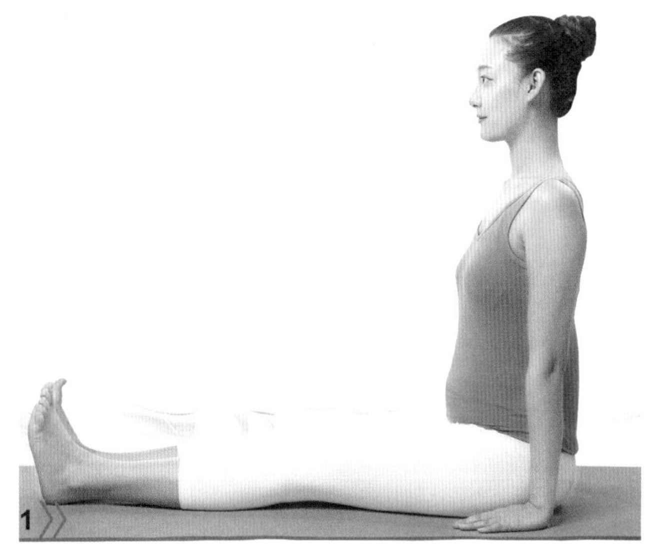

1 坐在垫子上，双腿向前伸直，腰背挺直，双手放在臀部外侧的地面上，目视前方。

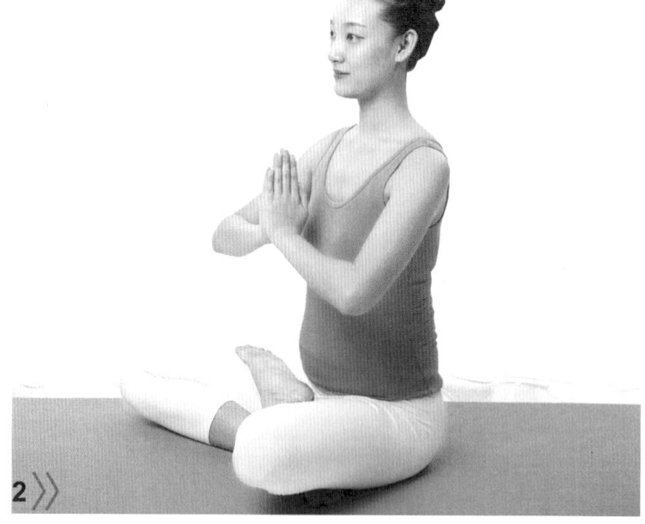

2 盘腿坐好，双手于胸前合十。

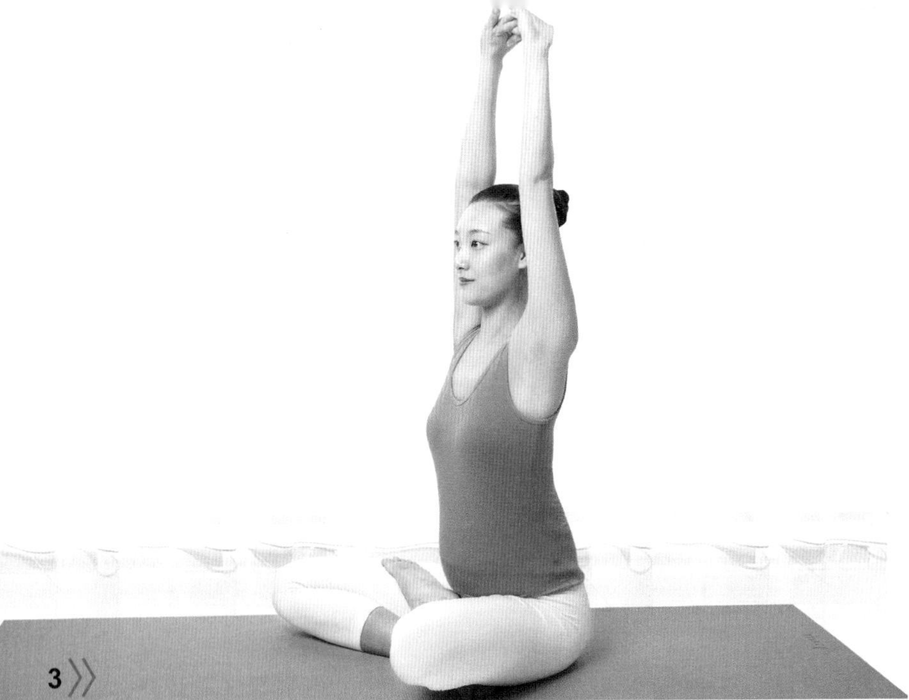
3 》

吸气，十指相交，两臂高举过头顶，尽量向上伸展，掌心朝上。

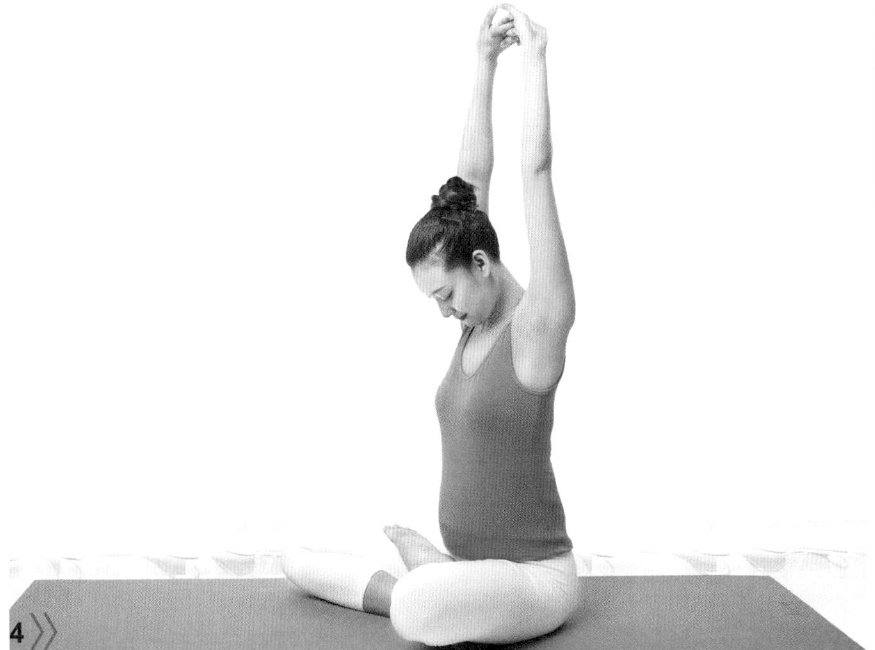
4 》

呼气，低头，下巴尽量触碰锁骨，背部挺直。保持片刻，恢复至基本坐姿。每次可以做 5~10 组。

安全助顺产

可以拉伸背部，保养乳房。

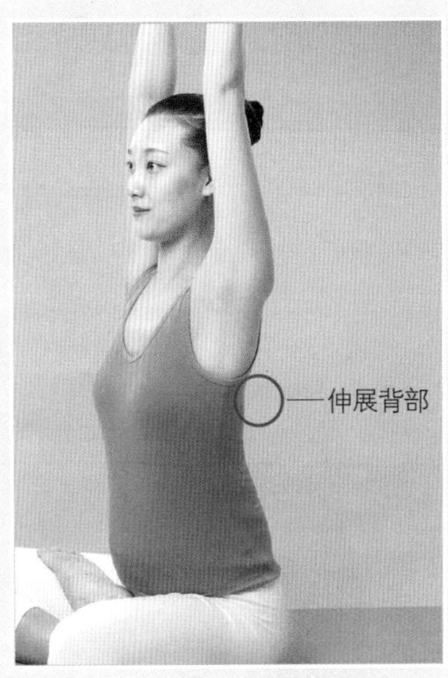

降低难度这样做

孕妈妈可以借助墙壁，稳定平衡后，将背部挺直打开。

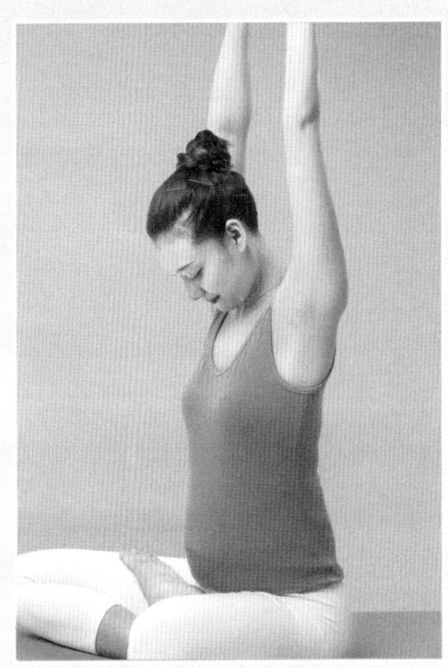

孕6月
只养胎不长肉

本月是胎宝宝迅速发育的时期，胎宝宝除了体重增长迅速外，一些组织器官还在分化、增长，孕妈妈要根据本月胎宝宝的需要进补，吃一些营养又不易发胖的食物。为了控制体重、保证胎宝宝顺利娩出，孕妈妈一定要坚持运动。

你的专属体重计划

随着胎宝宝的长大，孕妈妈体重也在不断增加，孕妈妈一定要控制好体重，本月体重增长不宜超过 1.4 千克。

控制体重，养胎不长肉

孕妈妈要学会控制体重。一方面要注意饮食，另一方面要注意运动，两者结合，不仅能合理增长体重，还能改善孕期的各种不适，有利于顺产，孕妈妈产后也能更快恢复身材。

孕妈妈的心率会比以前稍微增加

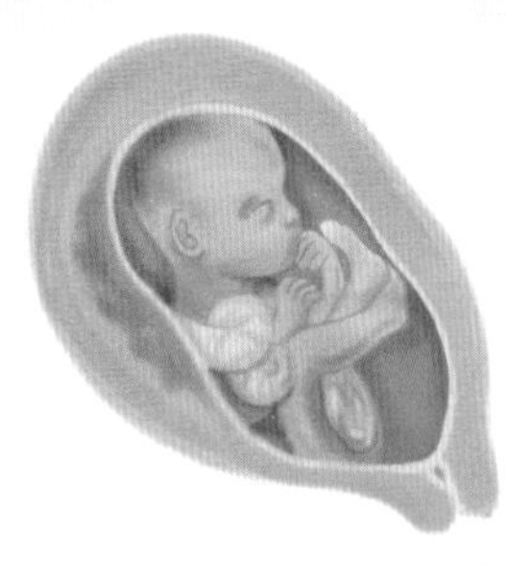

第 21 周

不偏食、不挑食，确保饮食营养全面均衡。

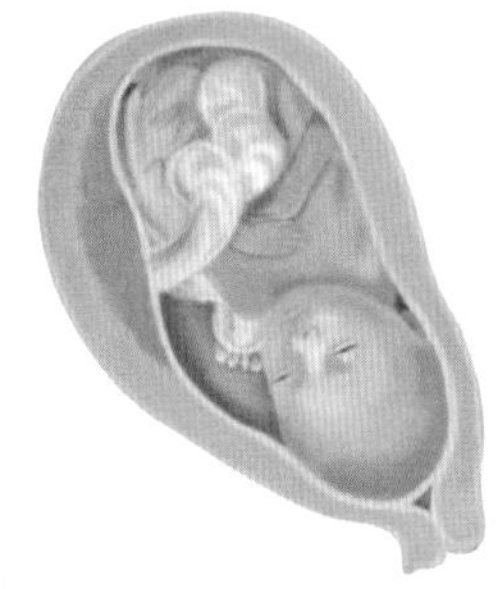

第 22 周

相应增加进餐量，以满足孕中后期显著增加的营养素需要。

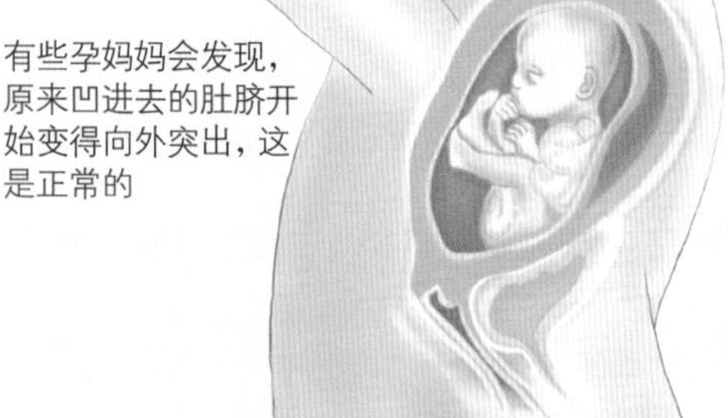

孕妈妈的变化

孕妈妈的宫高为 18~20 厘米，小腹隆起明显，肚脐变得向外突出。

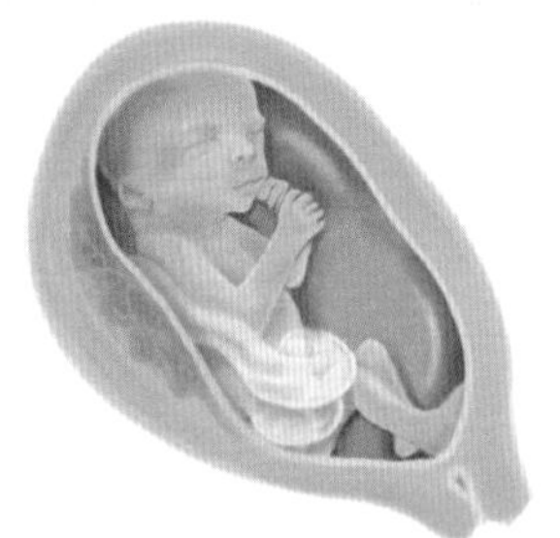

第 23 周

孕妈妈要合理补充碳水化合物，可吃些谷类、薯类食物。

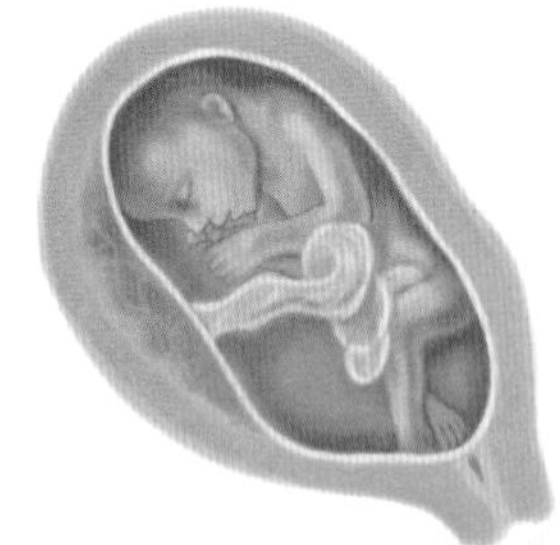

第 24 周

孕妈妈主食以米面和杂粮搭配食用，副食要全面多样、荤素搭配。

孕期检查和生活保健

如何测量宫高和腹围：宫高是指从下腹耻骨联合处至子宫底间的长度，而腹围是指平脐部环腰腹部的长度。饭前，可以让孕妈妈平躺下来，准爸爸可以在孕妈妈肚脐上、下或两旁的位置触摸，摸到一个圆圆的轮廓就是子宫。测量耻骨至肚脐附近子宫轮廓之间的距离，就是宫高了。若连续 2 周宫高没有变化，孕妈妈需立即去医院检查。

妊娠高血压疾病：如果孕中期孕妈妈感觉身体不适，有轻度头晕或水肿症状，可先检测血压，看是否有血压升高现象。若孕期出现头痛、眼花、恶心呕吐、蛋白尿增多、水肿明显，可能是患了妊娠高血压疾病，应去医院就诊。同时每日补钙 1~2 克，具有预防妊娠高血压疾病的作用。

宜多吃补铁食物：孕中期，胎儿快速成长，孕妈妈血容量大增，而胎宝宝也需要吸收大量铁来形成血液中的红细胞，此时孕妈妈宜补充富含铁的食物。维生素 C 有利于铁质吸收，孕妈妈在补铁的同时，也要多吃一些富含维生素 C 的食物。

用运动控制体重时应注意自身情况：本月孕妈妈虽然可以增加运动强度，但要先从舒缓的运动开始做起，逐渐提高运动强度，并且要时刻关注身体情况，如果出现不适，就不要盲目追求运动强度。强度较大的运动每周做三四次即可，否则容易造成孕妈妈自身损伤和胎宝宝缺氧等危险情况。

缓解孕期不适小妙方

- 胃胀了怎么办：孕中期，孕妈妈应尽量少吃易引发胀气的食物，如豆类及土豆、红薯等。富含脂肪的食物或油炸的食物不易消化，让孕妈妈感到胃胀，也不宜多吃。
- 孕妈妈感觉胃灼热怎么办：每餐不要进食过饱，进食速度也不宜过快；睡前尽量不要进食，以免加重肠胃负担；饮食要荤素搭配，避免单一饮食；少吃酸味和辛辣刺激性食物；晚饭后，适当活动一会儿再睡。
- 抽筋了，这样做：准爸爸可以帮助孕妈妈轻轻按摩小腿，或者让孕妈妈坐在床上，伸直双腿，准爸爸一只手握孕妈妈脚踝，另一只手握孕妈妈脚板，向上弯曲，使脚跟向外，可缓解抽筋。

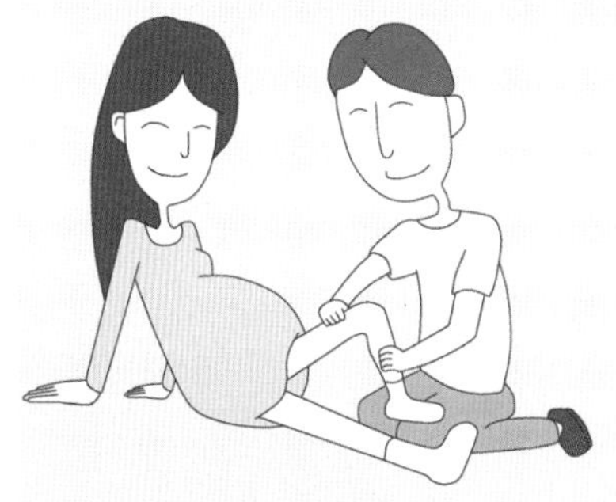

孕 6 月体重管理攻略

摄入热量因人而异

一般来说，孕中期孕妈妈每日对热量的需求量要比孕早期有所增加，至于增加多少则因人而异。这是因为孕妈妈的生活状况不一样，有的孕妈妈是全天在家待产，运动量不大，而有的孕妈妈依然在工作，每日上下班路途中的运动量相对较大，就要多增加一些热量。

膳食纤维帮助控制体重

孕妈妈在孕期应吃一些全麦饼干、麦片粥、全麦面包等全麦制品。全麦饼干、全麦面包中含有丰富的不可溶性膳食纤维，可以促进胃肠道蠕动，使食物通过消化道的速度加快，起到防治便秘的作用，达到控制体重的目的。而富含可溶性膳食纤维的魔芋是通过增加饱腹感、减缓食物进入肠道的速度的方式来控制脂肪的吸收，进而达到控制体重的效果。

盲目进补易超重

本月是胎宝宝迅速发育的时期，孕妈妈既要保证胎宝宝的正常发育，还要控制自身体重的增长。其实长胎不长肉是有方法的，就是做到不要盲目吃东西，否则不仅胎宝宝所需的营养得不到充足的补充，还会导致孕妈妈体重超标。因此孕妈妈可以根据本月胎宝宝的需要进补，吃一些营养又不易发胖的食物。

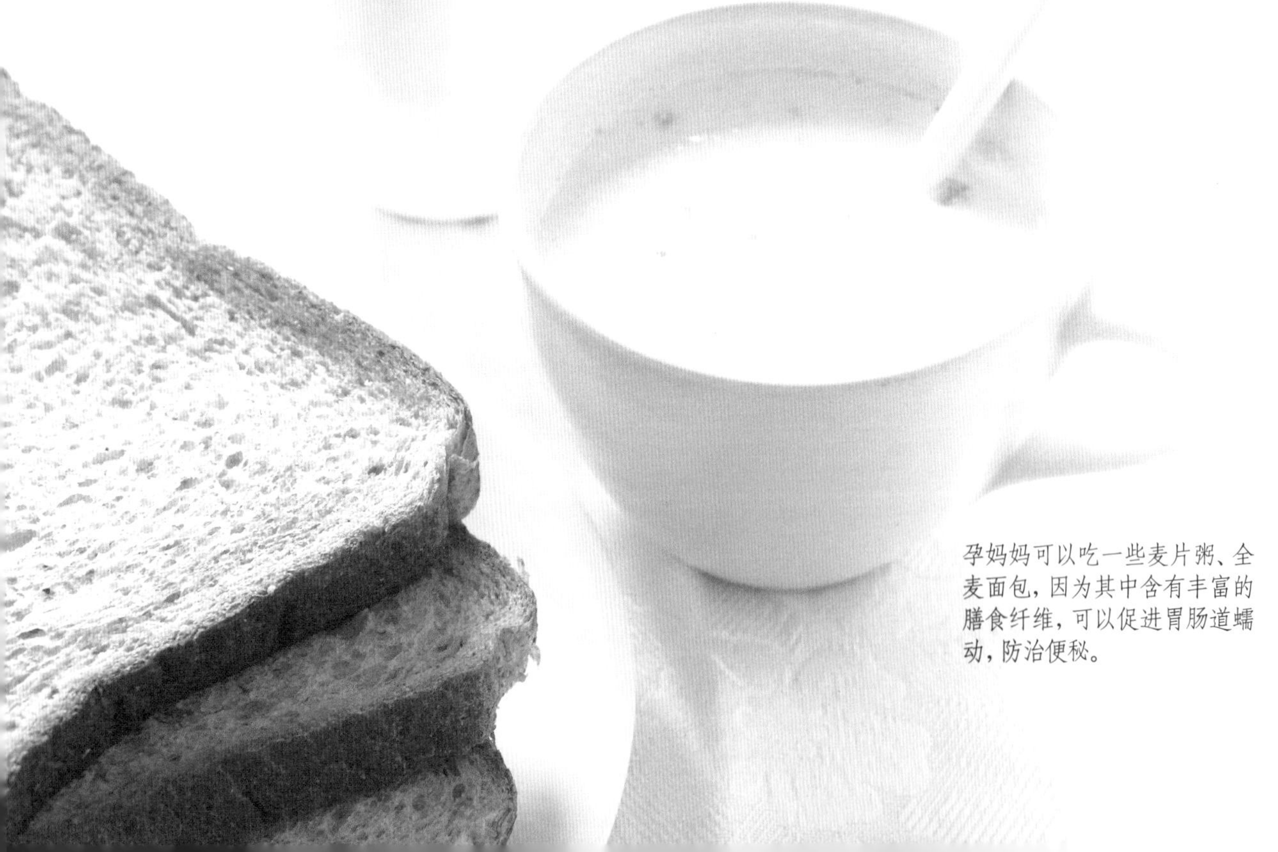

孕妈妈可以吃一些麦片粥、全麦面包，因为其中含有丰富的膳食纤维，可以促进胃肠道蠕动，防治便秘。

孕中期，控制体重更要运动

孕中期是胎宝宝迅速成长发育的时期，孕妈妈的体形在这一时期也会发生很大的变化，为了增强体质，给胎宝宝提供良好的生长环境，孕妈妈一定要适度运动，同时达到控制体重的目的。

孕妈妈只吃不运动，体重势必会增长过快，甚至超重，超重不仅会增加生出巨大儿的风险，还易使孕妈妈患上妊娠并发症，这些并发症包括妊娠高血压疾病、妊娠糖尿病等，所以为了自己和胎宝宝的健康，孕妈妈要学会控制体重。

运动强度适度增加

在自然分娩过程中，子宫收缩的频率、强度因每个孕妈妈的体质不同而有很大不同，平时喜欢运动的孕妈妈比平时不爱运动的孕妈妈的子宫更有弹性、更有力度，自然分娩过程收缩的频率也会更快些。因此，想要顺产的孕妈妈除了按照产科医生指定的日期做好产检，注意营养之外，还要控制体重，平时也应该进行适当的锻炼，因为一些合理的运动可帮助孕妈妈顺利生产。

怀孕中期，胎盘已经形成，所以流产的概率大大降低。这个时期，胎宝宝还不是很大，孕妈妈的身体也不是很笨拙，是孕期中最适合运动的阶段。本月孕妈妈的运动量可以适当增加，选择的运动以缓解孕期不适、增强肌肉力量为主，即运动强度稍大的动作结合舒缓的放松动作交替进行，让孕妈妈轻松度过孕期，也为顺产做好准备。

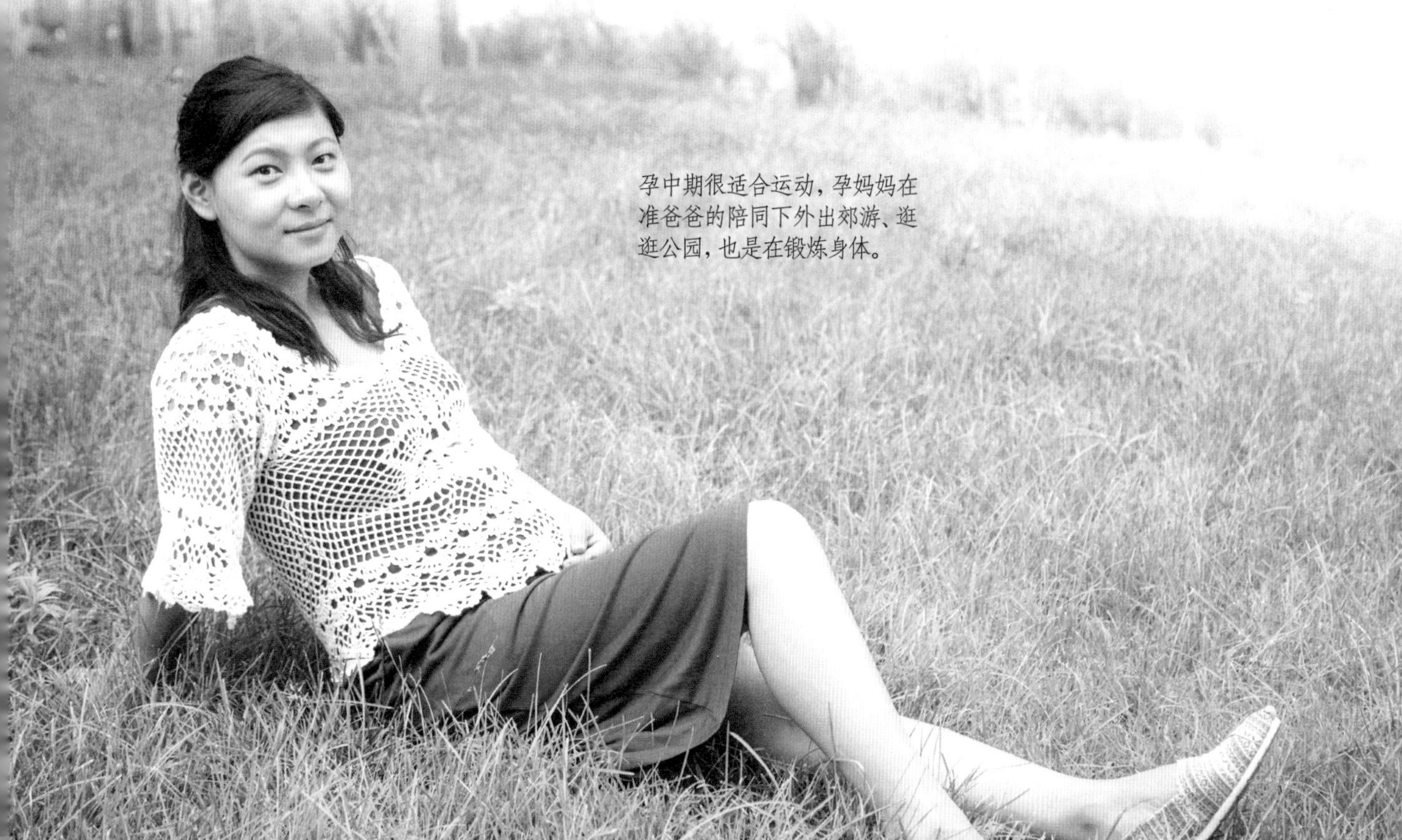

孕中期很适合运动，孕妈妈在准爸爸的陪同下外出郊游、逛逛公园，也是在锻炼身体。

养胎不长肉这样吃

奶汁烩生菜

原料：生菜 200 克，西蓝花 100 克，鲜牛奶 125 毫升，淀粉、高汤、盐各适量。

做法：①生菜、西蓝花洗净，切成小块。②油锅烧热，倒入切好的生菜、西蓝花翻炒。③加盐、高汤调味，盛盘。④煮鲜牛奶，加高汤、淀粉熬成浓汁，浇在菜上即可。

功效：生菜富含钾、钙、铁等矿物质，它所含的膳食纤维能够促进肠胃蠕动，去脂减肥，还有清热提神、降低胆固醇的功效；西蓝花营养丰富，含蛋白质、糖、脂肪、维生素和胡萝卜素，热量低，营养高；牛奶中的钙、锌等矿物质，具有稳定情绪和降低血压的作用。

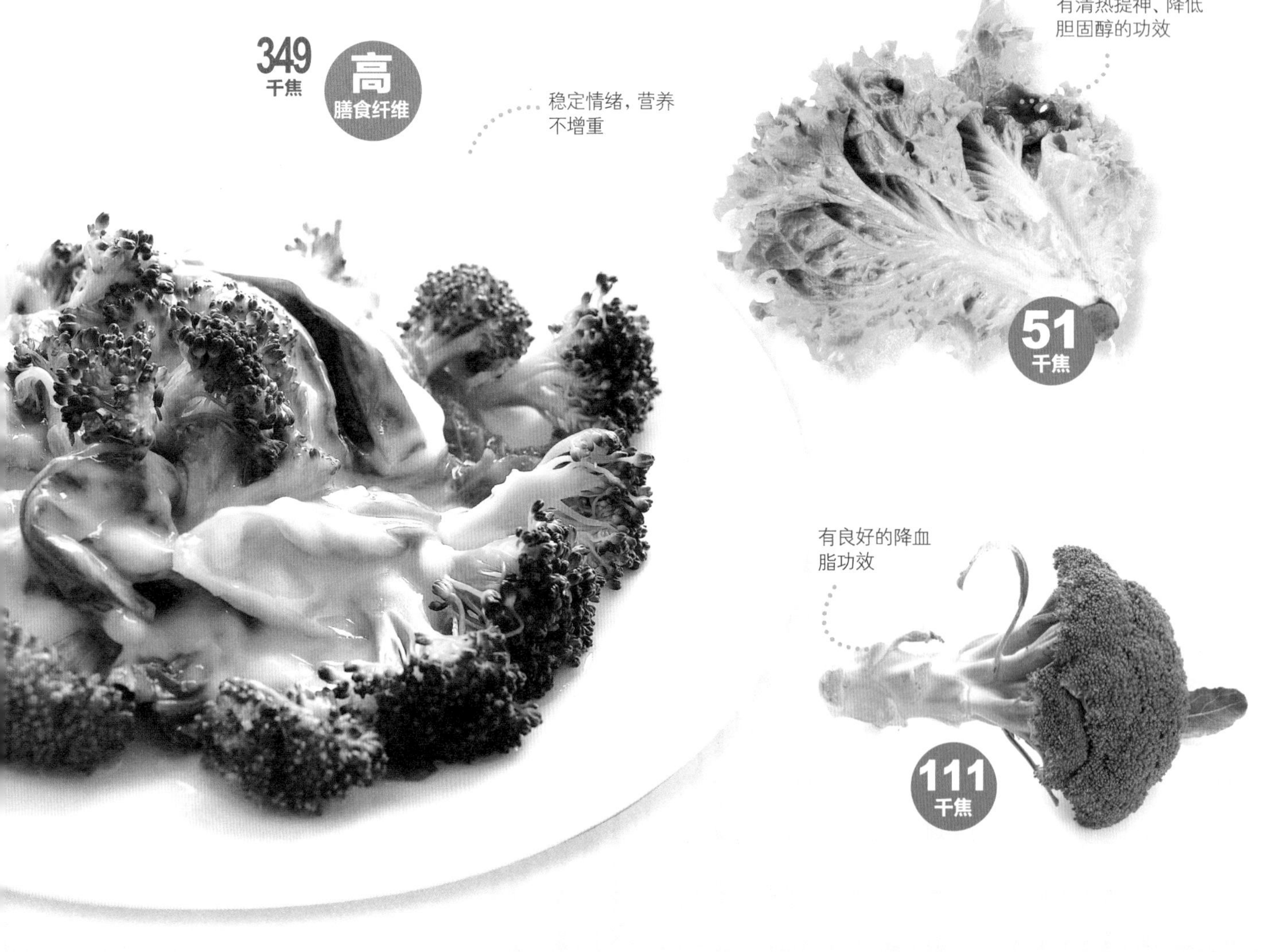

菠菜炒鸡蛋

原料：菠菜 300 克，鸡蛋 2 个，葱、盐各适量。

做法：①菠菜洗净，切段，开水焯烫；鸡蛋打散；葱切丝。②油锅烧热，倒入蛋液，炒熟盛盘。③锅中留少许油，烧热，放葱丝炝锅，然后倒入菠菜段，翻炒均匀。④倒入炒好的鸡蛋，加盐翻炒均匀即可。

功效：孕中期的时候，孕妈妈还要补充叶酸，菠菜不仅富含叶酸，还含有大量的膳食纤维，能够润肠通便，排毒瘦身。

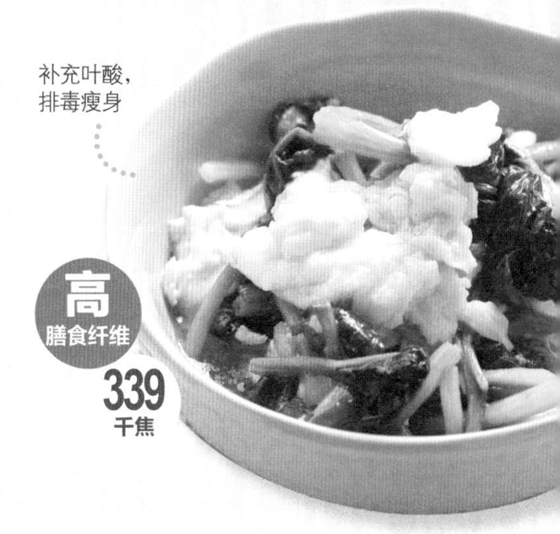

豆腐炖油菜心

原料：油菜 200 克，豆腐 100 克，香菇、冬笋各 50 克，葱、姜、香油、盐各适量。

做法：①葱、姜切末；油菜洗净，取中间嫩心，切成细丝。②豆腐冲洗，切丁；香菇浸泡，切丁；冬笋去皮，切丁。③油锅烧热，放入葱末、姜末爆香，然后放入香菇丁、冬笋丁翻炒。④加适量水，煮沸，放入豆腐丁、油菜丝，再次煮沸。⑤加盐搅拌均匀，淋上香油即可。

功效：油菜含有丰富的维生素和矿物质，能增强机体免疫力，还有排毒减肥的作用。

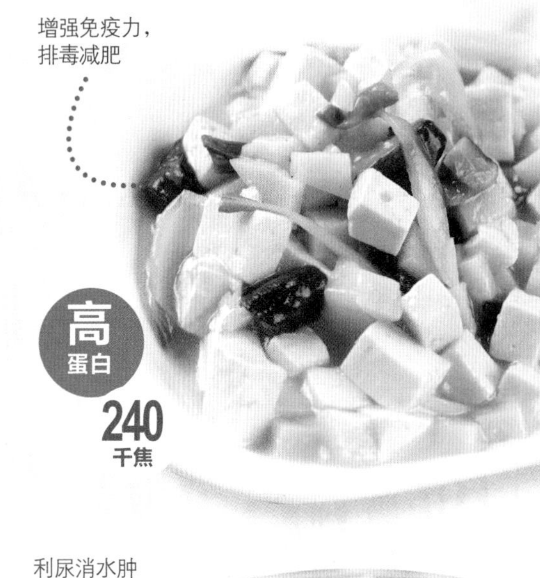

苹果玉米汤

原料：苹果 2 个，玉米 1 根，盐适量。

做法：①苹果、玉米洗净，切成小块。②把苹果块、玉米块放入锅中，加适量水，大火煮开。③转小火煲 40 分钟，加盐调味即可。

功效：此汤有很好的利尿效果，有利于消除孕期水肿。

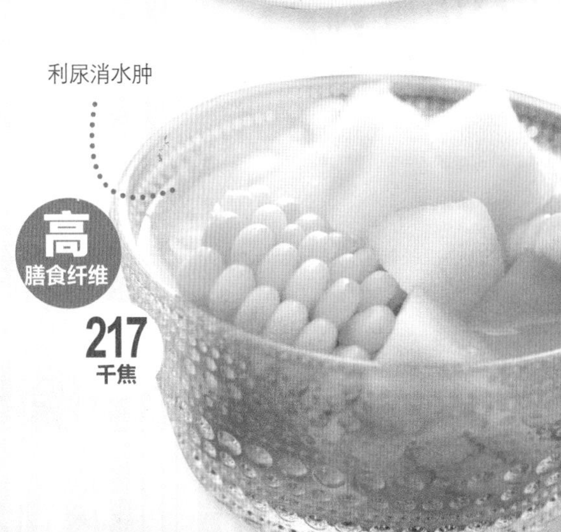

平菇芦笋饼

原料：平菇 100 克，芦笋 300 克，鸡蛋 2 个，盐适量。

做法：①平菇洗净，切碎；芦笋洗净，切丁；鸡蛋磕入碗中加盐打散。②油锅烧热，放入平菇碎、芦笋丁稍微煸炒，均匀摆在锅底。③将鸡蛋液浇在锅底，使平菇和芦笋都能沾到鸡蛋液，煎至鸡蛋凝固、两面金黄即可。

功效：平菇芦笋饼富含蛋白质和多种氨基酸，能促进胎宝宝健康成长。

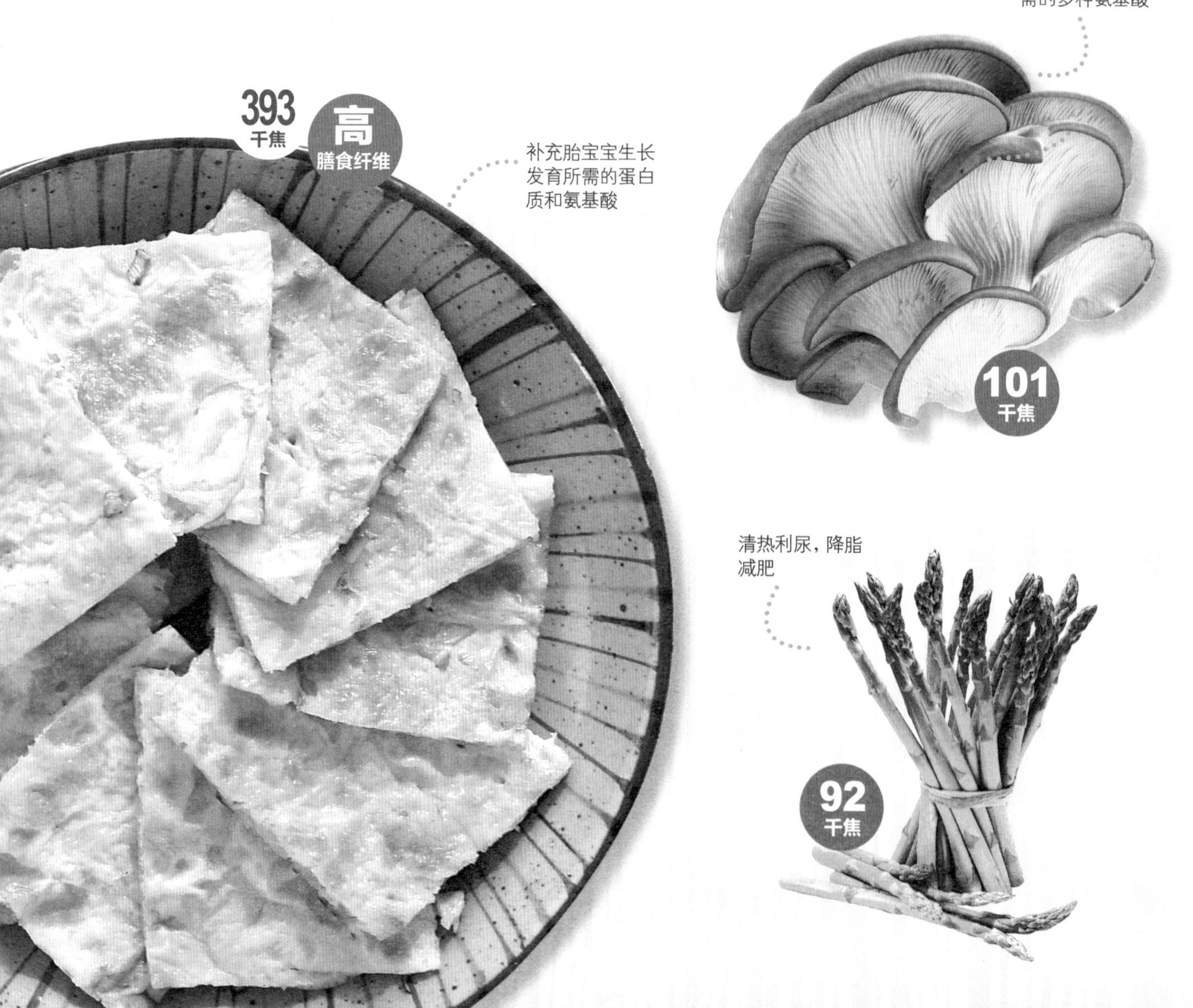

黑豆红糖水

原料： 黑豆、红糖各 50 克。

做法： ①黑豆洗净，泡 8 小时。②将泡好的黑豆和红糖一同倒入锅中，加适量水。③小火煮至黑豆熟透，微温后即可饮用。

功效： 黑豆红糖水能有效改善孕妈妈的水肿症状。

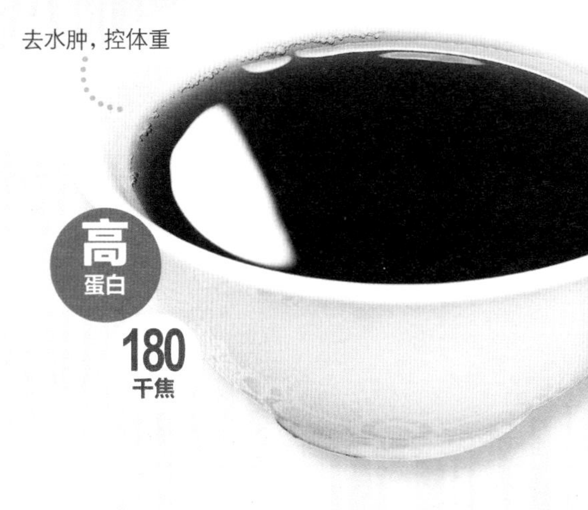

酸奶布丁

原料： 鲜牛奶 200 毫升，草莓、苹果、白糖、酸奶、明胶粉各适量。

做法： ①草莓、苹果洗净，切丁。②鲜牛奶中加适量白糖、明胶粉煮化。③牛奶凉凉后放入酸奶，倒入玻璃容器中搅拌均匀。④放入草莓丁、苹果丁后冷藏，食用时取出即可。

功效： 草莓和苹果都有排毒瘦身的作用；牛奶含有的蛋白质和钙可以滋补身体。

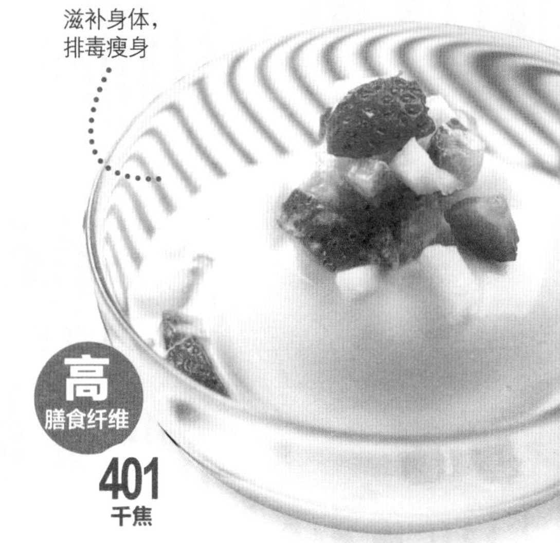

核桃仁拌芹菜

原料： 芹菜 100 克，核桃仁 20 克，盐、香油各适量。

做法： ①芹菜择洗干净，切段，用开水焯一下。②焯后的芹菜用凉水冲一下，沥干水分，放盘中，加入盐、香油。③将核桃仁用开水泡 5 分钟，放在芹菜上，吃时拌匀即可。

功效： 芹菜含有维生素 C、铁及膳食纤维，有利于缓解孕期便秘。

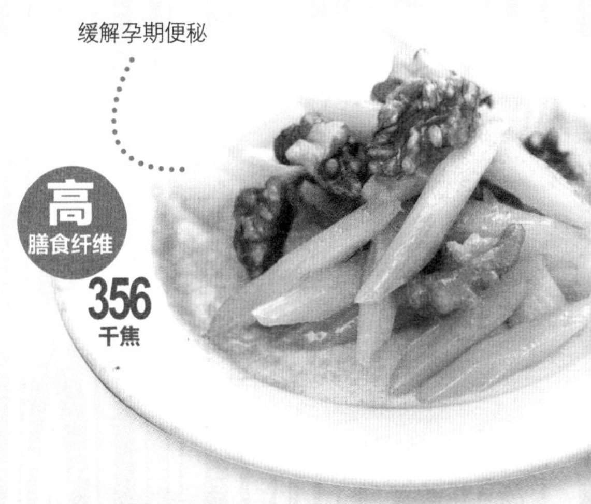

锻炼部位

伸展脊椎

舒展背部

锻炼大腿肌肉

健康运动不超重

剪步蹲，增强腿部力量

这套动作可以增强腿部力量与平衡感，使孕妈妈核心稳定，从而保持更好的孕期姿态。

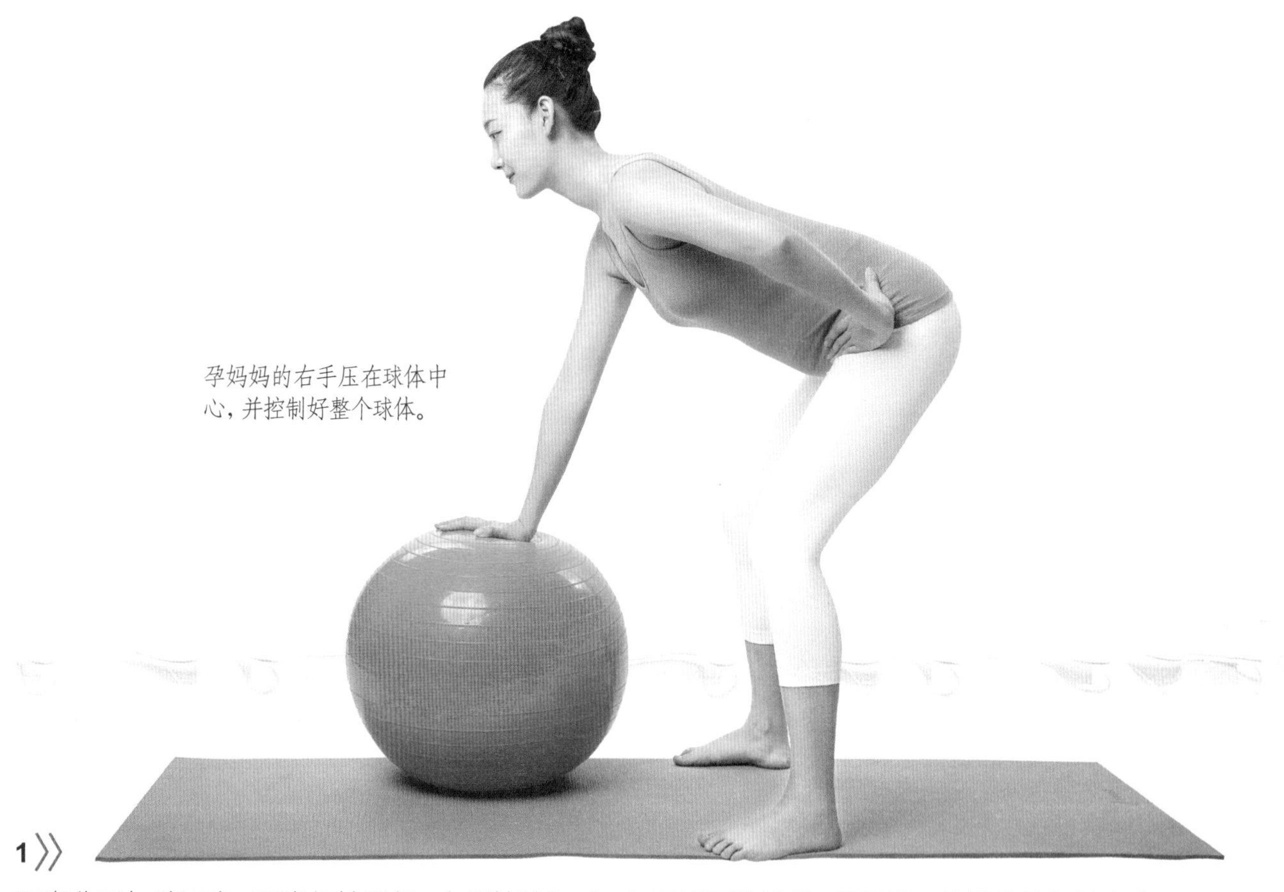

孕妈妈的右手压在球体中心，并控制好整个球体。

1 》

双脚分开与髋同宽，双脚保持平行，右手扶瑜伽球，左手放于髋关节，屈两膝，背部依然保持向上延展，不要塌陷。

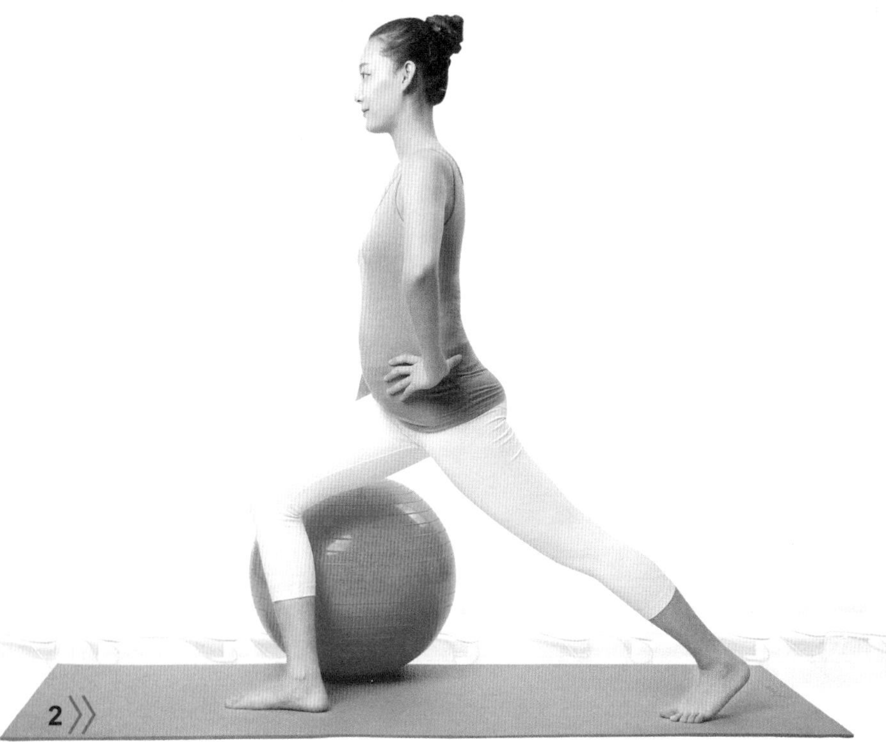

右脚向前跨步，两脚间隔 90 厘米左右，左脚脚跟抬起，感觉足弓的力量。吸气，向上拉伸脊椎，背部尽量向上立高，体会抱宝宝的感觉，可保持双腿伸直或微弯曲。

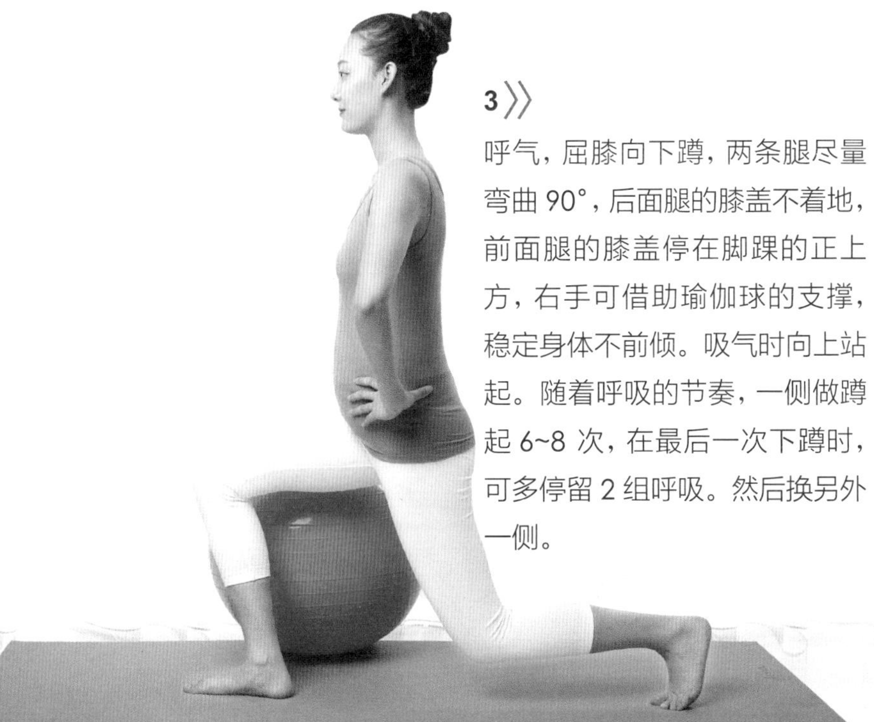

3

呼气，屈膝向下蹲，两条腿尽量弯曲 90°，后面腿的膝盖不着地，前面腿的膝盖停在脚踝的正上方，右手可借助瑜伽球的支撑，稳定身体不前倾。吸气时向上站起。随着呼吸的节奏，一侧做蹲起 6~8 次，在最后一次下蹲时，可多停留 2 组呼吸。然后换另外一侧。

安全助顺产

可以增强腿部力量与平衡感，为顺产做准备。

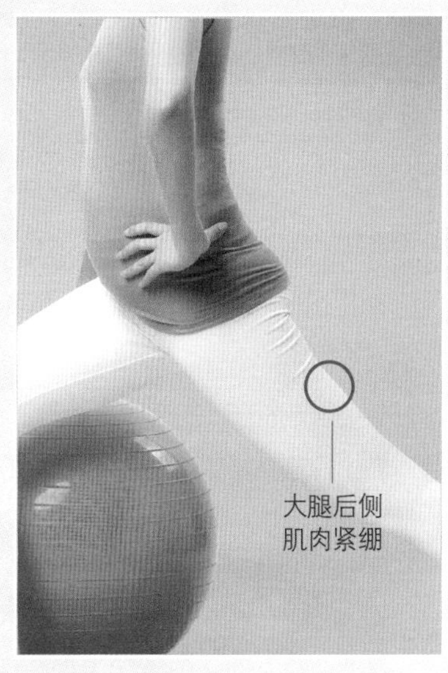

降低难度这样做

孕妈妈可以用高度与瑜伽球相近的凳子、椅子帮助支撑身体。

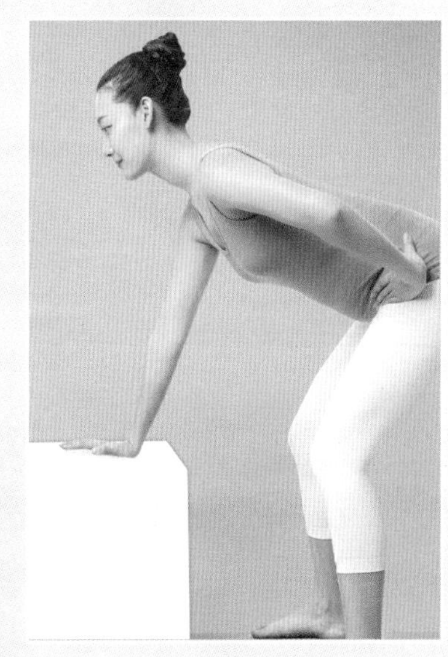

锻炼部位

锻炼肩部肌肉

锻炼臂部肌肉

锻炼背部肌肉

肩部练习，改善上半身血液循环

对于职场孕妈妈而言，做这套动作是最合适不过的。这套动作可以活动到肩、臂、背部的肌肉群，是一个放松身心的姿势，可改善上半身血液循环，缓解劳累，避免脂肪堆积在上半身。此外，该动作还可改善孕期失眠。

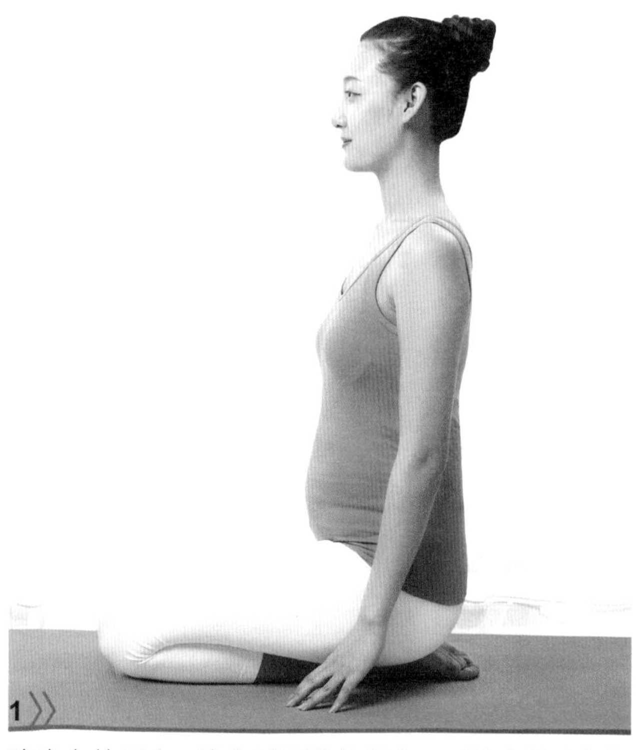

1 跪坐在垫子上，跪坐时两膝盖稍分开，以感觉动作舒适为宜。肩膀自然放松，脊背挺直。

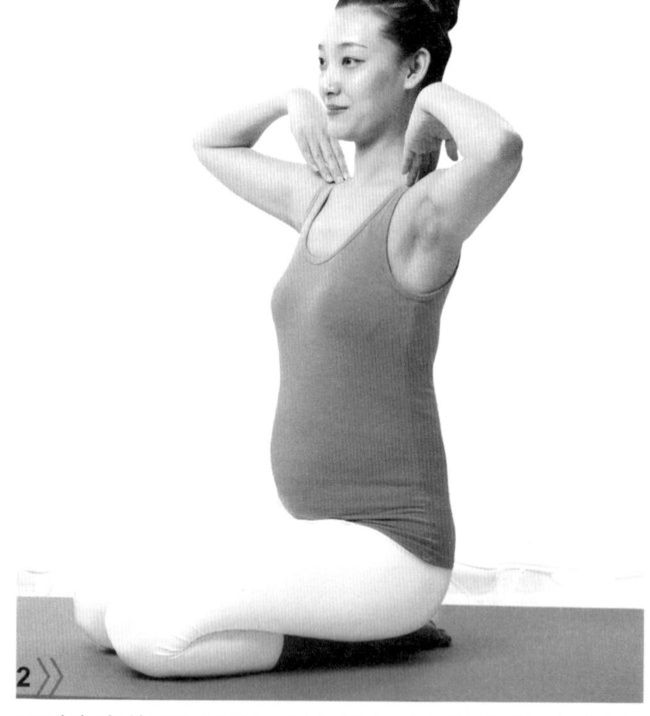

2 双臂向身体两侧平举，手心朝上，两臂举至与肩齐平，然后慢慢弯曲肘部，使指尖搭在肩膀上。

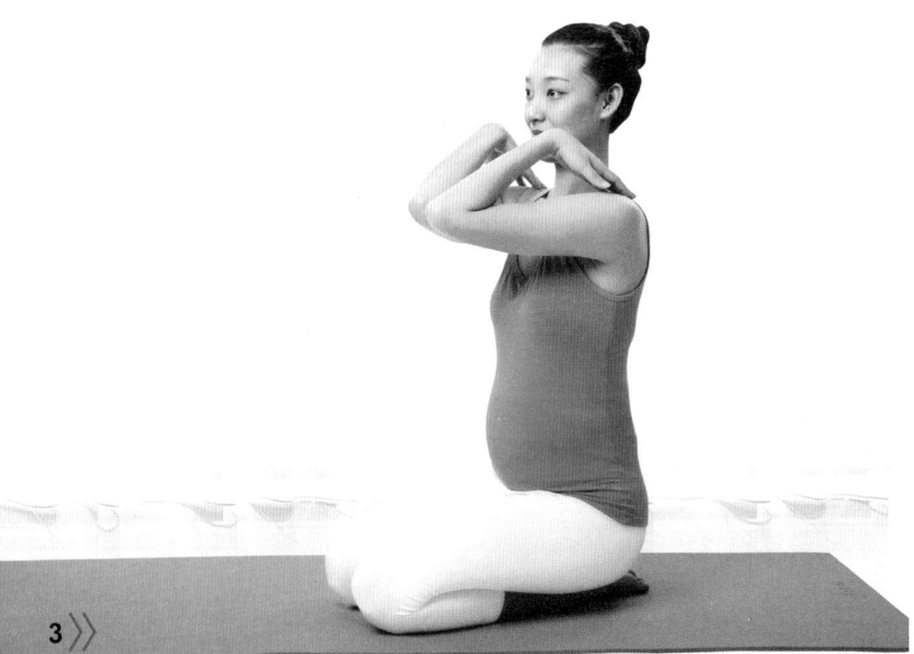

指尖继续搭在肩膀上，双手肘相碰于胸前；吸气，慢慢向上抬高手肘，以肩为轴向上转动手臂，大臂尽量贴在耳旁，保持这个姿势。

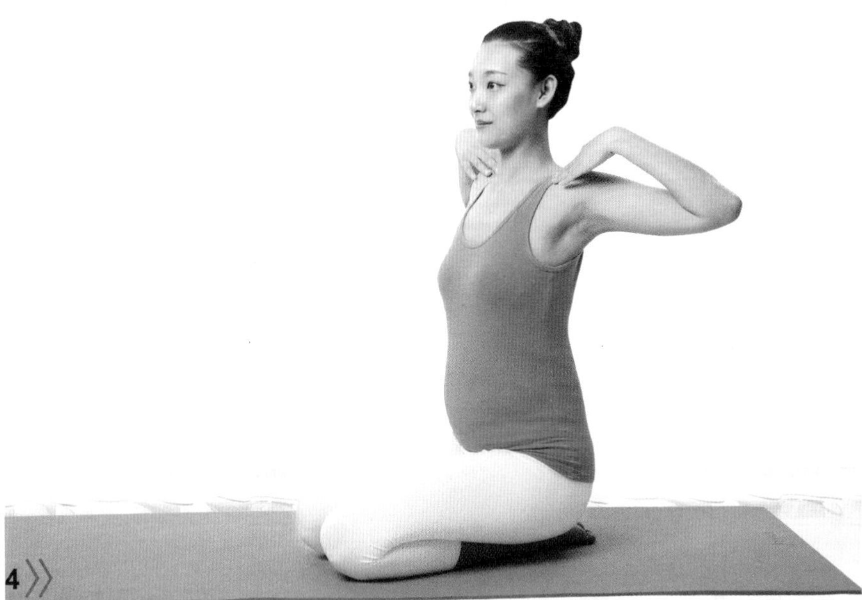

呼气，慢慢向后，以肩为轴逆向转动手臂，使胸廓得到充分扩展。动作结束时，手肘慢慢放下。

安全助顺产

可以锻炼肩、臂、背部的肌肉群，放松上半身。

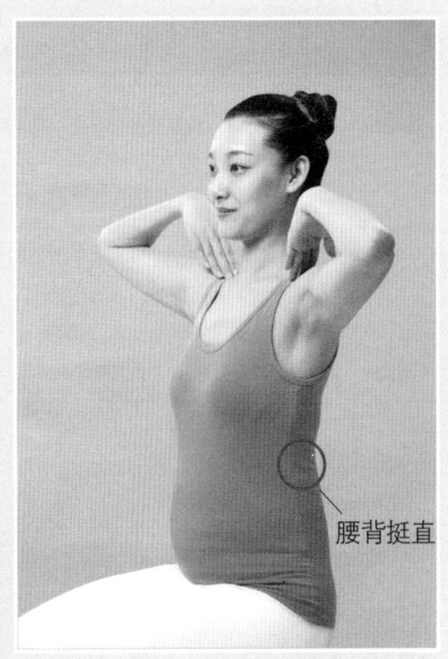

降低难度这样做

孕妈妈也可以坐在有椅背的椅子上挺直背脊。

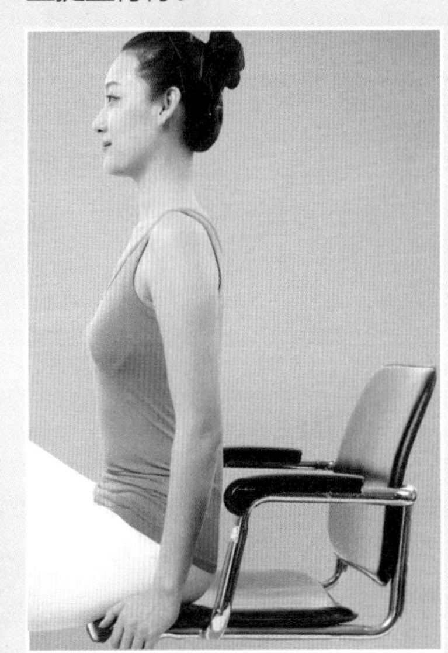

锻炼部位

锻炼腰背部肌肉

锻炼腹部肌肉

锻炼腿部肌肉

加强侧伸展，缓解下背部疼痛

孕中期和孕晚期，腰背部需要承受的力量非常大，孕妈妈要通过适当运动或休息来放松一下背部。加强侧伸展可以缓解背部疼痛，强健腹肌，使身体变得轻盈、自在，并有效锻炼腿部肌肉。

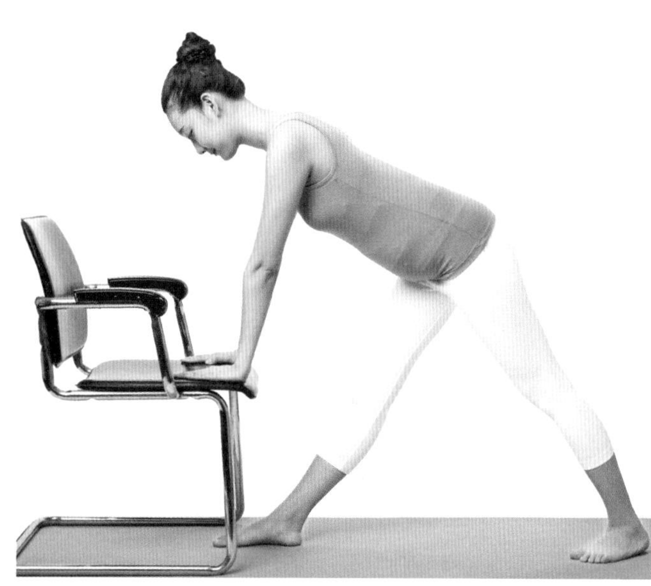

1〉〉

椅子置于垫子前端，双手扶于椅座上，左脚向后撤，离椅子大概一条腿的长度，双脚开度与髋同宽，脚跟下压，向前迈右脚，贴合在椅子腿边上；吸气时向前延展背部，颈部拉长，在身体前侧创造更多的空间感，同时调整髋关节至平行，感受双腿后侧的拉伸。

2〉〉

如果感觉舒适，可将双手向前向上放置于椅背上方，体会更多侧肋及腋窝的伸展，整条脊椎从尾骨一直延伸至头顶。一侧保持 5 组呼吸后，换另一侧练习。

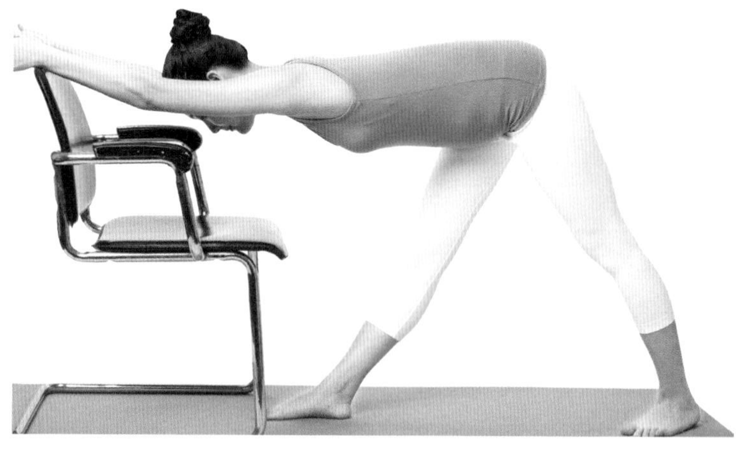

锻炼部位

锻炼腰背部肌肉

缓解脊椎压力

强健腹部器官

半站立前屈，缓解背部酸痛

胎宝宝的体重让孕妈妈的腰背肌肉和脊椎压力很大，所以孕妈妈常会出现腰背酸痛的症状。这套半站立前屈既能伸展腰背部，又可以缓解抑郁，平静头脑，强健腹部器官。

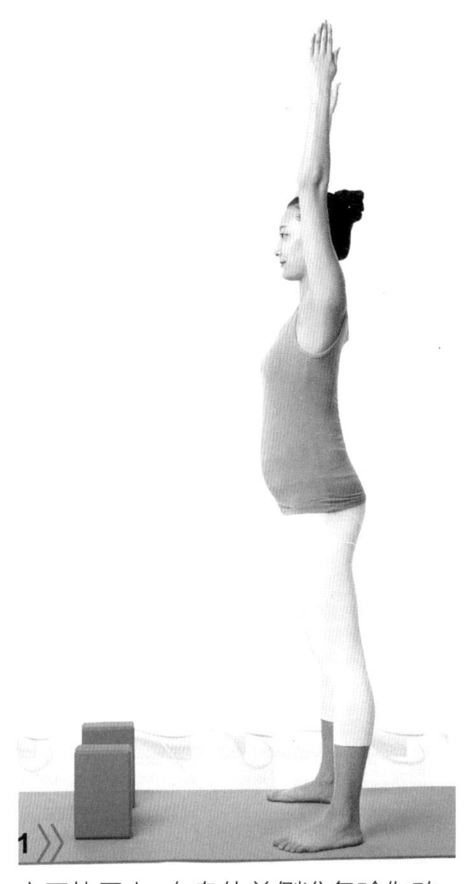

1

立于垫子上，在身体前侧准备瑜伽砖，双脚分开与肩同宽，吸气，手臂从两侧打开，向上伸过头顶，胸廓上提。

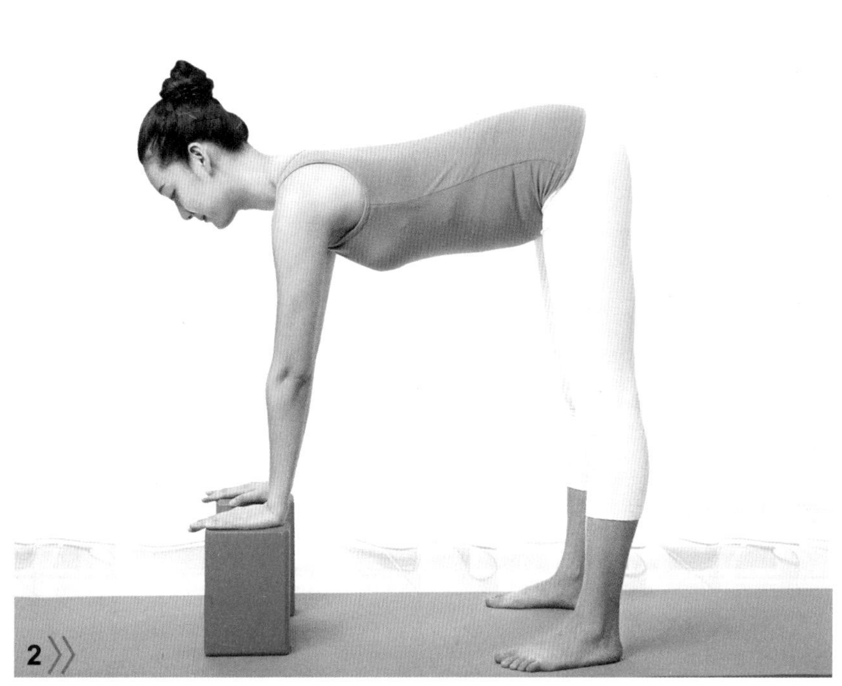

2

呼气时，屈膝，身体向前折叠向下，双手落于瑜伽砖上；吸气时再将双腿伸直，膝盖上提，借助双腿的力量，整个背部向前拉伸。在此体式中可保持 5~8 组呼吸，起来调整呼吸后，可重复练习。

孕 7 月
只养胎不长肉

孕 7 月，胎宝宝和孕妈妈对各种营养素的需求都有所增加，胎宝宝和孕妈妈的体重也跟着飞速增加，所以孕妈妈要调整食物的摄入量，尽量保持体重在合理范围内增长。本月，孕妈妈的肚子越来越大，行动多有不便，但为了自己和胎宝宝的健康，每天还是要适当做运动。

你的专属体重计划

本月孕妈妈要积极预防妊娠高血压疾病、妊娠糖尿病，为顺产做好身体准备，体重增长不宜超过 1.4 千克。

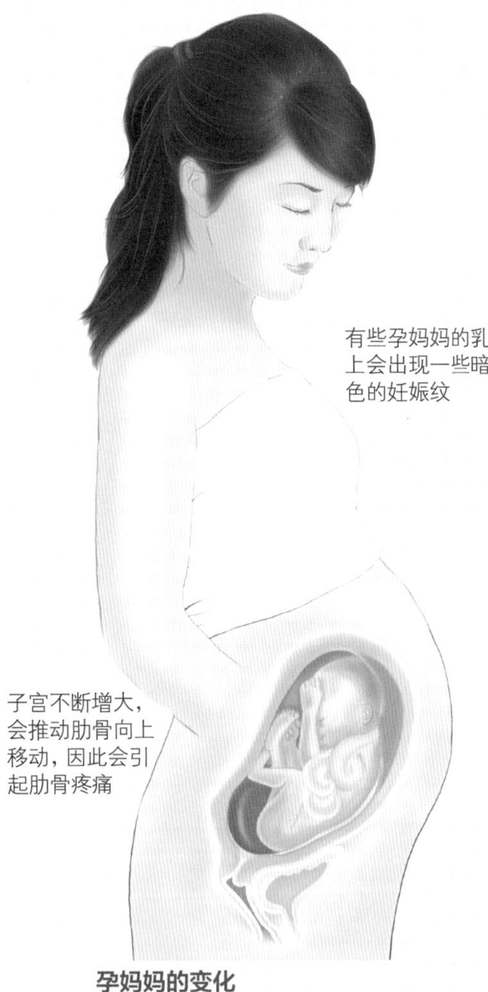

孕妈妈的变化

孕妈妈的宫高为 21~24 厘米，大肚子成了醒目的标志，走路呈现出特有的姿态。

控制体重，养胎不长肉

这个月孕妈妈要继续关注自己的体重增加情况，保证摄入足量优质蛋白质，保持低盐的饮食习惯，同时要注意适当运动。

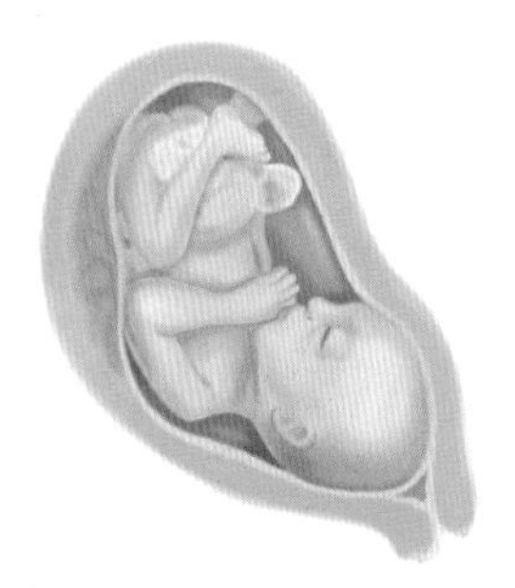

第 25 周

孕妈妈早上醒来之后，可以喝杯温开水稀释血液，避免血液黏稠，充满精力地开始一天的活动。

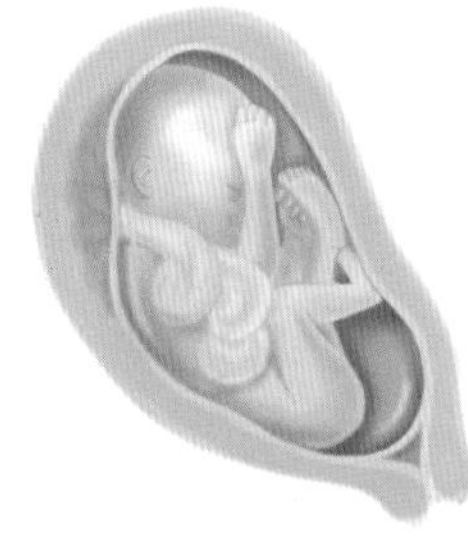

第 26 周

孕妈妈要多吃些核桃、芝麻、花生等健脑食品。

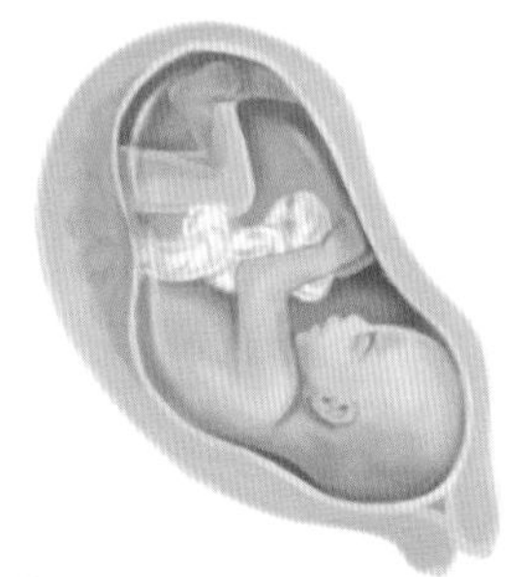

第 27 周

孕妈妈要注意粗细粮的搭配，保证均衡的营养。

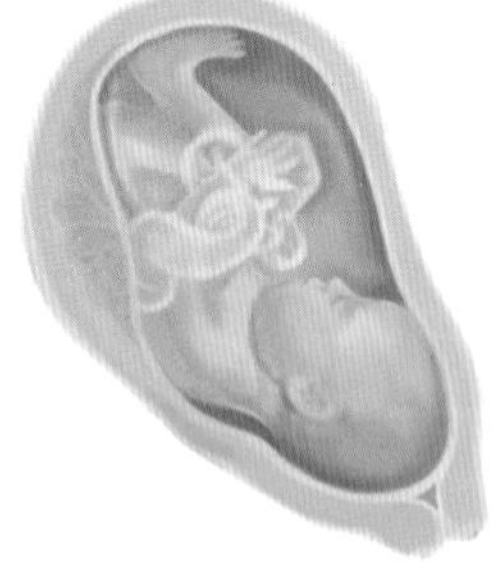

第 28 周

如果孕妈妈发现此时体重超重，要及时在医生的指导下做好体重管理。

孕期检查和生活保健

妊娠糖尿病筛查：孕妈妈应对自身健康多加注意。如果在孕期出现了多饮、多食、多尿的“三多”症状，并且孕妈妈的体重在 90 千克以上，宜在孕 24~28 周做妊娠合并糖尿病筛查。

去哪里上分娩课：孕妈妈可以询问医生上分娩课程的地点，孕妇保健手册中可能也有分娩课程地点、内容及有关事项的介绍。通常社区医院或妇幼保健院都有这种分娩课程，孕妈妈也可以在网上查找本地区有哪些母婴中心有这种课程，或者让那些生过宝宝的妈妈给你推荐。

孕妈妈要合理饮水：孕 7 月时，孕妈妈每天喝水 1~1.5 升即可，最多不宜超过 2 升。当然，这个数字并不是绝对的，应以孕妈妈自我感觉舒适，不影响休息和增加水肿为宜。

宜多吃“补脑”食物：孕 7 月，胎宝宝大脑又一次进入发育高峰期，而大脑细胞的迅速生成需要优质蛋白质、维生素 E 等具有补脑作用的营养物质，所以孕妈妈宜多吃补脑食物，如深海鱼类、核桃、花生、芝麻等。

职场孕妈妈要坚持运动：如果孕妈妈平时在工作中没有时间活动，可以在每天晚饭后半小时坚持散步 20 分钟，这对控制体重有很大的帮助。但如果孕妈妈发现有胎盘低、羊水少、出血、肚子疼等情况，就要遵医嘱，不要逞强进行运动。

缓解孕期不适小妙方

- 糖耐量超标怎么办：严格执行均衡、全面的饮食原则，控制热量和糖分的摄入；少食多餐，增加膳食纤维的摄入；适度运动对糖尿病控制非常有效；保持心情舒畅，认真对待病情，但不要过度担心；如果需要药物控制，一定要严格配合医生的治疗，做好自我检测。
- 出现妊娠中毒症怎么办：如果是轻度或中度妊娠中毒症，孕妈妈要调整情绪，克服恐惧心理，注意休息，饮食要低盐、低热量、高蛋白，卧床休息以左侧卧位比较好；如果是重度妊娠中毒症，则应住院治疗，根据医生建议，严密观察，适时中止妊娠。

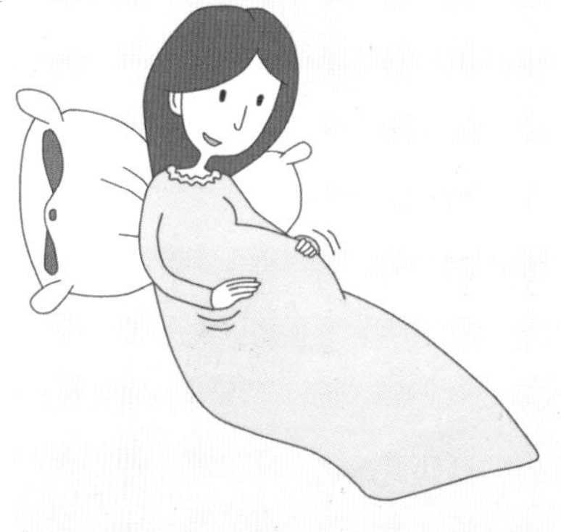

孕7月体重管理攻略

不要忽视调味品的热量

在烹饪时使用调味品可以让饭菜更香更好吃，也会使孕妈妈食欲大增，孕妈妈很容易在不知不觉的情况下吃多，更容易长胖。而且很多调料的热量、盐分偏高，放入太多的调料会让孕妈妈摄入不必要的热量和盐分，不仅造成孕妈妈营养过剩，也会增加患妊娠高血压疾病及水肿的概率。

孕妈妈平时在吃沙拉时会加入沙拉酱，但市售沙拉酱的热量很高，过多食用沙拉酱很容易让孕妈妈长胖。所以最好不吃沙拉酱，或者用其他调味品代替沙拉酱，比如酸奶、海鲜汁等。

体重增长过快的孕妈妈少吃腐竹

腐竹具有浓郁的豆香味，口感也柔韧有嚼劲，是一些孕妈妈的心爱美食。但如果孕妈妈体重增长过快，就要控制腐竹的食用量了，因为大部分市售腐竹是经过油炸加工的，油脂及热量比豆腐、豆干等豆制品要高很多，甚至可能超过猪肉，孕妈妈在控制体重时应少吃。

不能一点儿脂肪都不吃

孕中晚期，很多孕妈妈看到日渐臃肿的身体，第一反应就是要少吃或控制脂肪摄入，这种认识是片面的。孕妈妈摄入适量脂肪，是胎宝宝正常发育的重要保证，孕妈妈不能因为看到体重大增就不摄入脂肪了，因为胎宝宝现在需要不饱和脂肪酸来增加体重、发育大脑，缺乏脂肪会影响到胎宝宝的大脑发育，甚至会造成无法弥补的脑损伤。猪油、奶油、油炸食物中含有大量的饱和脂肪酸，孕妈妈在控制体重时要适当控制摄入这类食物，可以多吃鱼类等富含不饱和脂肪酸的食物。

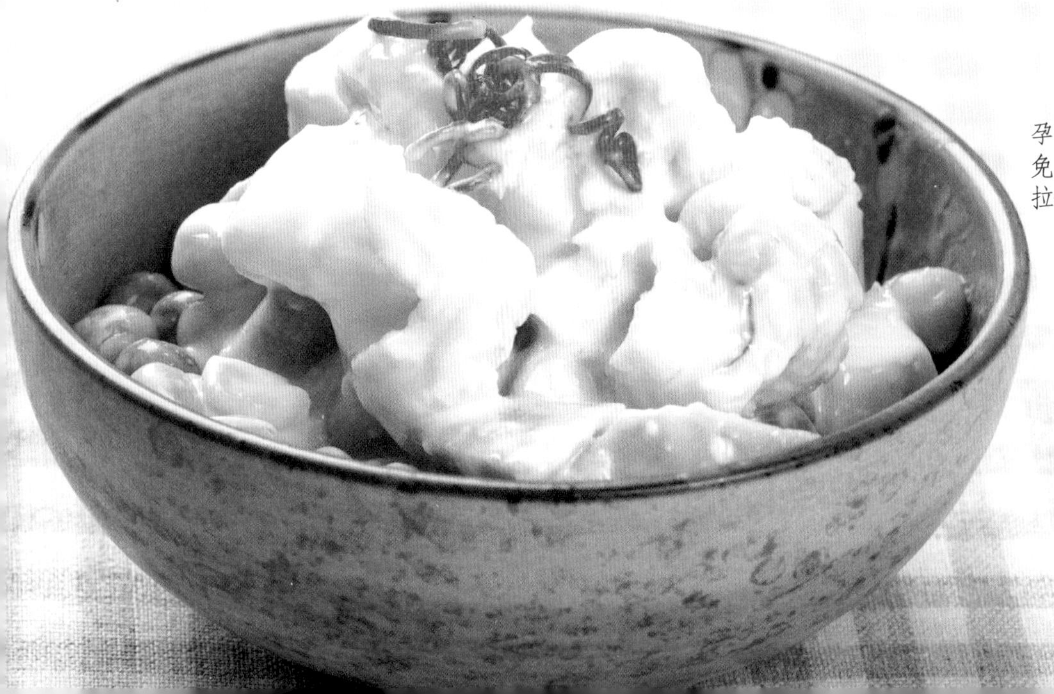

孕妈妈在吃沙拉时，为了避免摄入过多热量，可以将沙拉酱换成酸奶。

坚果吃多了容易引起体重飙升

坚果多是种子类食物，富含蛋白质、油脂、矿物质和维生素。多数坚果有益于孕妈妈和胎宝宝的身体健康，但因其油脂含量比较大，一天吃太多坚果会导致热量摄入过多，进而引起脂肪堆积，不仅胎宝宝没有因此多吸收营养，孕妈妈的体重反而会直线上升，不利于足月后顺利分娩，也不利于产后恢复。孕妈妈每天食用坚果以不超过 30 克为宜。

预防便秘和水肿也可以控制体重

有些注意控制饮食、坚持运动锻炼的孕妈妈还是在迅速增重，很有可能是因为孕 7 月越来越严重的便秘和水肿造成的体重增长，那么怎样才能预防便秘及水肿呢？

培养良好的生活和排便习惯是预防便秘的有效方法，孕妈妈在饮食上应注意多补充富含膳食纤维的食物，并且每天保证补充充足的水分，这有利于促进肠道蠕动、软化干便。排便时集中注意力，不要看书，也不要玩手机。可以将核桃、酸奶、烤紫菜、青梅干、香蕉作为零食，这些零食不仅富含营养，还有改善便秘的作用。如果孕妈妈便秘严重，应及时就医，不要随便喝通便茶或泻药，这些药会影响胎宝宝的正常发育，甚至导致早产或流产。

想要预防水肿，就要注意调节以下几点生活习惯：

1. 调整工作和生活节奏。孕妈妈要保证充足的休息时间，不要过于紧张和劳累。
2. 不要久站、久坐，要多走动，以促进下肢血液流动。坐着时，不要跷二郎腿，要常常伸展腿部，动动脚跟、脚趾，伸展小腿肌肉。
3. 休息时尽量抬高双腿，不仅能缓解孕期水肿，还可以预防下肢静脉曲张等疾病的发生。
4. 进行适当的体育锻炼，如游泳就对减轻水肿有一定的作用。
5. 穿着合适的衣服。紧身的衣服会导致血液循环不畅，从而引发身体水肿。
6. 食用低盐餐。怀孕后身体调节盐分、水分的功能下降，因此在日常生活中要尽量控制盐分的摄取。

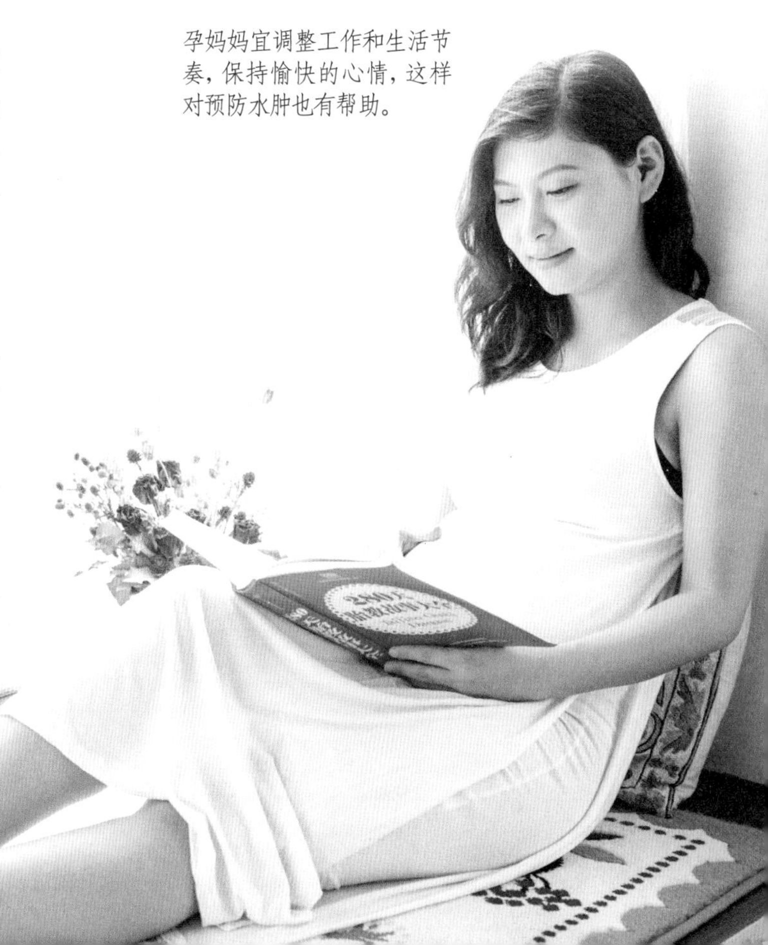

孕妈妈宜调整工作和生活节奏，保持愉快的心情，这样对预防水肿也有帮助。

养胎不长肉这样吃

五色沙拉

原料：紫甘蓝 50 克，圣女果 2 个，洋葱、黄椒各 30 克，黑胡椒粉、沙拉酱各适量。

做法：①紫甘蓝、黄椒洗净，切丝；洋葱洗净，切圈；圣女果洗净，切片。②将紫甘蓝丝、洋葱圈放入开水中焯一下，捞出沥干。③将所有材料加适量沙拉酱搅拌，撒上黑胡椒粉即可。

功效：此沙拉可以补充多种维生素，还能减脂瘦身。

247
千焦
高
膳食纤维
补充多种维生素，减脂瘦身

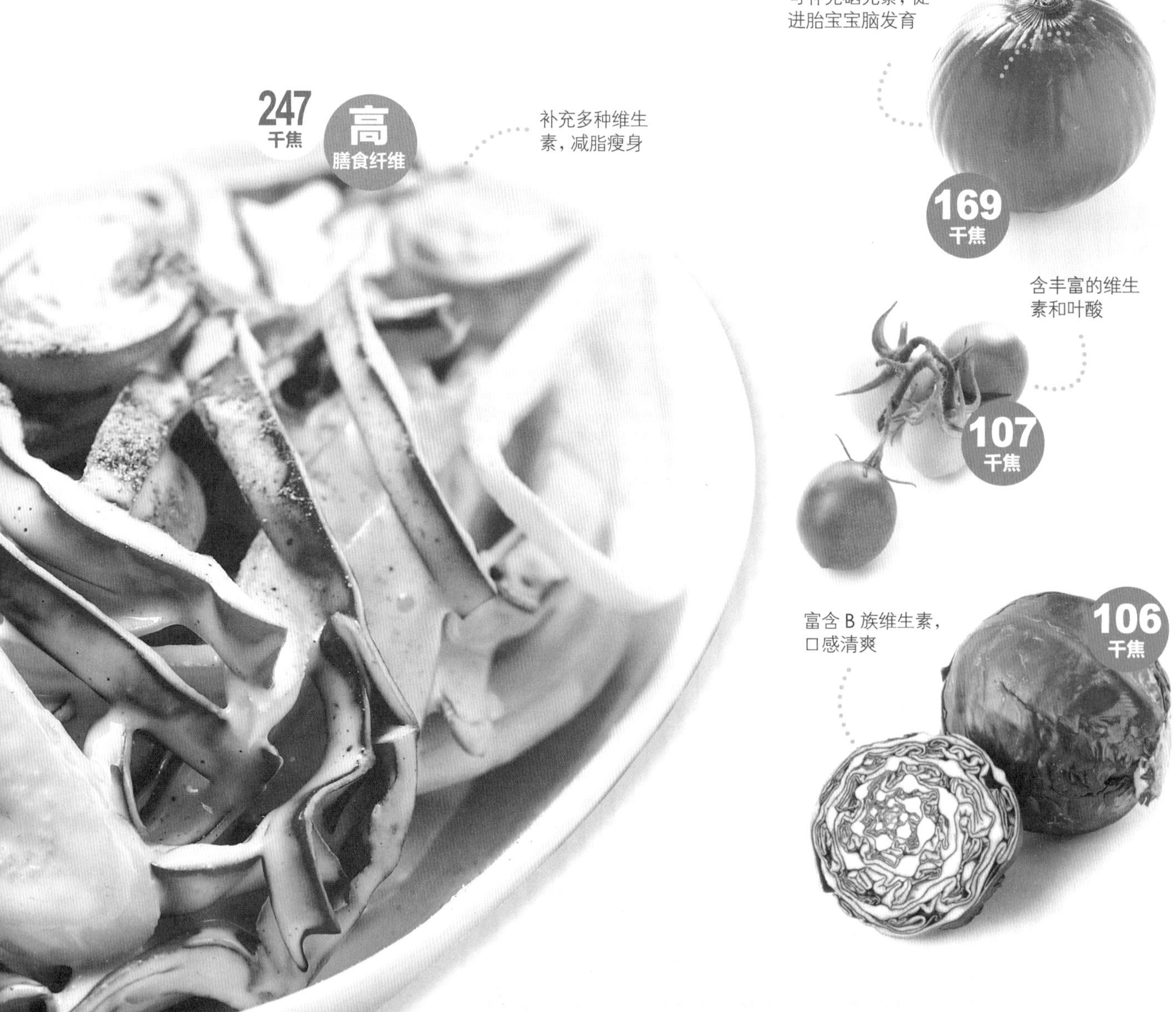

可补充硒元素，促进胎宝宝脑发育

169
千焦

含丰富的维生素和叶酸

107
千焦

富含 B 族维生素，口感清爽

106
千焦

苹果土豆泥

原料：苹果、土豆各1个，核桃仁20克。

做法：①土豆洗净，上锅蒸熟后去皮，切成小块；苹果洗净，去核，切成小块。②将土豆块、苹果块倒入豆浆机，加适量水搅打细腻。③核桃仁掰碎，撒在苹果土豆泥上即可。

功效：苹果和土豆都有宽肠通便的功效，还能补充维生素C，同时有助于孕妈妈保持好身材。

奶香玉米饼

原料：鸡蛋2个，面粉、鲜玉米粒各100克，牛奶、盐各适量。

做法：①鸡蛋打入碗中。②将所有材料倒入鸡蛋碗中，搅拌成糊状。③油锅烧热，倒入面糊，小火摊成饼状即可。

功效：鸡蛋和牛奶都富含蛋白质，可以滋补身体。玉米热量低，膳食纤维含量较高，可以缓解便秘。

猕猴桃酸奶

原料：猕猴桃1个，酸奶100毫升，核桃仁适量。

做法：①猕猴桃清洗干净，切成两半。②用勺子挖出猕猴桃中间的果肉，切片，倒入酸奶；核桃仁掰碎，撒上即可。

功效：猕猴桃含有丰富的维生素C，酸奶有助于消化。

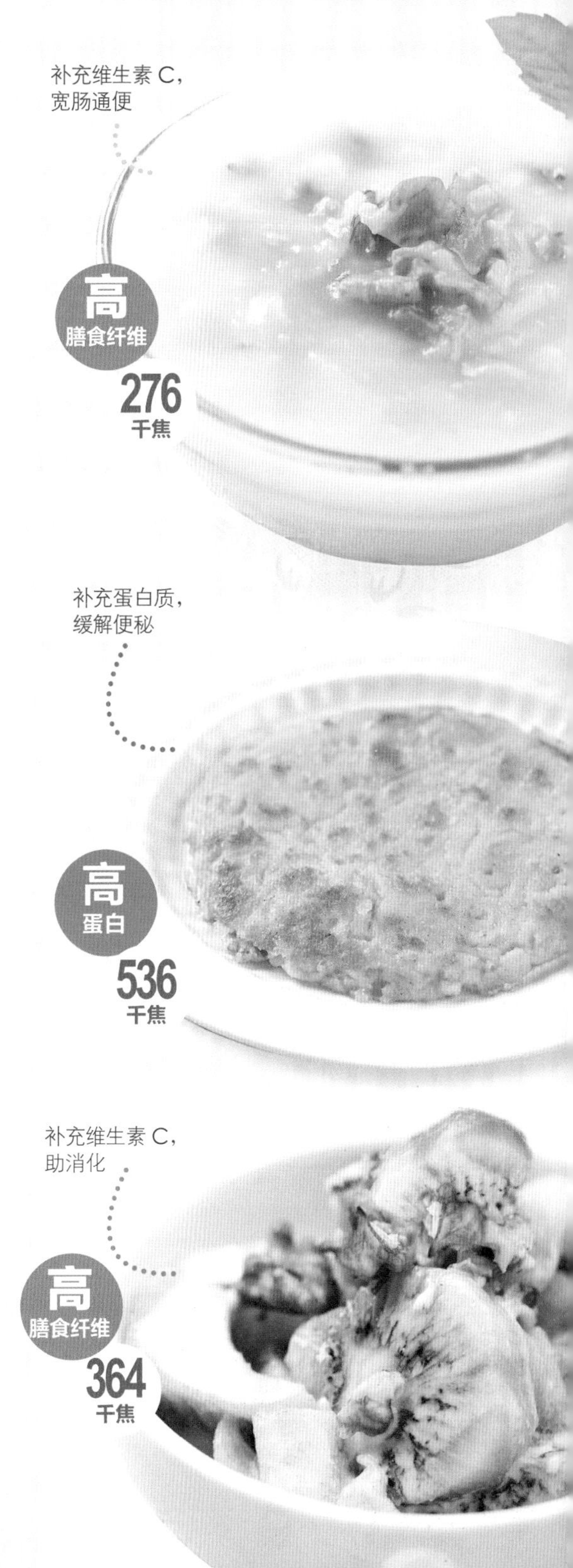

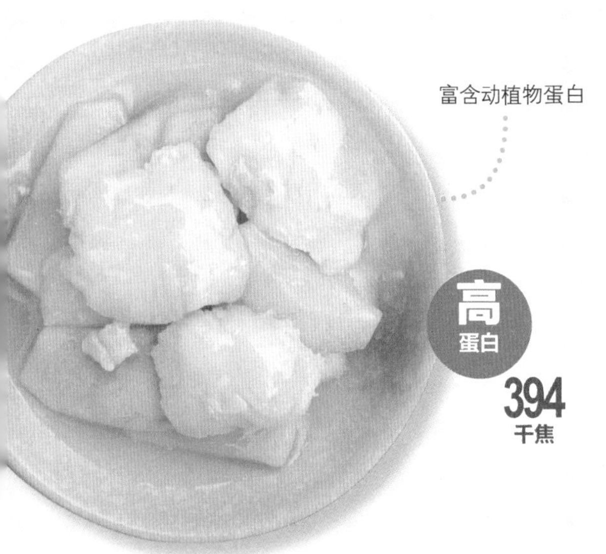

苹果鱼片

原料：黑鱼 1 条，苹果 1 个，鸡蛋 1 个，料酒、盐、姜末各适量。

做法：①黑鱼取净肉，切薄片，取蛋清，加盐、料酒、姜末，给鱼片上浆，腌 10 分钟；苹果洗净，去皮后切成薄片。②锅里倒油，加热至六成热，倒入鱼片滑熟，盛出。③留适量底油，放入苹果片翻炒，加盐，最后放入鱼片翻炒几下即可。

功效：滑嫩的鱼片配上清香的苹果，营养美味又不会给孕妈妈增加过多脂肪。在胎宝宝大脑发育的关键期，苹果鱼片有助于胎宝宝智力发育。

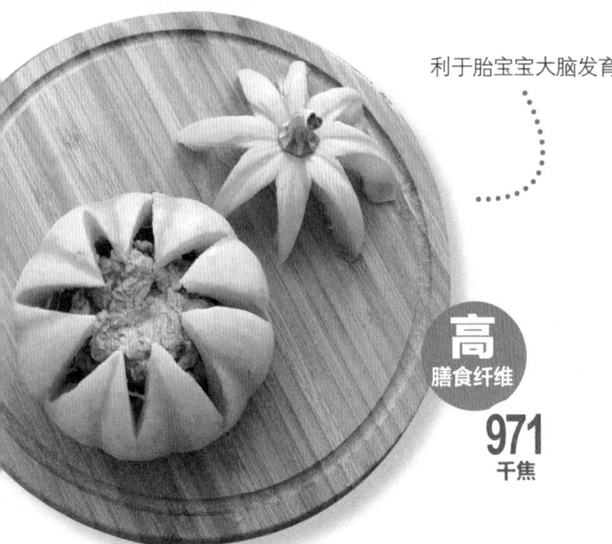

南瓜蒸肉

原料：南瓜 1 个，猪肉 150 克，甜面酱、白糖、葱末各适量。

做法：①南瓜洗净，在瓜蒂处开一个小盖子，挖出瓜瓤。②猪肉洗净切片，加甜面酱、白糖、葱末拌匀，装入南瓜中，盖上盖子，蒸 2 小时取出即可。

功效：南瓜蒸肉营养丰富，荤素搭配适当，口感软糯香甜，适合胃口不佳的孕妈妈食用，怕胖的孕妈妈可以选择猪瘦肉。

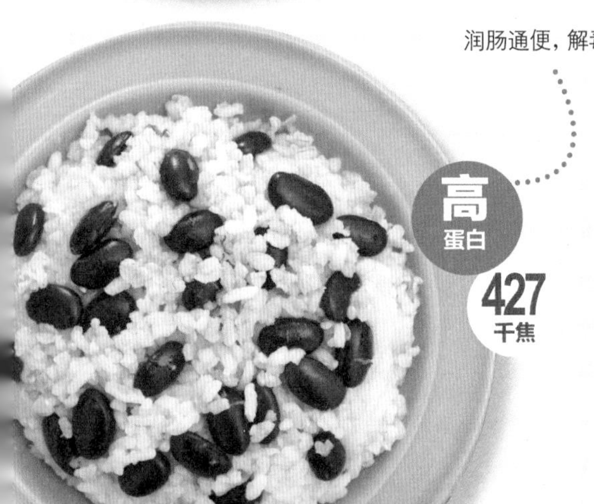

黑豆饭

原料：黑豆 40 克，糙米 100 克。

做法：①黑豆、糙米分别洗净，放在大碗里泡 3 小时。②将黑豆、糙米、泡米水一起倒入电饭煲蒸熟即可。

功效：黑豆富含膳食纤维，有润肠通便的功效，还能解毒利尿、消水肿；糙米有助于肠胃蠕动，能降脂减肥。

丝瓜豆腐鱼头汤

原料：丝瓜150克，鱼头1个，豆腐100克，姜片、盐各适量。

做法：①丝瓜洗净去皮，切滚刀块；豆腐切块；鱼头洗净，劈成两半。②油锅烧热，将姜片爆香，放入鱼头略煎，加适量清水，用大火烧沸，煲30分钟。③放入豆腐块和丝瓜块，再用小火煲15分钟，加盐调味即可。

功效：此汤可以健脑美容，补充孕妈妈和胎宝宝所需的钙和优质蛋白。

三鲜馄饨

原料：猪肉250克，馄饨皮300克，鸡蛋1个，虾仁20克，紫菜、香菜末、盐、高汤、香油各适量。

做法：①鸡蛋打散，平底锅刷一层油，蛋液入油锅摊成蛋皮，取出凉凉，切丝；猪肉洗净剁碎，加盐拌成馅。②馄饨皮包入馅。③在沸水中下入馄饨、虾仁、紫菜；加1次冷水，待再沸时捞起馄饨放在碗中。④碗中放入蛋皮丝、香菜末，加入盐、高汤，淋上香油。

功效：三鲜馄饨食材丰富，能够帮孕妈妈和胎宝宝补充钙和维生素D，怕胖的孕妈妈可以将猪肉换成虾肉、鱼肉，能减少脂肪的摄入。

蒜香黄豆芽

原料：胡萝卜50克，黄豆芽100克，蒜10克，香油、酱油、盐各适量。

做法：①胡萝卜洗净，切成细丝；黄豆芽洗净；黄豆芽和胡萝卜丝分别焯水凉凉。②蒜制成蒜泥，倒入香油、酱油、盐，拌匀成调味汁，浇在胡萝卜丝和黄豆芽上拌匀。

功效：蒜香黄豆芽含有丰富的胡萝卜素和膳食纤维，既能补充孕期所需营养，又能排毒瘦身。

健脑美容，补充钙和优质蛋白
高
蛋白
293
千焦
可以满足孕期营养所需，又不会过度增重
高
蛋白
787
千焦
补充胡萝卜素，排毒瘦身
高
膳食纤维
322
千焦

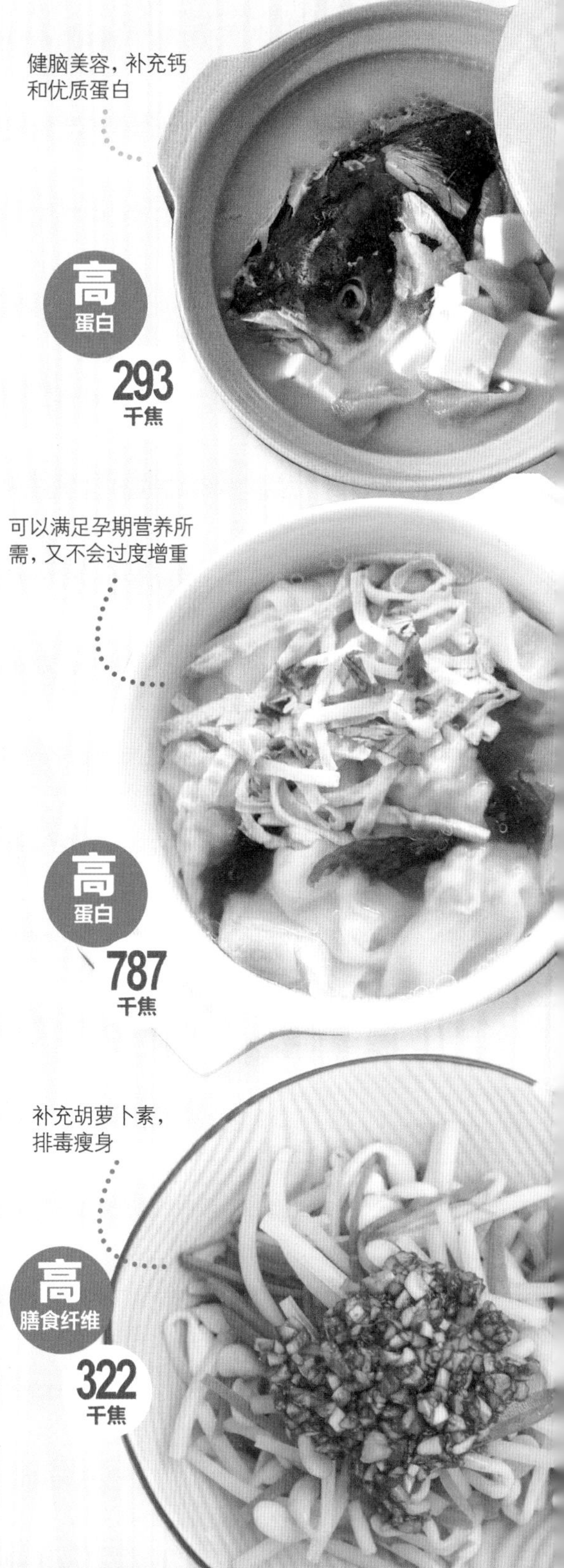

锻炼部位

舒展脊椎

锻炼腰背部肌肉

按摩内脏

健康运动不超重
开心扭转，缓解肌肉酸痛

做一些舒缓且放松的动作，有助于缓解肌肉酸痛，还可按摩内脏，减少便秘的发生。

1

先进入手膝位支撑身体，手腕在肩膀正下方，两膝在髋关节正下方，骨盆中立位。吸气时，打开左腿向左侧伸出，脚趾内收，足弓与右膝对齐，左腿尽量伸直，且脚外侧压向地面，向前延伸脊椎。

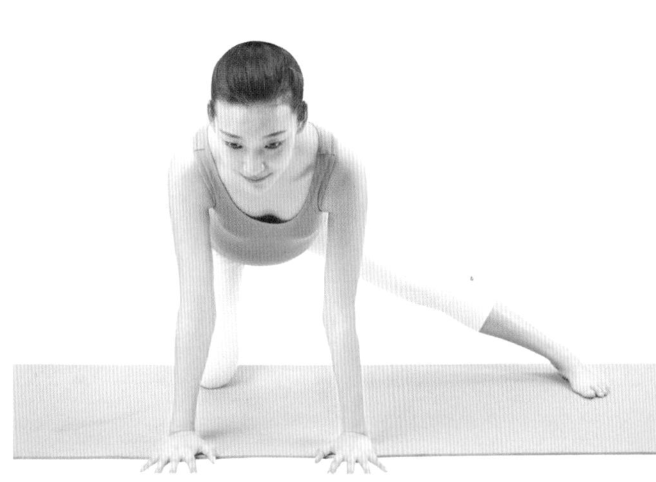

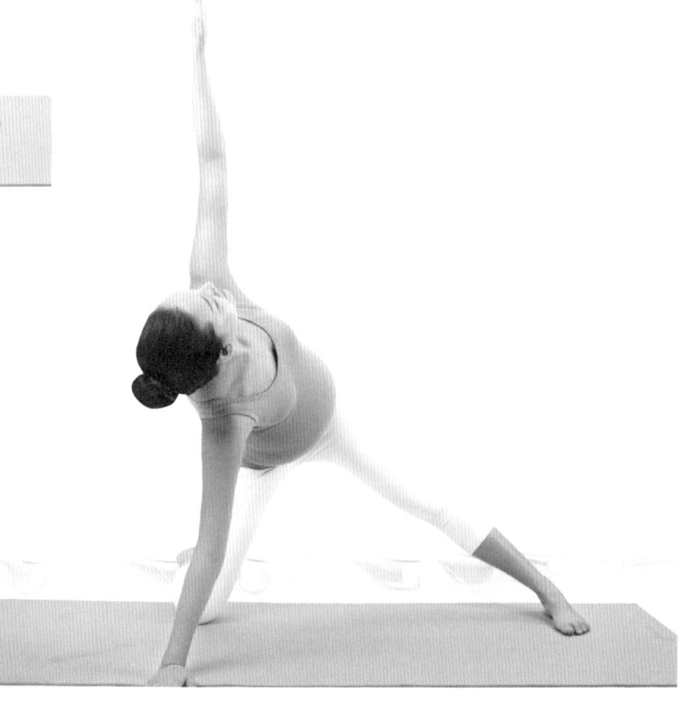

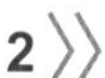

2

吸气，右手向下用力推向地面，肩膀要拉离耳朵，左手臂向上打开，目光跟着手指尖向上看，在此体会胸廓扩展的畅快与舒适，尽可能地深吸气。

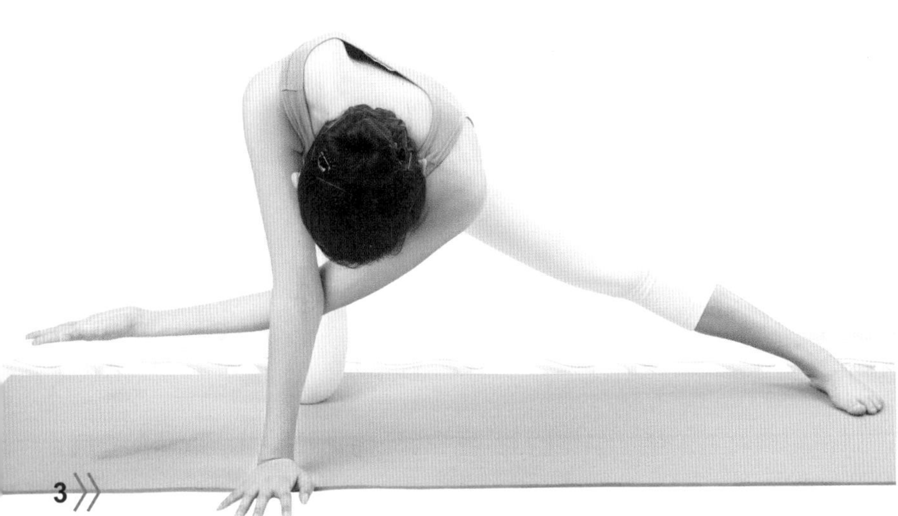

3 》

呼气，左手臂拉回并向右侧伸出，想象在给自己一个大大的拥抱，感受背部的伸展与扭转。

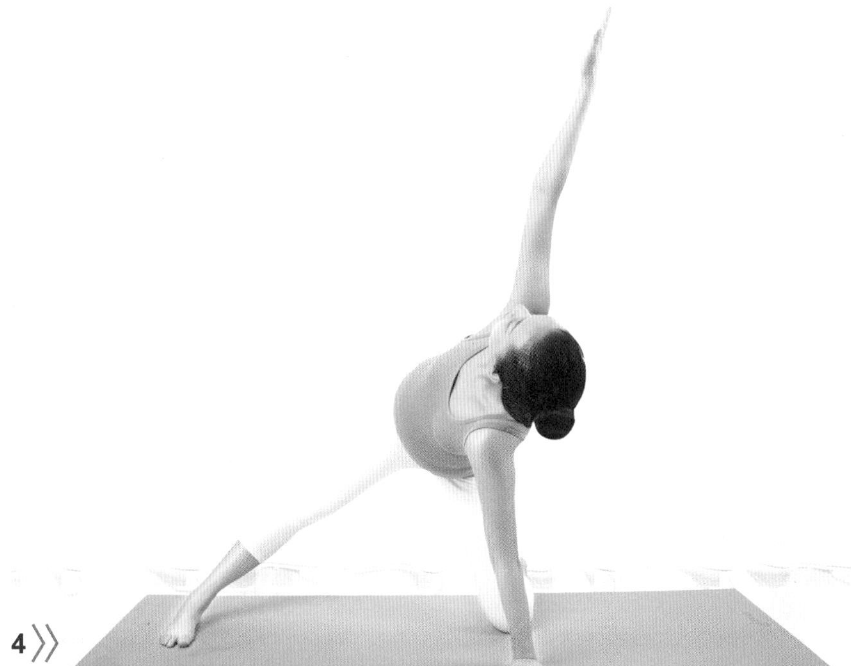

4 》

将腿收回，双膝跪地坐在垫子上休息片刻。按照步骤 1 的方式伸出右腿，左手支撑地面，右手向上打开，然后再拉回向左侧伸出。以此节奏做 5~8 组。

安全助顺产

可以缓解肌肉酸痛。

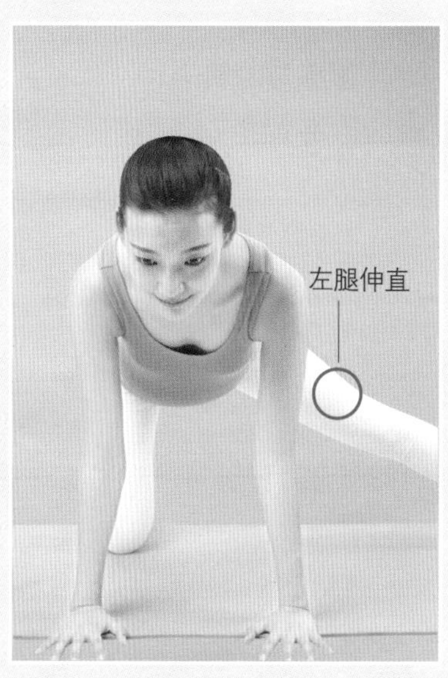

降低难度这样做

动作幅度一定要根据自己的身体情况来进行，不可强求。

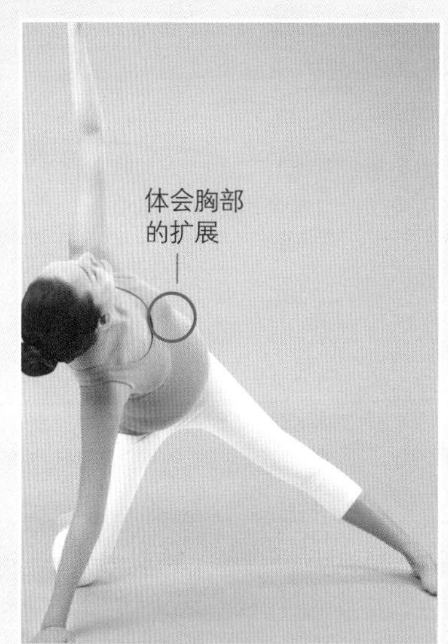

单腿侧伸展，缓解背部疼痛

锻炼部位

舒展胸腔

锻炼背部肌肉

锻炼大腿内侧肌肉

这套动作能缓解呼吸不畅与背部疼痛，锻炼大腿内侧肌肉，为分娩做准备。

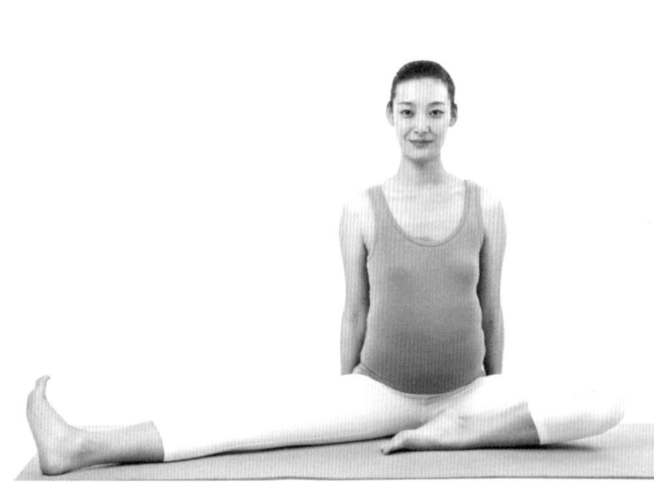

1

坐于瑜伽垫上，屈左膝，将左脚跟拉近耻骨的方向，右腿向外打开，尽量伸直且向下压，检查脚尖、脚踝、膝盖和大腿面是否都指向上方，双手放于身体后方帮助身体向上坐高。

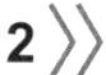

2

吸气，双手尽量高地向上举起，指尖伸直指向天空，侧腰与侧肋充分向上延伸。

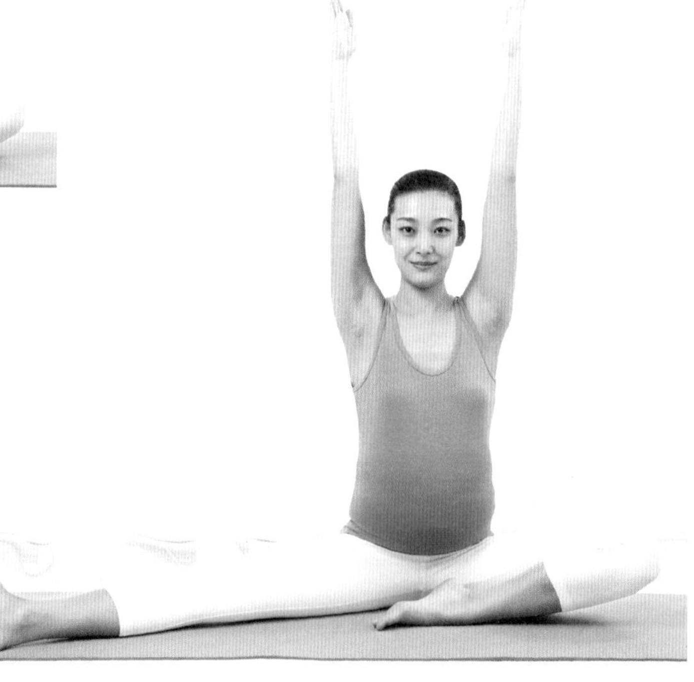

3

呼气，身体向右腿方向侧弯，如果可以，用右手食指与中指勾住右脚脚趾，找到手指拉脚趾的力量，同时脚趾也会有推手指的抵抗。吸气，左手臂向上伸展，尽量伸展侧肋。呼气，带动左大臂贴向耳朵的方向，身体向右腿的方向下压，更深地体会伸展。在此姿势可停留 5~8 组呼吸。

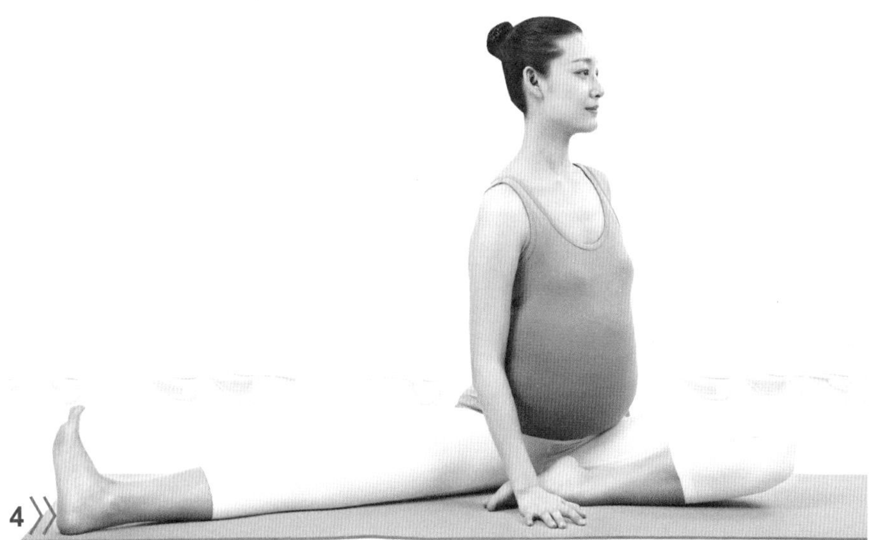

4

吸气时，松开手指，向上坐起；呼气时，向屈膝侧扭转上身，右手和左手分别放于身体前后侧的地面上，尽可能打开肩膀，向后展开。保持此姿势，停留 5 组呼吸，然后收回身体。当收回右腿时，用右手托住膝盖窝，向上抬起再把右腿收回。换另外一侧练习。

安全助顺产

可以拉伸胸部，缓解背部疼痛，锻炼大腿内侧肌肉。

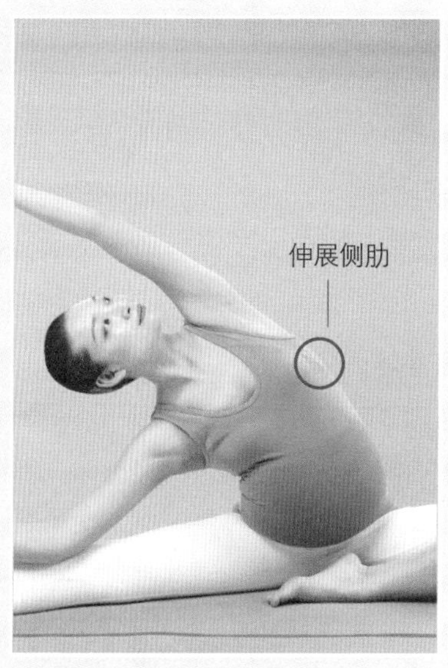

降低难度这样做

孕妈妈可以依据自身情况调整伸展幅度。

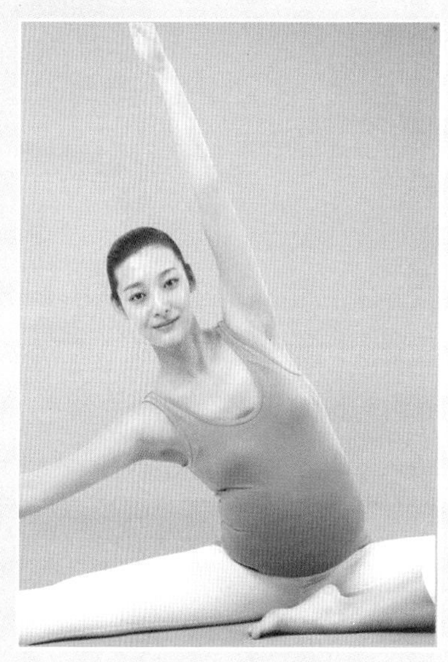

锻炼部位

- 放松手臂肌肉
- 放松肩部肌肉
- 锻炼背部肌肉

庙式，强健骨盆及大腿肌肉

分娩是个体力活，全身需要用力，尤其是大腿和臀部。庙式的下蹲动作可以使大腿肌肉更有力，还可以扩张骨盆。

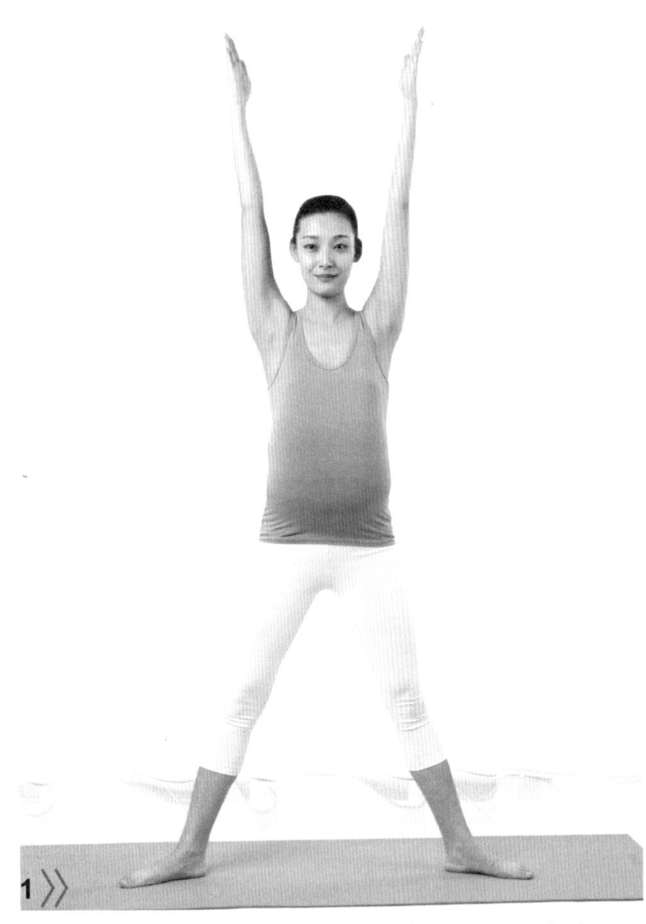

1 》双脚分开大概两肩的宽度，脚向外打开 45° 左右，双腿伸直，膝盖向上提起，吸气，举双臂向上伸展，手心相对，肩膀放松下沉。

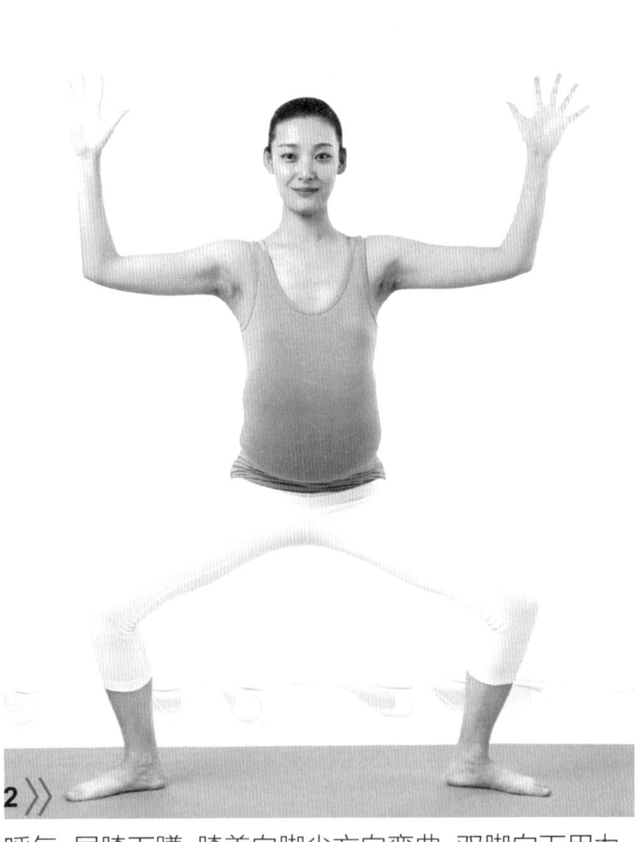

2 》呼气，屈膝下蹲，膝盖向脚尖方向弯曲，双脚向下用力。尽可能向后打开手肘，手掌和手指尽量张开，吸气时向上站起。此体式可做 8~10 组。

锻炼部位

- 放松手臂肌肉
- 放松肩部肌肉
- 锻炼腰背部肌肉

手臂放松运动，缓解肌肉疼痛

孕晚期，孕妈妈的腰背部很容易出现疲劳的症状，几乎每个孕妈妈都能感受到腰酸背痛。为了减轻痛苦与疲劳，孕妈妈可以做一做手臂放松运动，在放松肩部的同时，还能使后背更舒服。

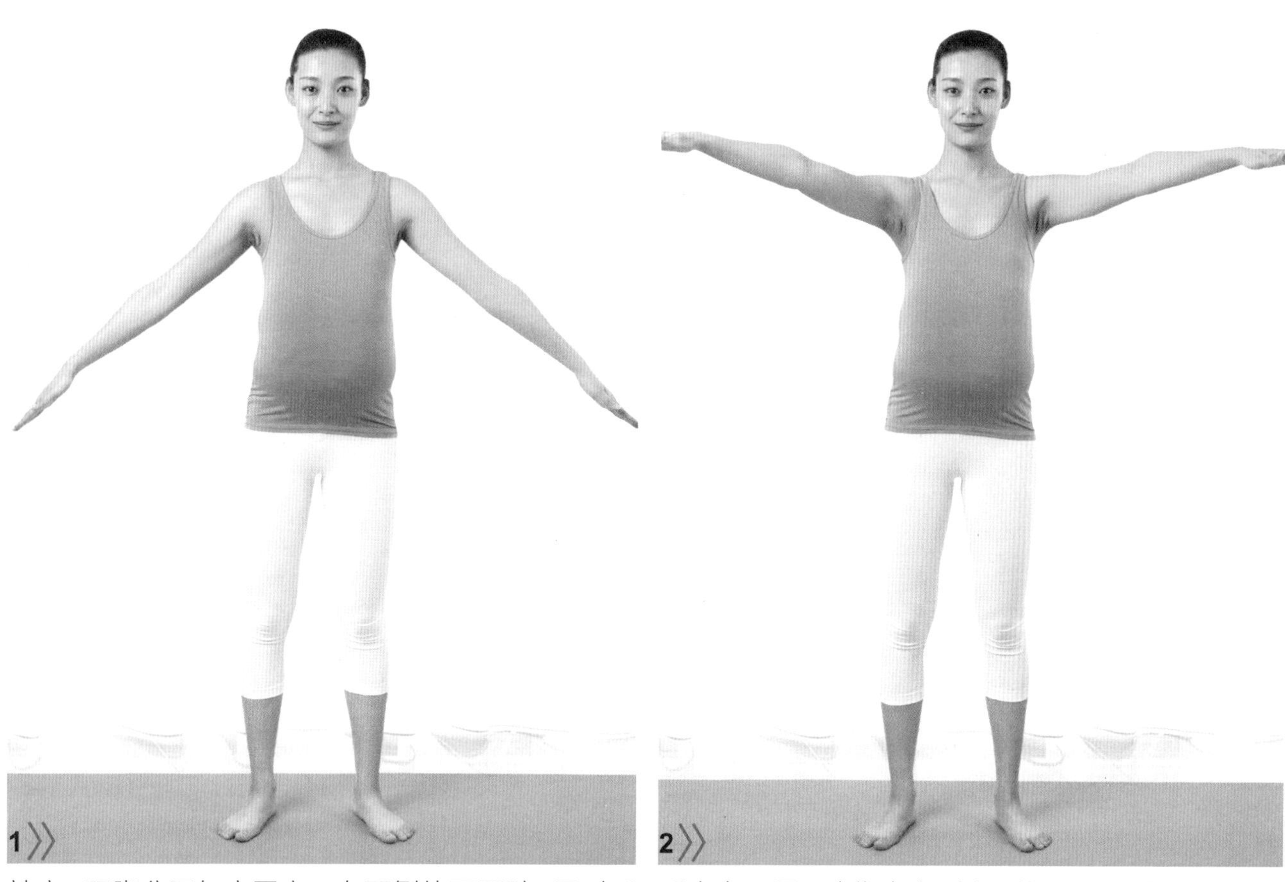

1》站立，双脚分开与肩同宽。向两侧伸开两臂，同时手掌打开，做画圈动作，幅度由小到大，共做 10 次。

2》反方向画圈，动作由大到小，共 10 次。每个方向可重复 2 次。注意，孕妈妈的动作幅度不要太大，以放松舒适为宜。

孕 8 月
只养胎不长肉

孕晚期，孕妈妈要控制碳水化合物、糖、盐的摄入量，以免引起过度肥胖，引发妊娠糖尿病、妊娠高血压疾病等。如果孕妈妈的体重已经超标了，可以适当减少主食的摄入量，但不要完全不吃主食，注意少吃水果。必要的时候，孕妈妈需要到医院咨询，制订个性化的健康饮食计划。

你的专属体重计划

现在，胎宝宝正在为出生做最后的冲刺，孕妈妈本月体重增长不宜超过 1.4 千克，否则会使胎宝宝过大，影响顺产。

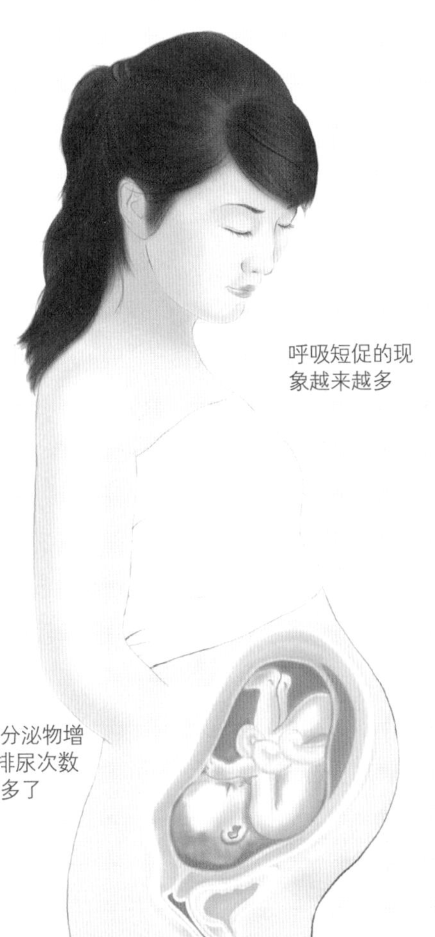

孕妈妈的变化

孕妈妈的宫高为 25~28 厘米，腹部隆起极为明显，肚脐突出。

控制体重，养胎不长肉

孕妈妈可以适当做一些运动来缓解身体不适，同时注意保持均衡饮食，使体重继续合理增加，以最好的状态迎接胎宝宝的出生。

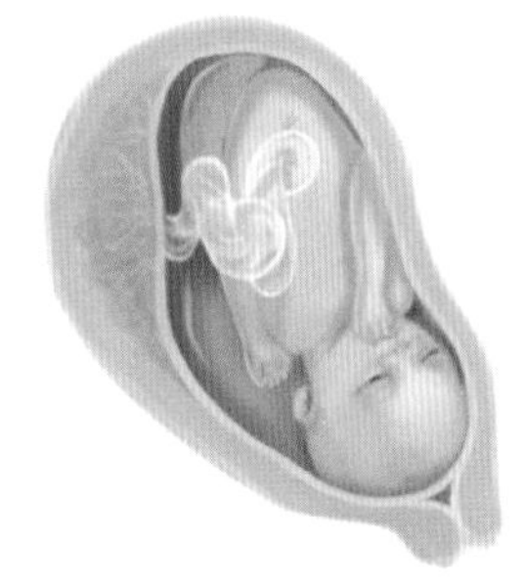

第 29 周

孕妈妈要少吃脂肪含量高的食物，以免胎宝宝过大，导致分娩困难。

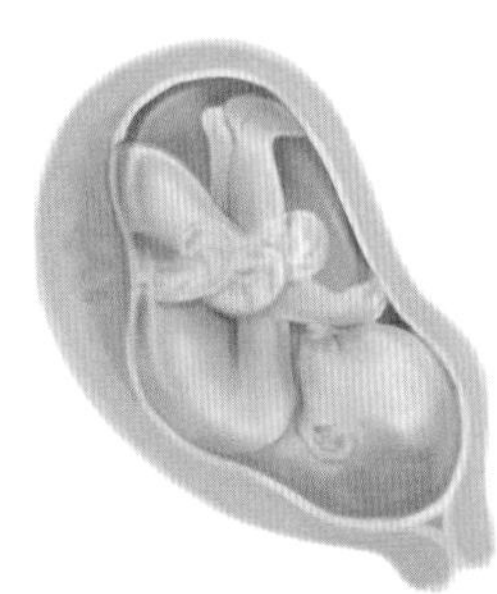

第 30 周

适度运动可防止孕妈妈体重飙升，有利于顺产。

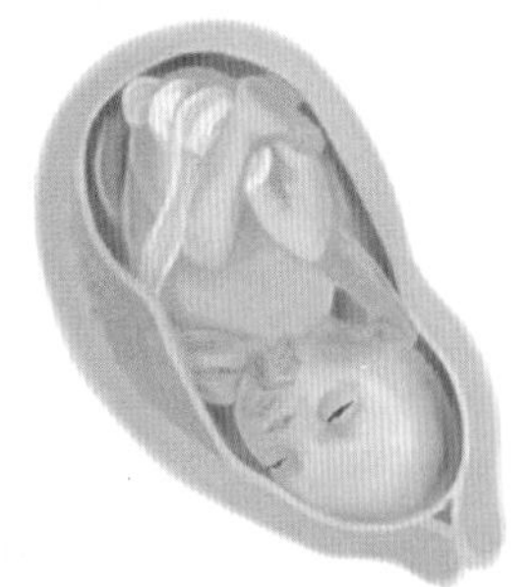

第 31 周

孕妈妈要避免高热量食物的摄入，以免体重增长过快。

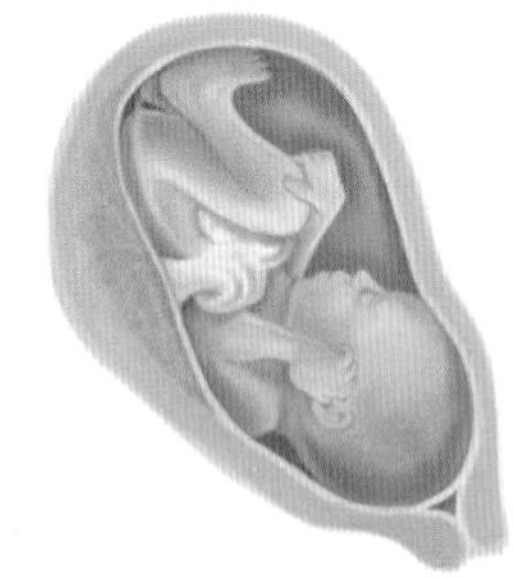

第 32 周

孕妈妈要注意休息，不要劳累，避免早产。

孕期检查和生活保健

正胎位是什么：正常的胎位是胎宝宝在分娩前保持头下臀上姿势，而且胎头俯屈，枕骨在前，这样的姿势在分娩时可以保证枕部最先伸入骨盆，即“趴着生”，孕妈妈分娩会比较顺利。

孕 8 月后孕妈妈要关注胎位：孕 8 月后，若胎位不正，胎宝宝自行纠正的机会变小，孕妈妈应多关注。必要时，可通过运动、按摩等方式纠正，但也不排除胎宝宝自己纠正的可能。也有些孕妈妈会出现孕 8 月时胎位不正，但临产前检查发现胎位已正的情况。

宜多吃西蓝花：西蓝花中含有丰富的钾、钙、铁、磷、锌、锰等矿物质，能对胎宝宝的心脏起到很好的保护作用。

孕妈妈要补钙：孕晚期，胎宝宝骨骼、肌肉发育所需的钙质大大增加，孕妈妈不仅要多吃一些富含钙的食物，如鸡蛋、虾皮、豆制品、瘦肉等，每天起床后、临睡前可以再喝 1 杯牛奶，必要时还可以通过吃钙片来获得所需的钙质。

运动不要停：孕晚期，孕妈妈的肚子越来越大，孕妈妈在锻炼时要更加小心。但是不要因为担心就放弃了运动，这样并不利于顺产，还会导致孕妈妈和胎宝宝体重超标，影响身体健康。

控制体重选对运动方法：临近预产期的孕妈妈，运动以“缓慢”为主，稍慢的散步加上一些慢动作的健身体操，对于孕妈妈来说就是一种很好的运动方式。

缓解孕期不适小妙方

- 呼吸急促怎么办：孕妈妈可放松自己，常做深呼吸，平日多出去走走，呼吸一下外面的新鲜空气。如果孕妈妈呼吸急促，同时还出现了胸痛或者口唇、手指发紫的情况，应立即去医院检查。
- 肚皮痒是怎么回事：因孕激素分泌或者胆汁淤积，孕妈妈可能会出现全身或局部性皮肤瘙痒。如果情况不严重，孕妈妈可以不必理会，待分娩后，痒感就会消失。若情况严重，应到医院检查，排除因感染病毒而引起的皮肤病或妊娠胆汁淤积综合征，再根据医生指导进行治疗。

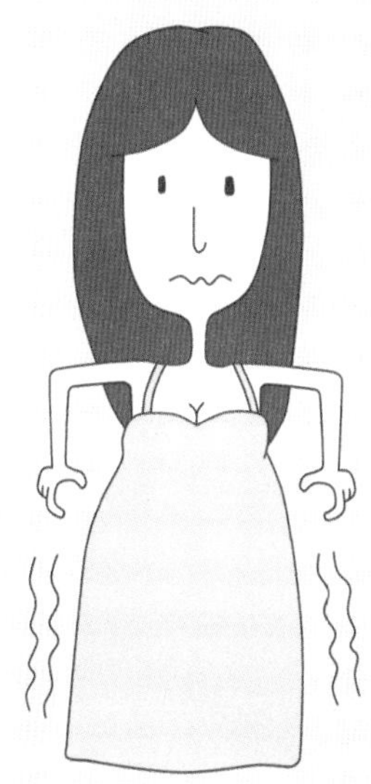

孕8月体重管理攻略

孕晚期要预防消化不良，稳定体重

孕晚期，孕妈妈仍要坚持少食多餐，睡前1杯牛奶能缓解孕晚期因胎宝宝压迫内脏器官而产生的不适症状。避免高热量食物摄入过多，以免体重增长过快。孕晚期每周体重增加350克左右比较合适，不宜超过500克。不宜多吃坚果，因为多数坚果油性比较大，而孕期消化功能相对减弱，过量食用坚果很容易引起消化不良。每天食用坚果不宜超过50克。继续坚持低盐饮食，控制每天的盐分摄入量。

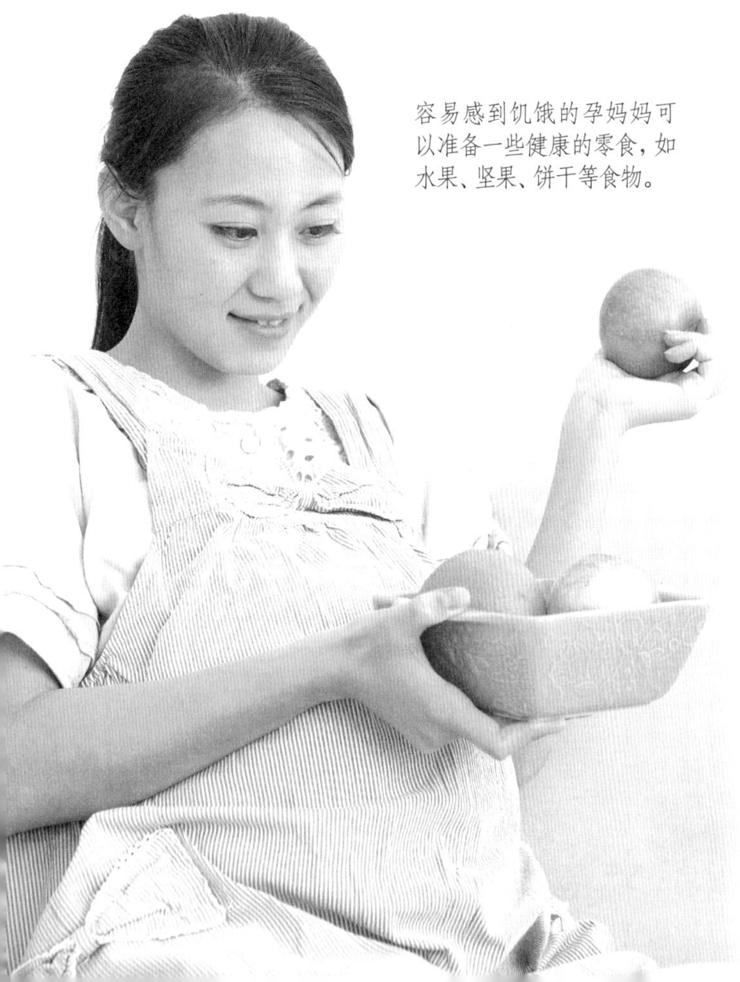

容易感到饥饿的孕妈妈可以准备一些健康的零食，如水果、坚果、饼干等食物。

大量喝水，体重也跟着飙升

孕晚期，孕妈妈会觉得特别口渴，这是很正常的现象，可以适度饮水，最好小口多次喝水，这样做既不会影响水分摄入，也不会增加肾脏负担，避免引发水肿。水肿会直接导致孕妈妈的体重飙升，但是这种增重对孕妈妈的健康、胎宝宝的发育都没有好处。因此，孕妈妈一定要避免水肿，除了饮食少盐外，还要注意适度喝水。

孕妈妈经常感觉吃不饱怎么办

进入孕晚期后，孕妈妈会比之前更容易感到饥饿，总有吃不饱的感觉，这是因为胎宝宝快速发育需要大量营养素。此时，孕妈妈要坚持少食多餐的饮食习惯，也要注意控制脂肪的摄入量，饮食中可以适当增加碳水化合物及蛋白质，但也应注意不要摄入过多。孕妈妈更不要吃夜宵，因为夜宵不但会导致肥胖，还会影响孕妈妈的睡眠质量。

预防妊娠高血压疾病不宜完全忌盐

虽然孕晚期少吃盐可以帮助孕妈妈预防妊娠高血压疾病，但是孕妈妈也不宜完全忌盐。因为孕妈妈体内新陈代谢比较旺盛，特别是肾脏的过滤功能和排泄功能比较强，钠的流失也随之增多，容易导致孕妈妈缺乏食欲、倦怠乏力，严重时会影响胎宝宝的发育。因此，孕妈妈虽然要控制盐的摄入量，但也不能一点都不吃。

预防妊娠高血压疾病，孕妈妈平时的饮食要多样化，多吃新鲜的蔬菜和水果，适量进食鱼、肉、蛋、奶等高蛋白、高钙、高钾、低钠的食物。例如，苹果含有较多的钾，钾能促进体内钠盐的排出，对消除水肿、维持血压有较好的作用，孕妈妈可以每天吃一个苹果；芹菜有镇静降压、醒脑利尿、清热凉血、润肺止咳等功效，常吃对于妊娠高血压疾病、妊娠水肿的疗效比较显著。同时运动不仅能帮助控制体重，也有利于降血压，孕妈妈可以在身体条件允许的情况下做些舒缓的运动。

运动不要停

进入孕晚期的孕妈妈出现体重增长过快的情况很普遍，饮食控制是一方面，运动控制也不能忘。因为在这个阶段，孕妈妈的肚子越来越大，运动过程中的危险增加了，孕妈妈在锻炼时要更加小心。但是不要因为担心就放弃了运动，这样并不利于顺产，还会导致孕妈妈和胎宝宝体重超标，影响身体健康。不过这时候的运动一定要注意安全，要避免在闷热的天气里进行运动，每次运动时间不要超过15分钟，要时刻记得“慢”。如果中途感到疲劳，应停止运动，稍事休息。如果在运动中出现任何疼痛、气短、出血、破水、疲劳、眩晕、心悸、呼吸急促、后背或骨盆痛等症状，应马上停止运动。另外，在运动后数小时没有胎动，也要立即去医院就诊。运动后擦干汗水再采用沐浴冲澡的方式清洁，不要盆浴浸泡。

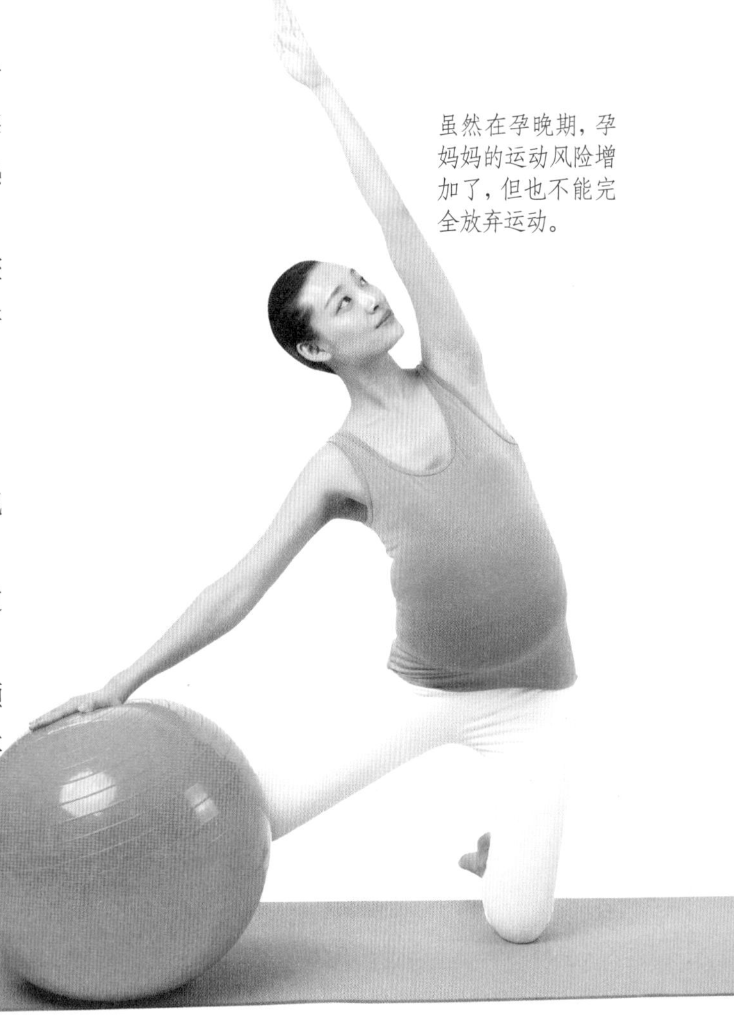

虽然在孕晚期，孕妈妈的运动风险增加了，但也不能完全放弃运动。

养胎不长肉这样吃

虾仁油菜

原料：油菜 200 克，虾 5 只，盐适量。

做法：①油菜洗净，切成段；虾去头去壳，挑去虾线，用温水略浸一下，倒出浮起的杂质。②油锅烧热，先煸油菜至半熟，然后把虾肉倒进去同烧至入味，加盐略炒即可。

功效：油菜含有丰富的维生素和矿物质，能增强机体免疫力。同时，油菜中含有大量的膳食纤维，能促进肠道蠕动，可防治孕期便秘。

营养丰富，对孕妈妈有补益功效
255 千焦
高 蛋白
增强机体免疫力，防治孕期便秘
339 千焦
宽肠通便，预防孕期便秘
57 千焦

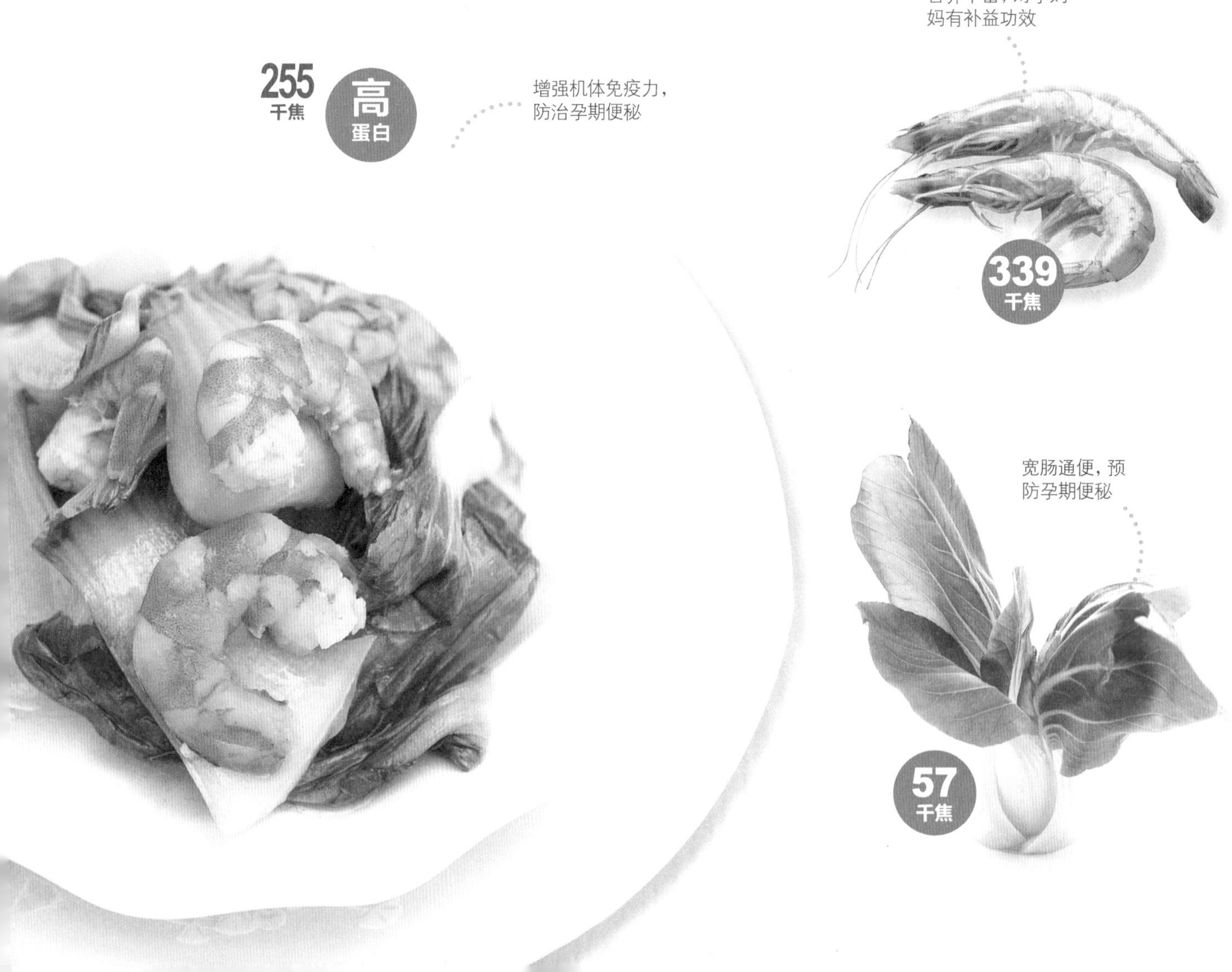

什锦饭

原料：大米100克，香菇、黄瓜、胡萝卜、青豆各30克，盐适量。

做法：①香菇、黄瓜、胡萝卜分别洗净，切丁；大米、青豆分别淘洗干净。②将所有食材放入锅内，加少许盐，加水用电饭锅焖熟即可。

功效：此饭健脾益胃，降低胆固醇，适合需要控制体重的孕妈妈食用。

南瓜浓汤

原料：南瓜300克，牛奶200毫升，黄油10克，洋葱适量。

做法：①南瓜去皮去籽，切块；洋葱洗净，切丁。②锅内加黄油、洋葱丁，加热至黄油融化、洋葱变软。③再加入南瓜块、牛奶，煮至南瓜软烂，搅拌均匀即可。

功效：此汤清热解毒，促进消化，可以有效防治孕期便秘。

蒜香烧豆腐

原料：肉馅50克，南豆腐200克，蒜末、葱花、高汤、生抽、水淀粉、盐各适量。

做法：①南豆腐切片，入盐水锅中焯烫1分钟，捞出备用；盐、生抽、水淀粉调成芡汁。②热锅凉油，中火翻炒肉馅至变色，放入葱花翻炒至出香，放入南豆腐片，小心翻炒。③加入高汤，大火煮沸后改小火炖煮5分钟，大火收汤，倒入芡汁翻炒均匀，撒上蒜末翻炒出蒜香味即可。

功效：豆腐富含钙质，而且容易被身体吸收，对胎宝宝牙齿和骨骼的生长都有明显的促进作用。

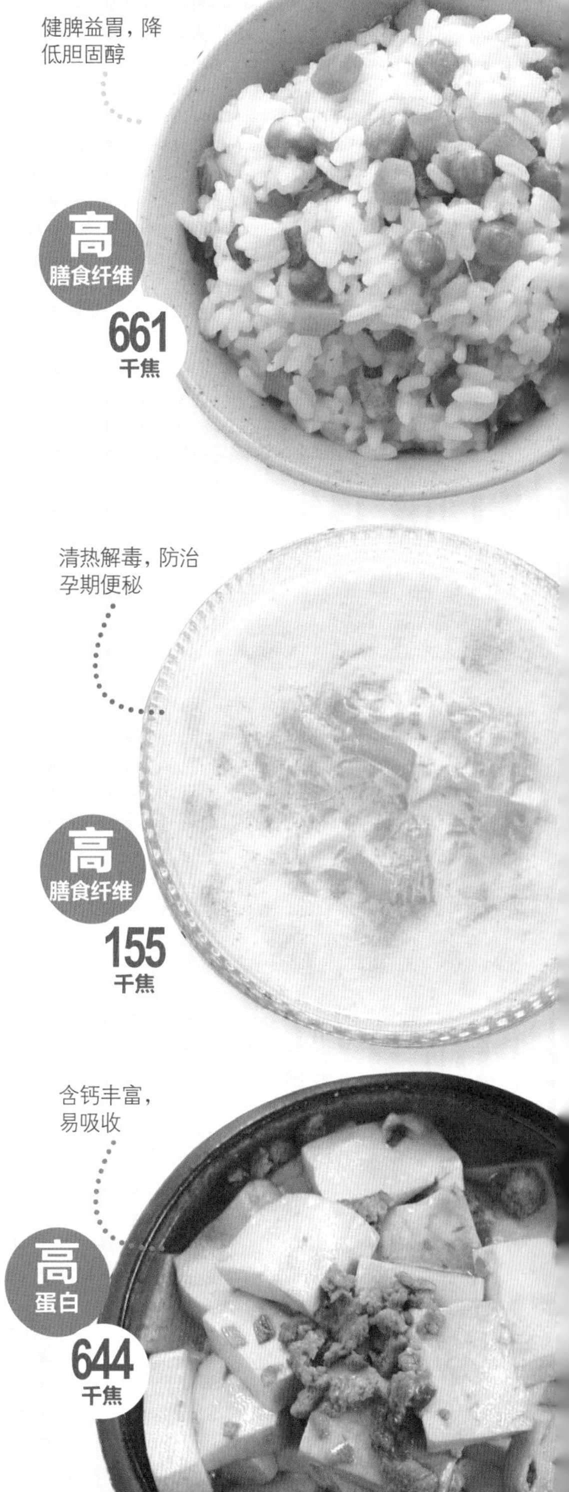

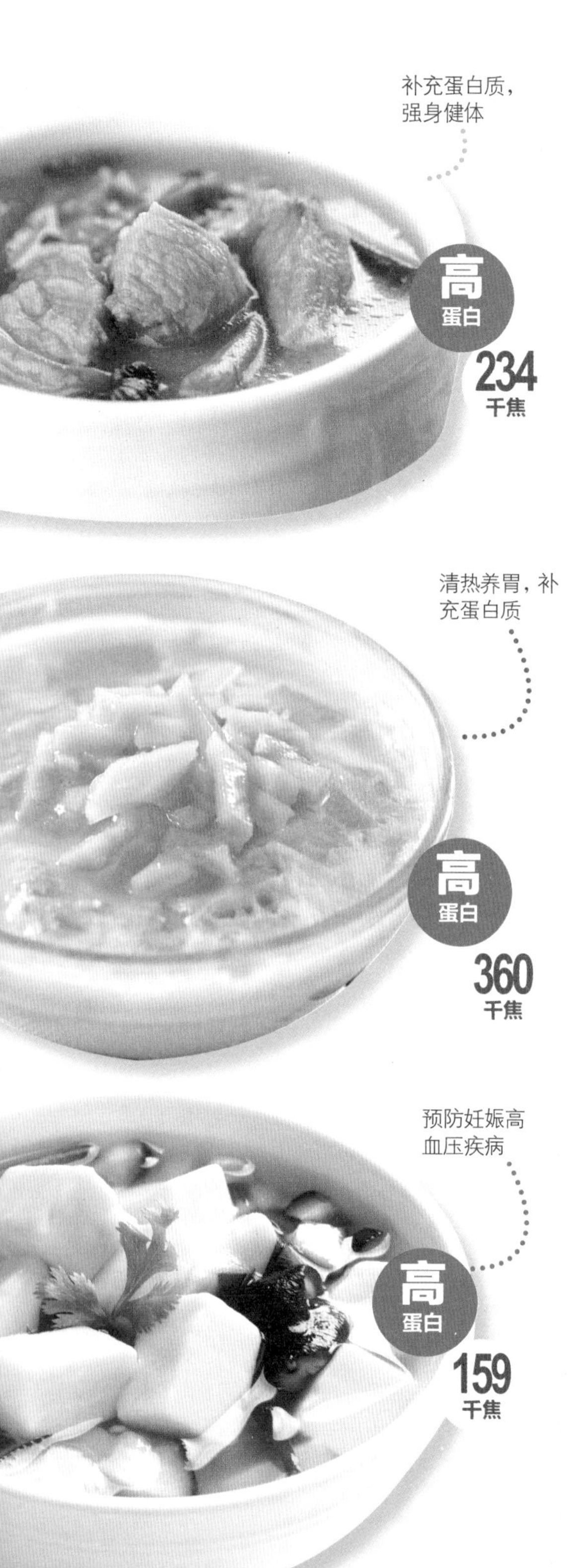

茶树菇炖鸡

原料：茶树菇 80 克，鸡 1 只，葱段、姜片、料酒、盐各适量。

做法：①茶树菇洗净，冷水浸泡 10 分钟，待泡软后去蒂；鸡处理干净，斩块，汆水捞起备用。②锅内加水，水开后放入茶树菇、鸡块、葱段、姜片、料酒，开锅后再煮 15 分钟。③转小火煮约 20 分钟，加盐调味即可。

功效：茶树菇高蛋白、低脂肪、低糖，可以健脾补肾；鸡肉中的蛋白质容易被人体吸收，脂肪和磷脂含量也很丰富，有强身健体的作用。

鲜奶芒果蛋羹

原料：鸡蛋 2 个，芒果半个，牛奶 100 毫升，白糖适量。

做法：①芒果洗净，去皮，取果肉切丁，备用；鸡蛋打散。②将牛奶倒入蛋液中，加适量白糖轻轻搅拌均匀，放入蒸锅，盖上保鲜膜，冷水烧开。③蒸 10 分钟后关火，去掉保鲜膜，把芒果丁撒在蛋羹表面即可。

功效：芒果能清热生津，解渴利尿，还能养胃；鸡蛋和牛奶都可以为孕妈妈和胎宝宝补充所需的蛋白质。

香菇豆腐汤

原料：豆腐 100 克，香菇、冬笋各 50 克，鸡蛋 1 个，葱段、姜末、香菜段、盐、香油各适量。

做法：①将豆腐切块；香菇洗干净，浸泡；冬笋去皮洗净，切片。②油锅烧热，爆香葱段、姜末，放入冬笋片翻炒，加适量水，烧沸。③加入豆腐块、香菇，再次烧沸，淋入蛋液，加盐调味，淋上香油，撒上香菜段即可。

功效：豆腐和香菇都有降血压、降胆固醇的作用，可以预防妊娠高血压疾病。

健脑强身，
润肠减肥
高
蛋白
536
千焦
补充胎宝宝生长发
育所需的蛋白质
高
蛋白
678
千焦

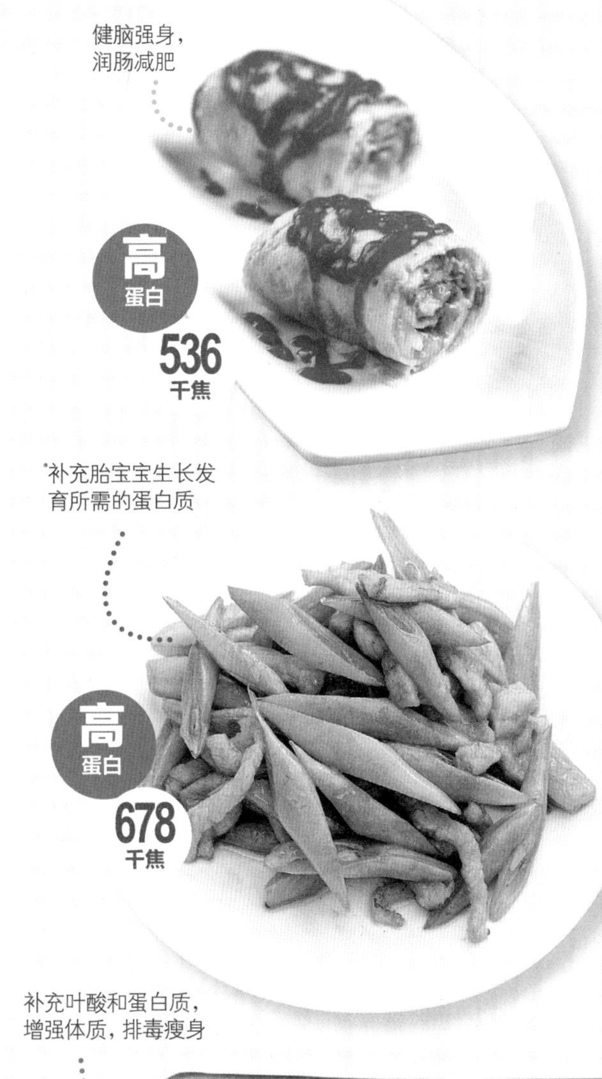

风味卷饼

原料：鸡蛋2个，香蕉1根，核桃仁30克，番茄酱适量。

做法：①香蕉去皮，竖着从中间切开，将核桃仁摆在切面上。②平底锅加热，滴少许油，用刷子将油沾满平底锅。③鸡蛋打散，油五成热时，倒入蛋液，转动平底锅，使蛋液均匀铺在锅底。④蛋液稍微凝固后，将香蕉和核桃仁放在鸡蛋饼上。⑤用铲子铲起鸡蛋饼，将香蕉包起来。⑥继续煎2分钟，装盘，淋上番茄酱即可。

功效：鸡蛋富含蛋白质；核桃中富含ω-3脂肪酸，可以健脑；香蕉含有叶酸，还可以润肠减肥。

豆角炒肉

原料：瘦肉100克，豆角200克，姜丝、盐各适量。

做法：①将瘦肉切丝；豆角斜切成段。②油锅烧热，煸香姜丝，放入肉丝炒至变色，倒入豆角段，翻炒。③待豆角段将熟，放入盐调味即可。

功效：豆角含丰富的维生素和植物蛋白，和瘦肉搭配能补充更多的优质蛋白质，有利于促进胎宝宝生长发育。

奶香菜花

补充叶酸和蛋白质，
增强体质，排毒瘦身
高
膳食纤维
950
千焦

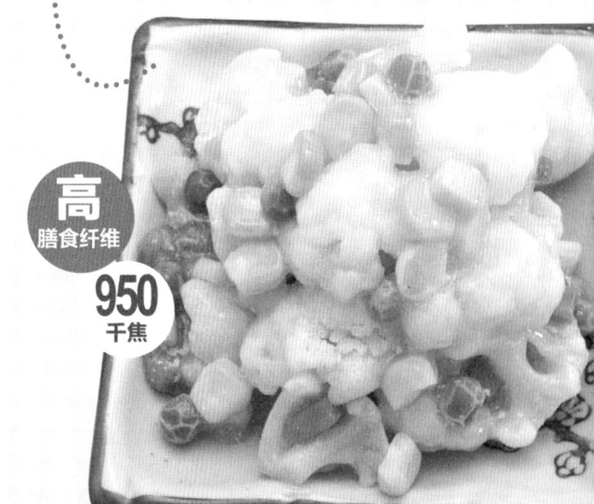

原料：菜花300克，鲜牛奶半袋(125毫升)，胡萝卜1/4根，玉米粒、青豆各20克，盐、水淀粉、黄油各适量。

做法：①菜花掰小朵，洗净；胡萝卜洗净、切丁；菜花、青豆和胡萝卜煮至六成熟。②锅里加入小块黄油，用小火化开，倒入菜花翻炒几下，加入青豆、胡萝卜丁和玉米粒。③加盐调味，最后加鲜牛奶，用水淀粉勾芡即可。

功效：此菜含有丰富的抗氧化物质，叶酸、蛋白质和膳食纤维，既可以增强体质，又可以排毒瘦身。

锻炼部位

伸展脊椎

舒展背部

增强腿部力量

健康运动不超重

伸腿弯腿运动，缓解腿脚水肿

孕晚期，有些孕妈妈会出现下肢水肿的现象。孕妈妈饮食要少油少盐，不要穿过紧的衣服。平时也可以做一些小运动，促进脚部及下肢的血液循环。

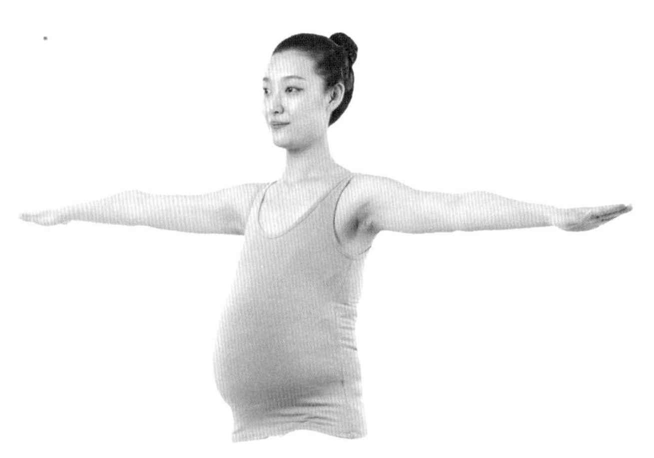

平衡感较差的孕妈妈可以用手扶墙，保持平衡。

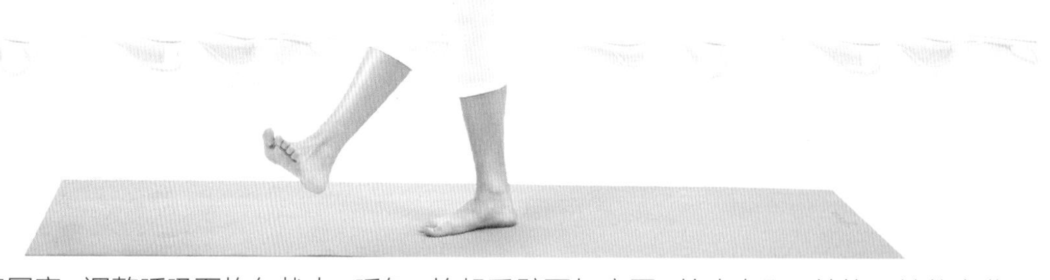

1

站立，双腿分开与肩同宽，调整呼吸至均匀状态，呼气，抬起手臂至与肩平，抬高左腿，并使踝关节弯曲，脚趾朝向自己。吸气，收回，再换另一侧练习。

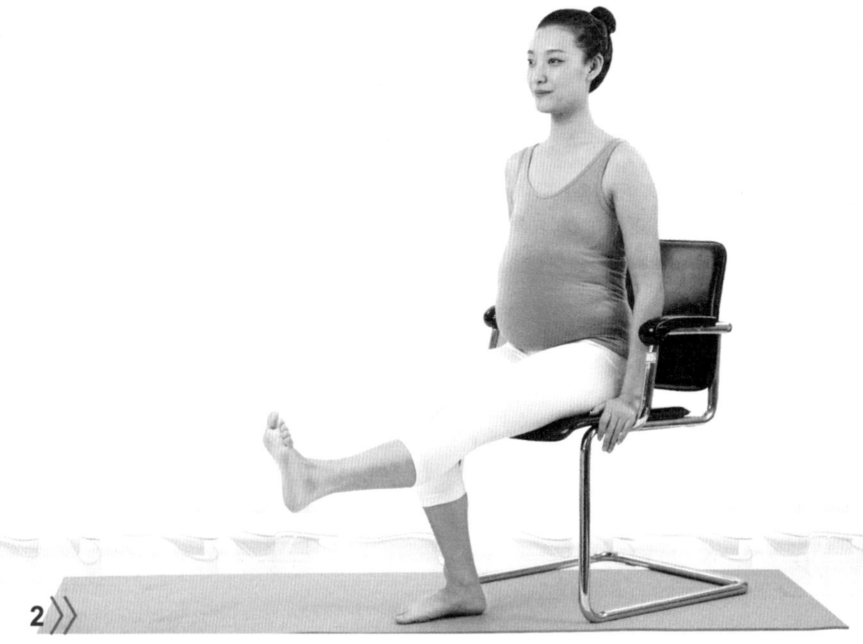

2

步骤 1 做 3~5 组后，孕妈妈可以坐在椅子上，重复站立时的动作。

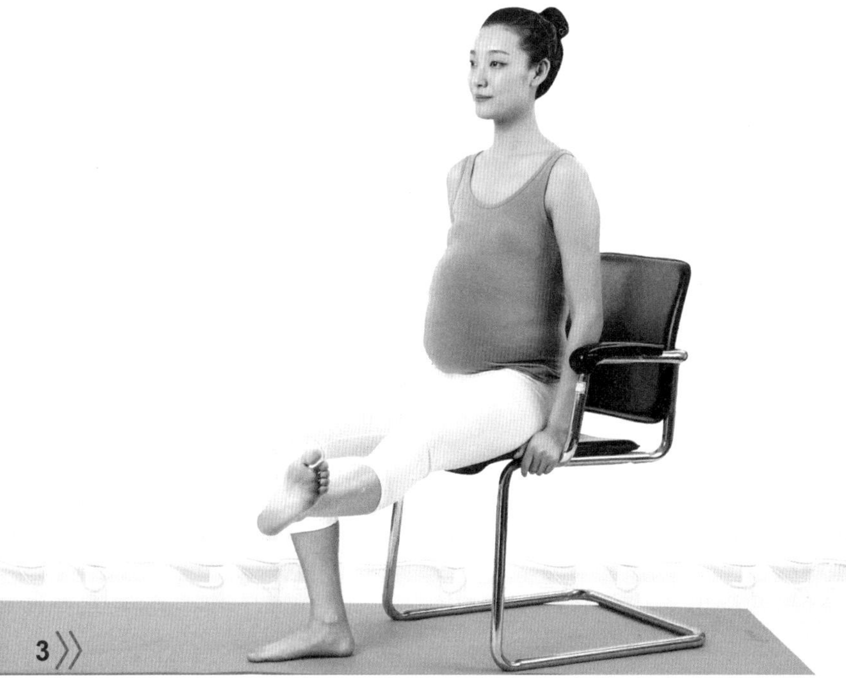

3

孕妈妈依旧坐在椅子上，一条腿向外、向侧面伸出，脚由内向外转动，并带动腿部运动。每一侧做 3~5 次即可。孕妈妈感觉抬腿太累时，可以在小腿下面放个小凳子。

安全助顺产

可以缓解腿脚水肿。

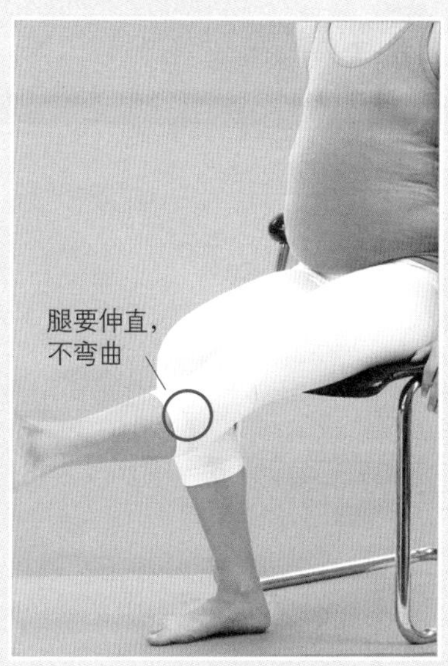

降低难度这样做

孕妈妈可以借助墙面来帮助自己平衡身体。

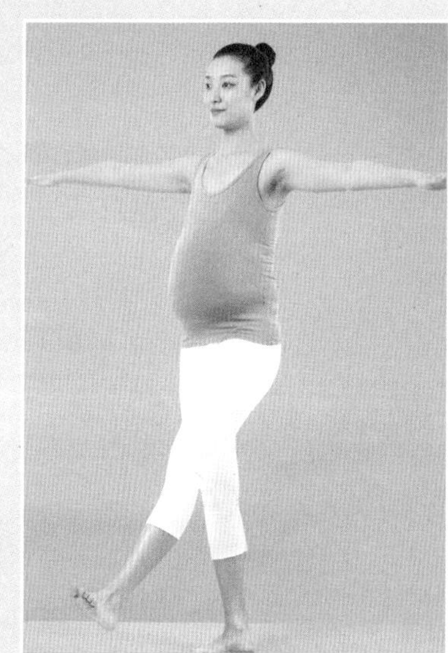

锻炼部位

伸展背部

舒展胸部

放松手臂肌肉

胸部运动，缓解紧张情绪

孕妈妈要继续保持运动，为将来的顺利分娩打下良好的基础。对于平时不爱运动的孕妈妈来说，散步依然是最好的运动方式，但是对于一直在做瑜伽的孕妈妈来说，可以继续尝试做一些较为简单的动作。这套胸部运动可以帮助孕妈妈缓解紧张情绪。

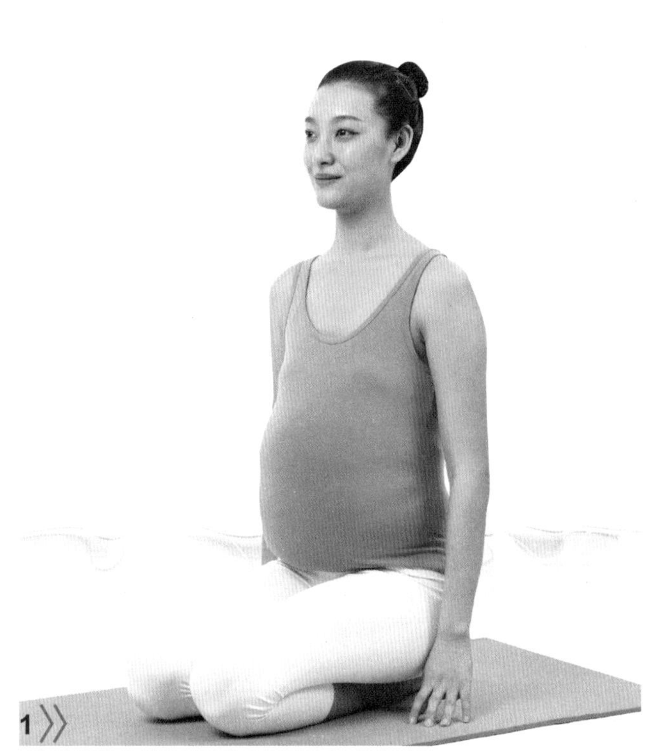

1 》孕妈妈跪坐在垫子上，全身放松，后背直立，感觉后背向上的伸展，调整呼吸至均匀状态。

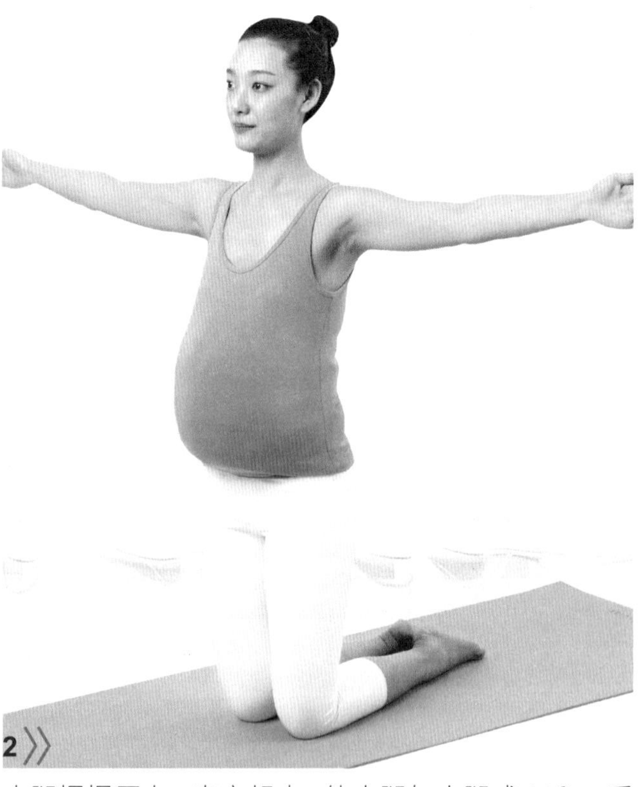

2 》大腿慢慢用力，直立起来，使大腿与小腿成 90°，后背依然保持直立的状态。两臂向两侧平伸，抬高至与肩平，手心朝前。

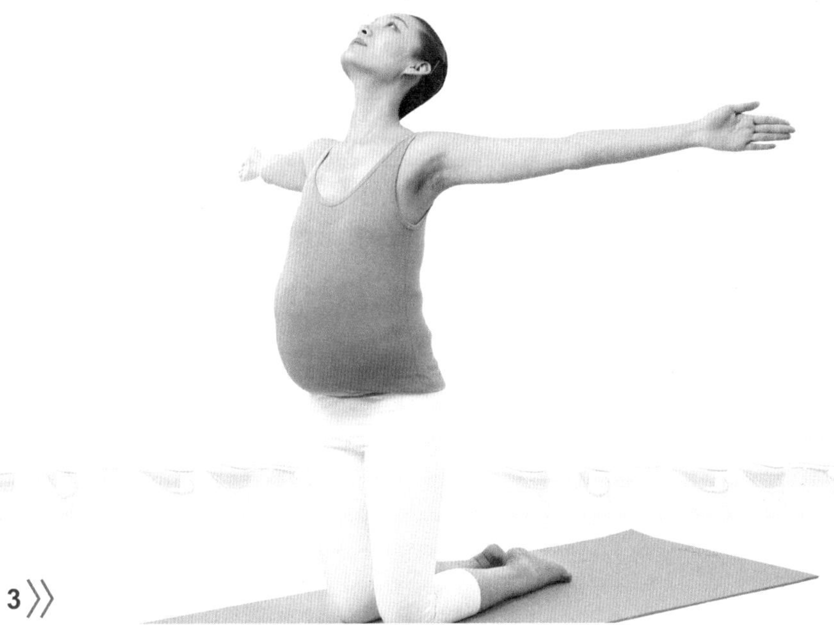

3 〉〉

吸气，两臂尽力向后张开，略仰头部，眼睛向上看。保持均匀呼吸。

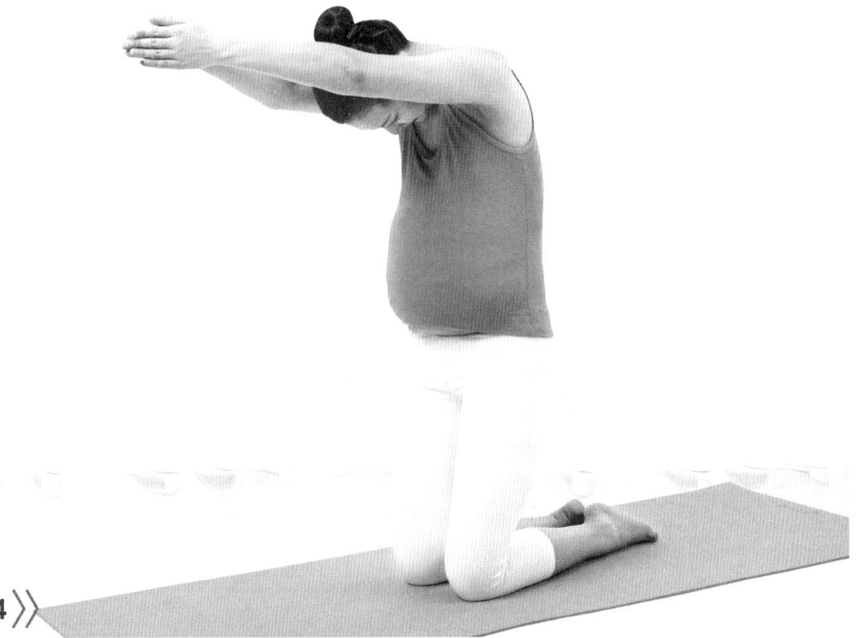

4 〉〉

呼气，慢慢将头回正，两臂回到身体两侧，再慢慢收拢至胸前，掌心相碰，略低头，调整气息，彻底放松胸廓。可重复此套动作 5 组。

安全助顺产

可以缓解紧张情绪。

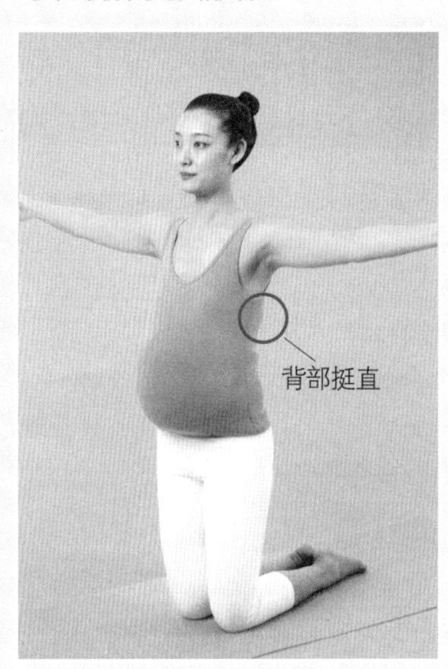

降低难度这样做

孕妈妈如果感觉体力不支，可以先休息一会儿再做这个动作。

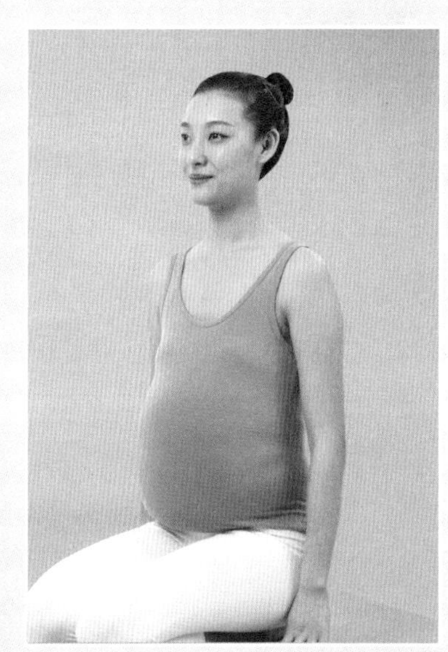

锻炼部位

锻炼背部肌肉

伸展背部

放松肩部肌肉

胸膝卧位操，纠正胎位不正

胸膝卧位操可纠正胎位的异常，通过这种体位锻炼可以使胎宝宝由臀位或横位转变为头位。这种方法适用于孕 30 周后胎位仍为臀位或横位者，但应在医生指导下进行胎位矫正。

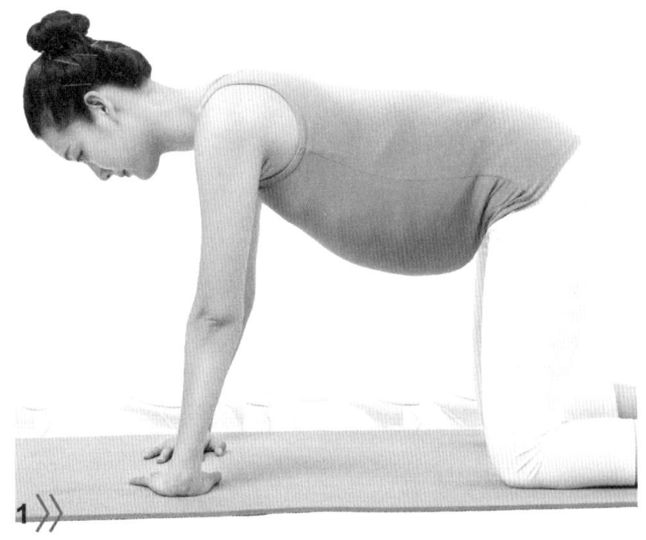

1》

穿着宽松的衣裤，双膝分开与肩同宽，跪在垫子上，大腿与小腿成 90°，双手放在垫子上，指尖相对打开至肩膀宽度，双臂支撑起上半身。

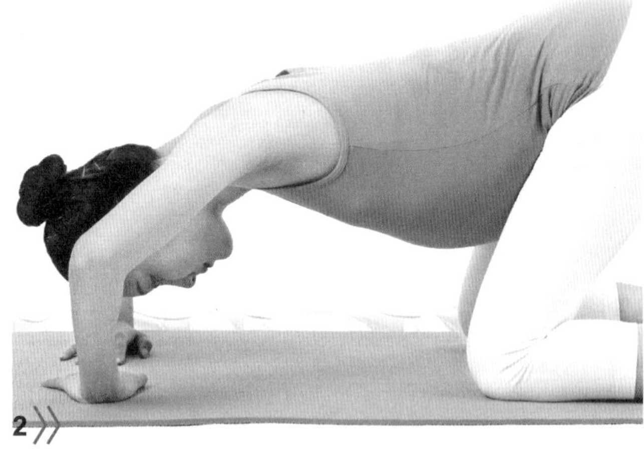

2》

头和双臂向下落，臀部抬高，使头部位于双手上方，形成臀高头低位，保持 5~8 组呼吸。

锻炼部位

- 舒展背部
- 锻炼腿部肌肉
- 放松手臂肌肉

花环式，增强腿部力量

腹部的增大和体重的增加，使孕妈妈的双腿承受着很大的压力，此时的运动应以增加腿部力量为主。花环式孕妇操可以加强腿部的力量，弯曲与伸直双腿可缓解下肢水肿。

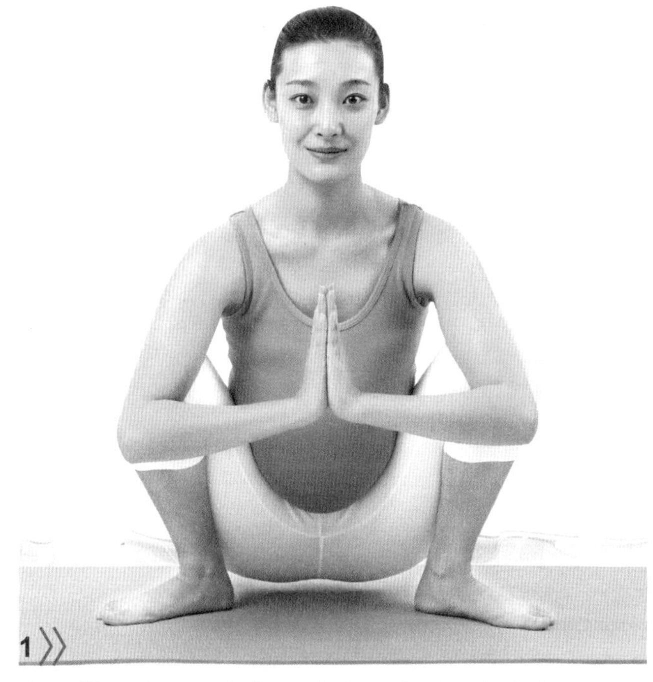

1

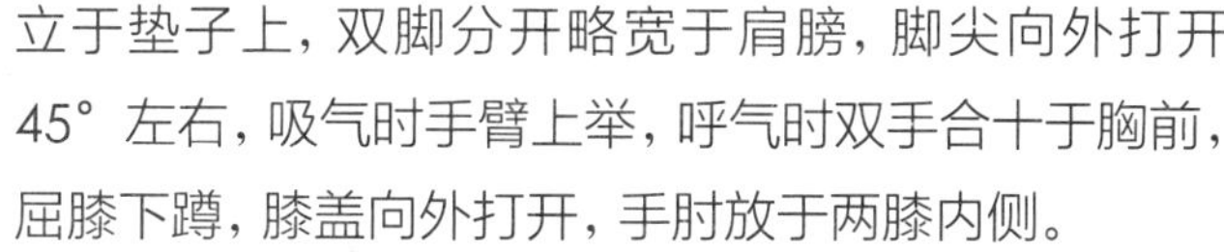

立于垫子上，双脚分开略宽于肩膀，脚尖向外打开45° 左右，吸气时手臂上举，呼气时双手合十于胸前，屈膝下蹲，膝盖向外打开，手肘放于两膝内侧。

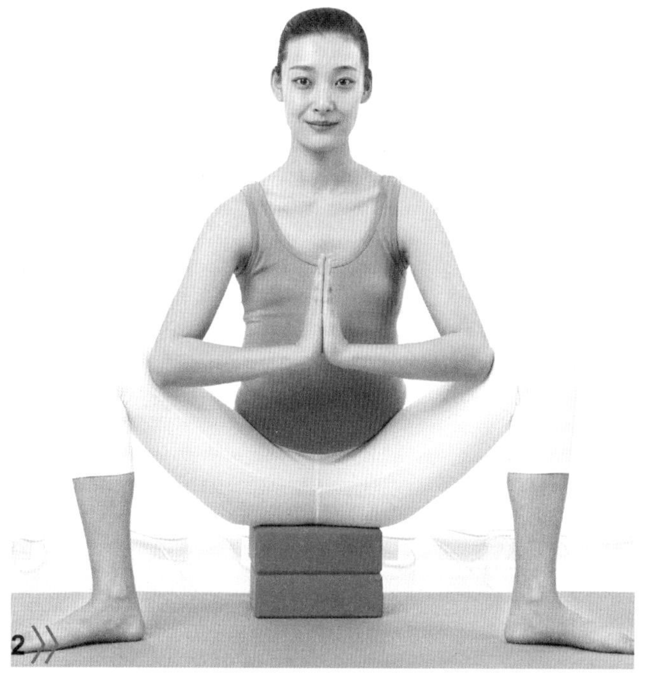

2

不能下蹲的孕妈妈可以借助瑜伽砖。

孕 9 月
只养胎不长肉

这个月也是孕妈妈体重飞速增长的一个月，所以孕妈妈的饮食更要营养均衡、保证热量不超标。进行适量舒缓的运动，既可以控制体重，也能增强体质，这样才能够保证胎宝宝正常发育，且孕妈妈不会长胖，分娩才能够顺利完成。

你的专属体重计划

孕妈妈要为分娩做准备了，但孕妈妈本月体重增长不宜超过 1.6 千克。

控制体重，养胎不长肉

孕 9 月，胎宝宝快速成长，需要充足的营养，孕妈妈要保证全面而均衡的营养摄入。可以做些拉伸、扭转动作，既能缓解孕晚期的肌肉酸痛，还有助于控制体重。

腹壁变得很薄，有时在肚皮上能看到胎宝宝在动

阴道的分泌物变得更黏稠，带有更多的子宫颈黏液

孕妈妈的变化

孕妈妈的宫高为 30~32 厘米，肚子更大了。

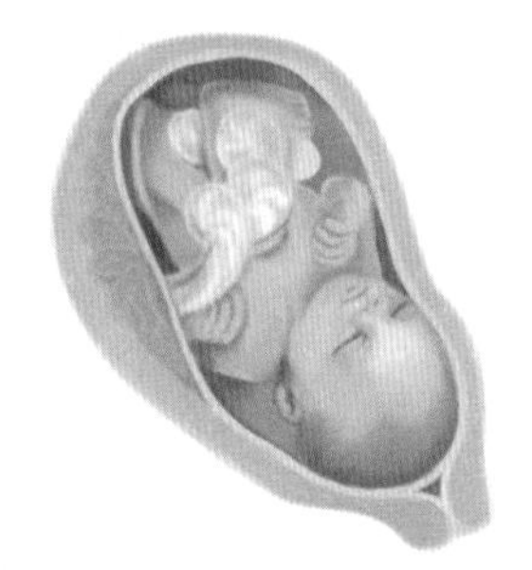

第 33 周

铜元素可防止胎膜早破，孕妈妈要适量吃些牡蛎、口蘑等含铜食物。

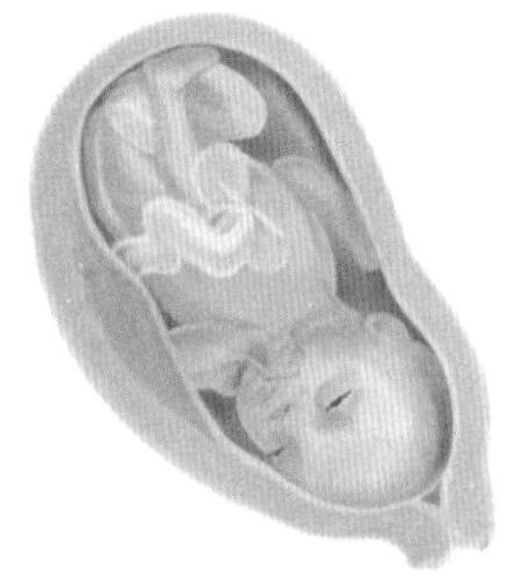

第 34 周

孕妈妈要定时监测体重，避免胎宝宝过大。

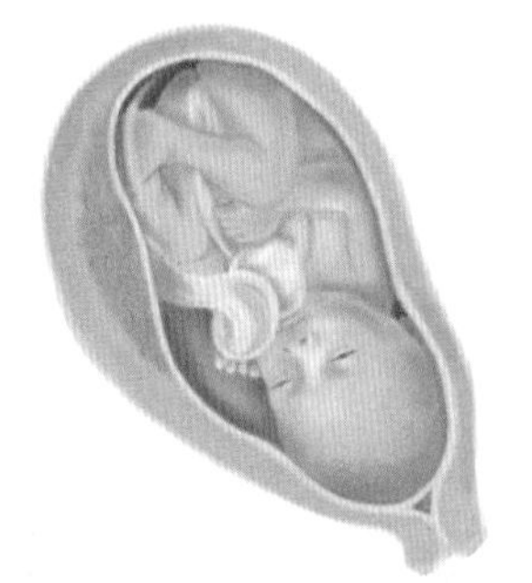

第 35 周

临近分娩，孕妈妈要积极预防感冒，远离感冒人群。

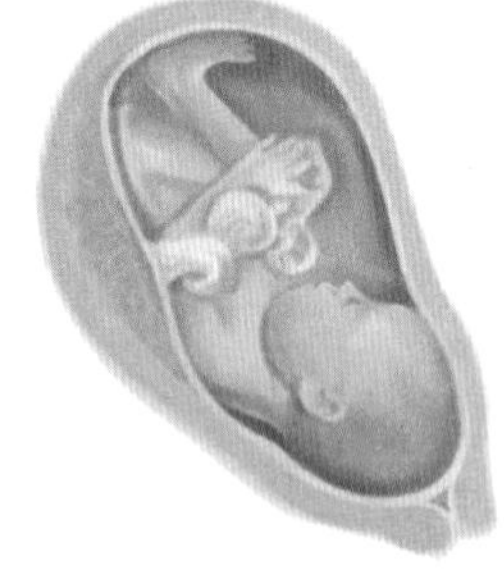

第 36 周

临近分娩，孕妈妈要注意休息，不宜再做“工作狂”。

孕期检查和生活保健

- **孕妈妈如有下列情况，应提前入院：**有内科疾病的孕妈妈，如高血压、重度贫血、肺结核、心脏病等；骨盆及软产道有明显异常，不能经阴道分娩的孕妈妈；突然出现头痛、眼花、恶心、呕吐、胸闷或抽搐的孕妈妈；胎位不正的孕妈妈。

- **骨盆测量很重要：**在孕晚期，所有孕妈妈都应接受骨盆测量。骨盆测量分为外测量和内测量，主要测量孕妈妈骨盆入口和出口的大小，以确定胎宝宝能否顺利自然分娩。医生在为孕妈妈测量骨盆时，孕妈妈要放松腹部肌肉，根据医生的指导做深呼吸。

- **孕 9 月孕妈妈多吃鱼肉：**孕妈妈在孕晚期经常吃鱼肉可帮助胎宝宝成长，减少新生宝宝体重不足的发生概率。鱼肉富含的 ω-3 脂肪酸可促进胎宝宝大脑发育，也有助于胎宝宝皮下脂肪的积累。

- **多吃富含维生素 K 的食物：**孕晚期，孕妈妈适当补充维生素 K 可预防产后大出血，同时也能预防宝宝出生后因缺乏维生素 K 引起的出血疾病。绿叶蔬菜、瘦肉、肝脏中含有丰富的维生素 K，孕妈妈可适当多吃一些。

- **孕期降糖，运动最好：**孕晚期适当运动，不但有利于控制血糖，还可防止妊娠期体重过度增加，对母婴健康都有利。糖尿病孕妈妈应选择比较舒缓、有节奏的运动项目，如散步、缓慢的体操、太极拳等。

缓解孕期不适小妙方

- 见红怎么办：如果流出来的血是鲜红的，无宫缩、无破水即为正常，孕妈妈不必急于去医院。但若见红，血流量超过了月经量则属异常，应及时到医院就诊。
- 肚子痛是要临产了吗：孕晚期，有的孕妈妈会感到子宫收缩，并伴随腹痛，但在床上休息一会儿后，就发现疼痛缓解了，肚子也变软了，这种情况是假性临产；如果孕妈妈感觉到子宫有规律地收缩，并伴随着肚子发硬的情况，一般是临产征兆。孕妈妈应通知家人，做好准备，拿好待产包去医院。

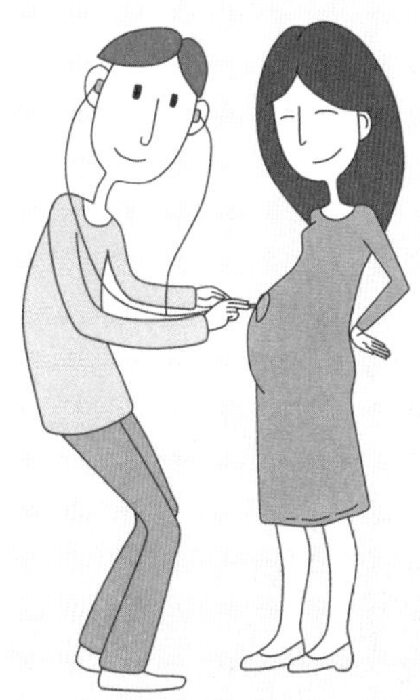

孕 9 月体重管理攻略

孕晚期不要盲目节食

本月是孕妈妈为体重大感头疼的一个月，因为这个月是孕妈妈体重飞速增长的一个月。有些孕妈发现自己体重超标，就开始用节食的方法来控制体重，不过这个方法并不适用于孕妈妈。尤其是在孕 9 月，胎宝宝也在快速地发育，每天都需要摄入充足的营养，如果孕妈妈盲目节食，无法保证摄入足够的营养，从而影响到胎宝宝的正常发育，也会导致孕妈妈分娩时无力，出现难产。

因此，孕妈妈不要盲目节食，可以咨询医生和营养师，根据自己的情况制定合理的食谱，才是科学可靠的控制体重的方法。

体重增长过快、过多，要去医院就诊

在本月孕妈妈体重迅速增长是很普遍的，但如果孕妈妈每周体重增长超过了 2 千克，一定要引起重视。到了孕 9 月，孕妈妈的体重大幅度、快速增长很可能使孕妈妈和胎宝宝的健康受到威胁，应当尽快去医院就诊，及时检查胎宝宝的情况。

体重控制较好的孕妈妈不要松懈

体重增加在标准范围内的孕妈妈也不要放松警惕，坚持合理饮食，少吃容易增肥的食物，如蛋糕、薯片等高糖分、高热量的食物。孕晚期，因为行动不便，孕妈妈懒得再运动了，整天坐着或躺着，使得胃肠的消化能力下降，这样就加重了腹胀和便秘。孕妈妈应防止久坐不动，提倡进行适当的户外活动。坚持进行适量的舒缓运动，既能控制体重也能增强体质，对顺产也有一定帮助。

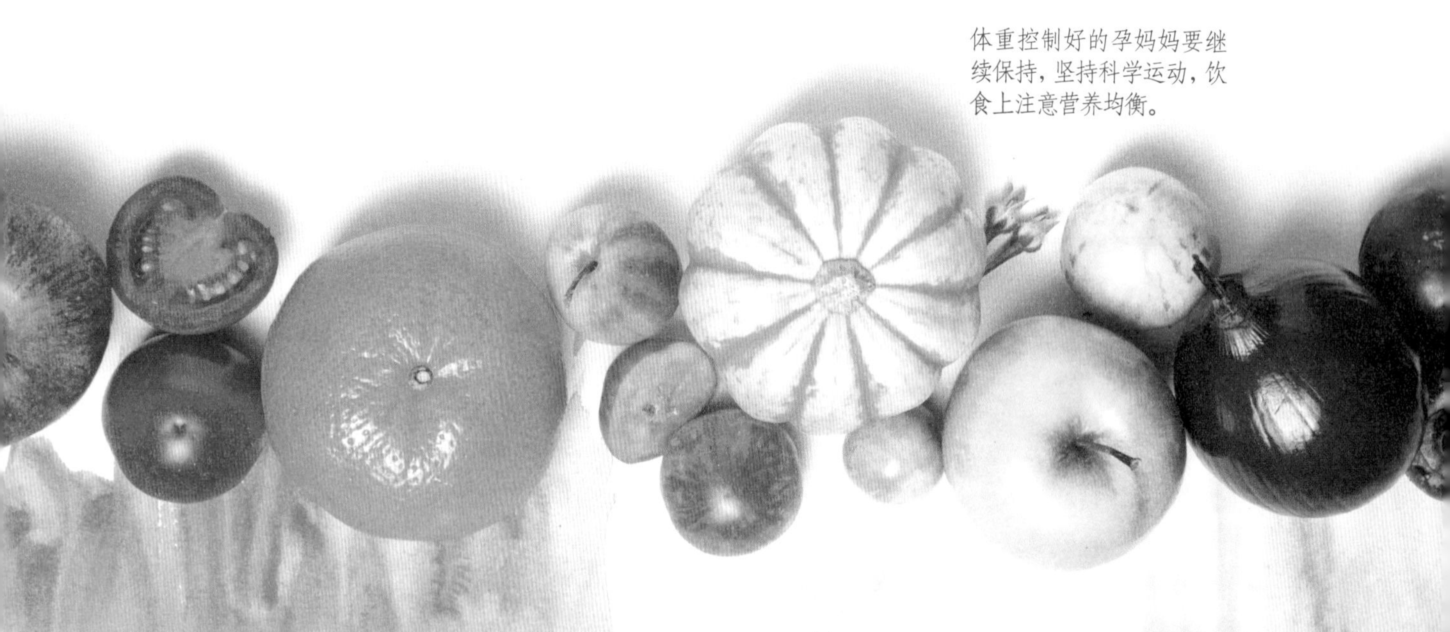

体重控制好的孕妈妈要继续保持，坚持科学运动，饮食上注意营养均衡。

不宜在孕晚期天天喝浓汤

孕晚期不宜天天喝浓汤，尤其是脂肪含量很高的汤，如猪蹄汤、鸡汤等，因为过多的高脂食物不仅让孕妈妈身体发胖，也会导致胎宝宝过大，给顺利分娩造成困难。比较适宜的汤是富含蛋白质、维生素、钙、磷、铁、锌等营养素的清汤，如瘦肉汤、蔬菜汤、蛋花汤、鱼汤等。而且要保证汤和肉一块吃，这样才能较为全面地摄取营养，避免孕妈妈体重过度增长。

没有特殊情况，不宜静卧养胎

离预产期越来越近，孕妈妈的肚子也越来越大，有些孕妈妈停止了运动，转而在家静卧养胎。一些孕妈妈是因为觉得行动不便，怕出现意外，也有一些孕妈妈是因为觉得憋闷气短而放弃了继续运动。如果缺乏运动，肌肉组织中堆积的代谢产物乳酸就来不及运走，加上子宫随着胎宝宝的生长发育而逐渐增大，就会挤压周围的脏器，压迫腰部及下肢血管和神经，产生肌肉酸痛、疲惫无力、下肢水肿、身体笨重的现象。

其实，如果孕妈妈没有胎盘低置、羊水过少等情况，在做好安全防护的基础上，坚持进行舒缓的运动是最好的。这样不仅有利于孕妈妈控制体重，还能保持肌肉力量，增强产力，大大缩短分娩时间、降低分娩难度。

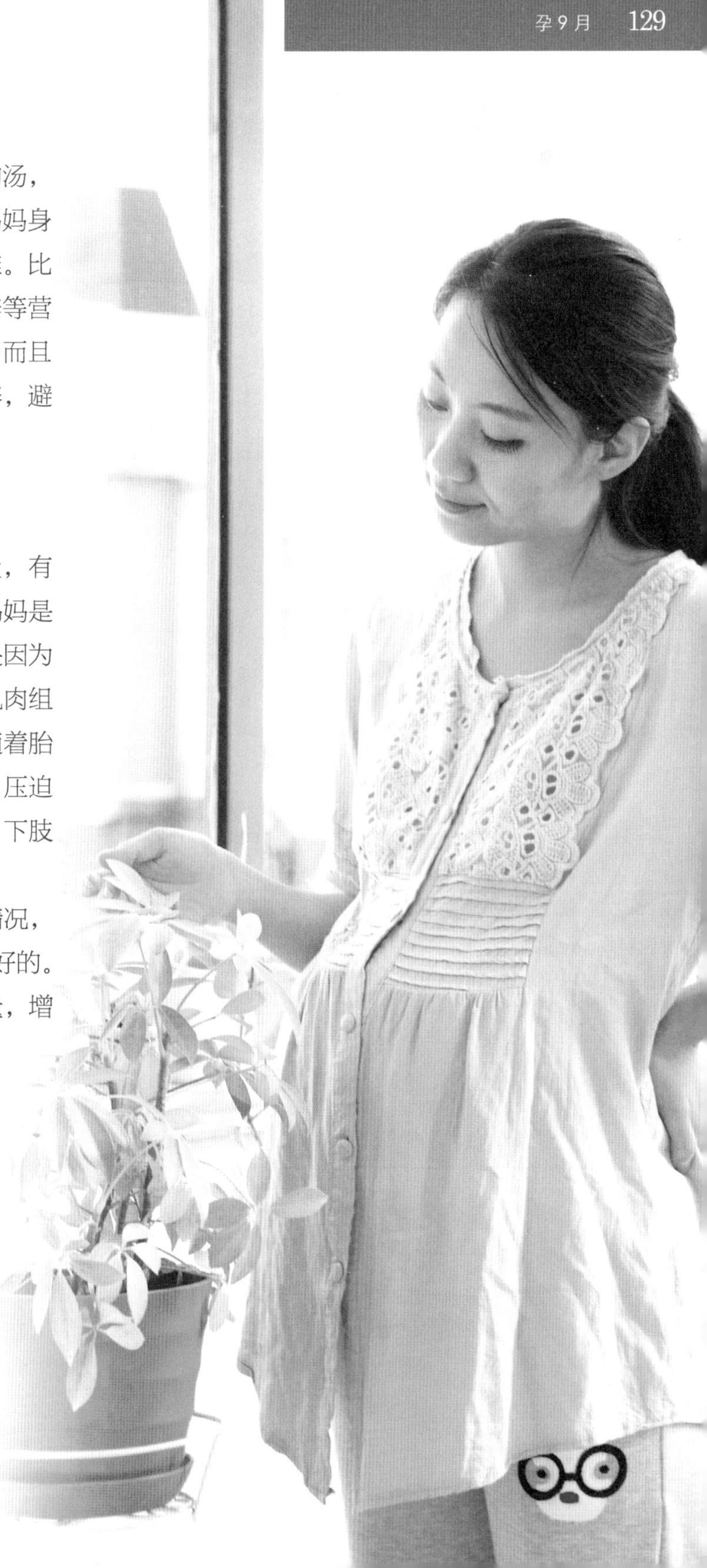

即使临近预产期，孕妈妈也不要总躺在床上，可以在屋子里走动走动。

养胎不长肉这样吃

香油芹菜

原料：芹菜 100 克，当归 2 片，枸杞子、盐、香油各适量。

做法：①当归加水熬煮 5 分钟，滤渣取汁。②芹菜洗净，切段，在沸水中焯过；枸杞子用凉开水浸洗。③芹菜段用盐和当归水腌片刻，再放入少量香油，腌制入味，撒上枸杞子拌匀即可。

功效：芹菜中维生素含量丰富，经常食用可镇静安神、利尿消肿，而且富含膳食纤维，可预防便秘；当归有补血养血、润肠通便的功效。

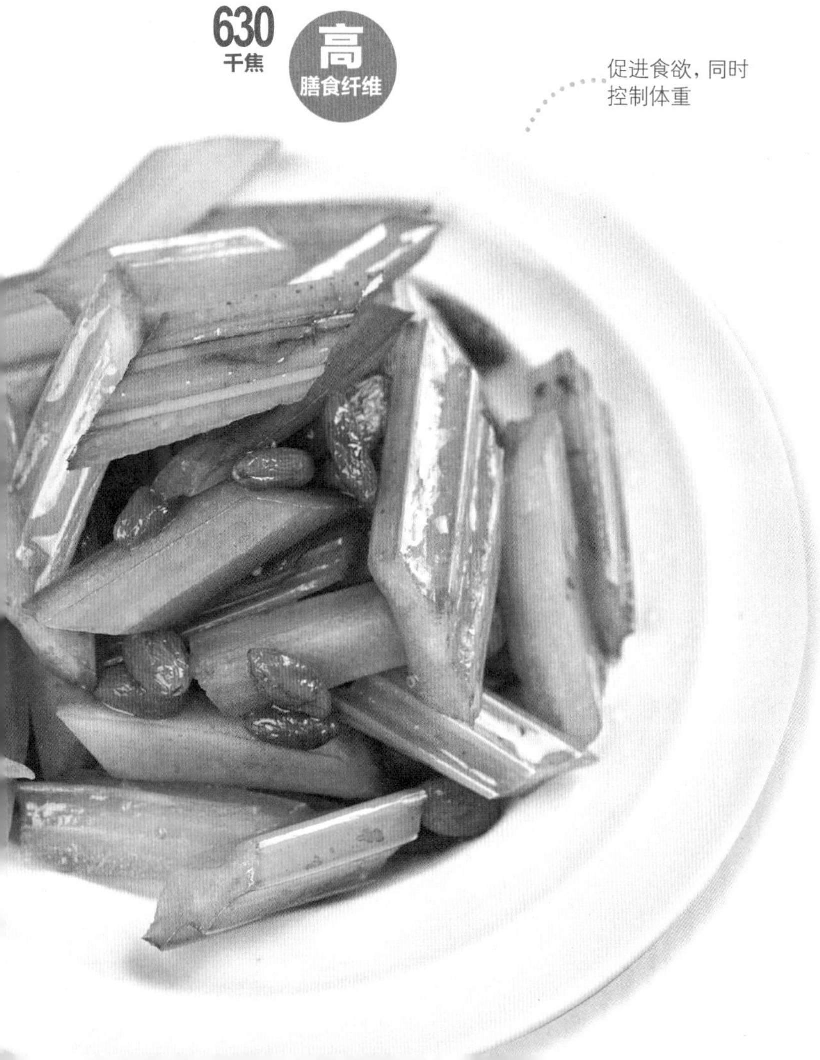

630
千焦
高
膳食纤维

促进食欲，同时
控制体重

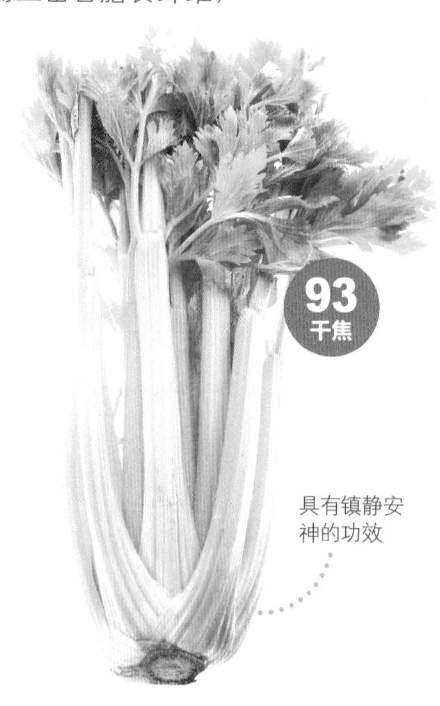

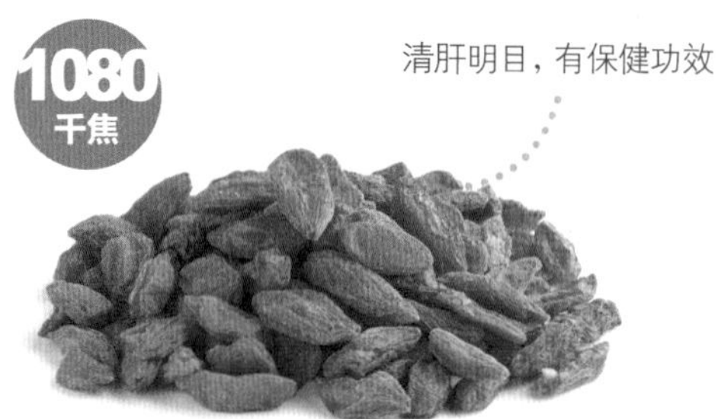

莲藕炖牛肉

原料：牛肉 150 克，莲藕 100 克，姜片、盐各适量。

做法：①牛肉洗净，切大块，汆烫，过冷水，洗净沥干；莲藕去皮，切成片。②将牛肉块、莲藕片、姜片放入锅中，加适量清水，大火煮沸。③转小火慢煲 3 小时，出锅前加盐调味。

功效：莲藕的含糖量不高，又富含维生素和胡萝卜素，可以补充营养；牛肉的脂肪含量较低，适量食用能补充体力又不增重。

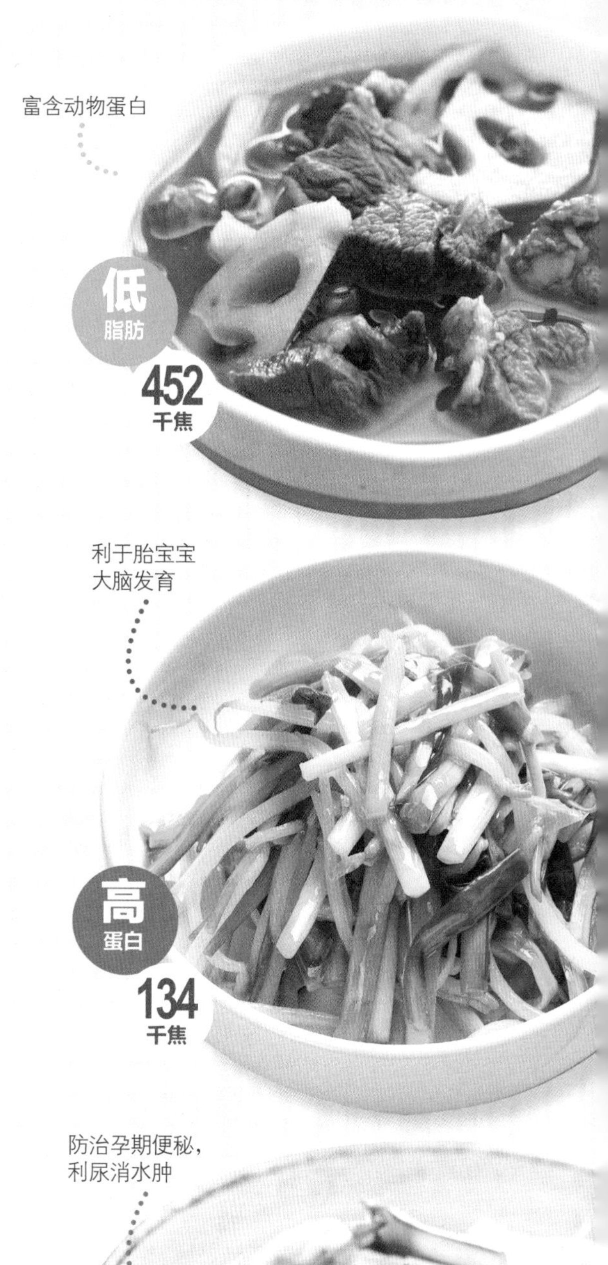

韭菜炒绿豆芽

原料：韭菜 50 克，绿豆芽 30 克，葱花、姜末、盐各适量。

做法：①绿豆芽洗净，沥水；韭菜择洗干净，切段。②油锅烧热，放入葱花、姜末爆香，再放入绿豆芽煸炒，下入韭菜段，翻炒均匀，加盐调味即成。

功效：韭菜富含维生素和膳食纤维，能助消化、补肝肾。绿豆芽中含有蛋白质、多种维生素、膳食纤维和矿物质，有清热解毒、消脂减肥的功效。

冬瓜蛤蜊汤

原料：冬瓜 100 克，蛤蜊肉、青菜各 50 克，盐适量。

做法：①冬瓜洗净，去皮和瓤，切片；青菜洗净切段。②锅内放入冬瓜片，加适量清水煮沸。③加入蛤蜊肉、青菜，煮熟后加盐调味即可。

功效：此汤富含膳食纤维，可以防治孕期便秘，还有利尿消水肿的功效。

洋葱炒牛肉丝

原料：牛里脊肉 50 克，洋葱 200 克，淀粉、酱油、料酒、葱末、姜末、盐各适量。

做法：①牛里脊肉切成丝，用淀粉、酱油、料酒、姜末、盐腌制；洋葱切成丝。②油锅烧热，放姜末、葱末煸炒，再把腌好的牛肉丝放入，用大火快炒后取出。③将余油烧热后，放入洋葱丝、牛肉丝，大火快炒几下，用盐调味即成。

功效：牛肉和洋葱都是含铁丰富的食物，牛肉还具有补脾胃、益气血、强筋骨等作用，同时脂肪含量较低，适量食用不会使体重过度增长。

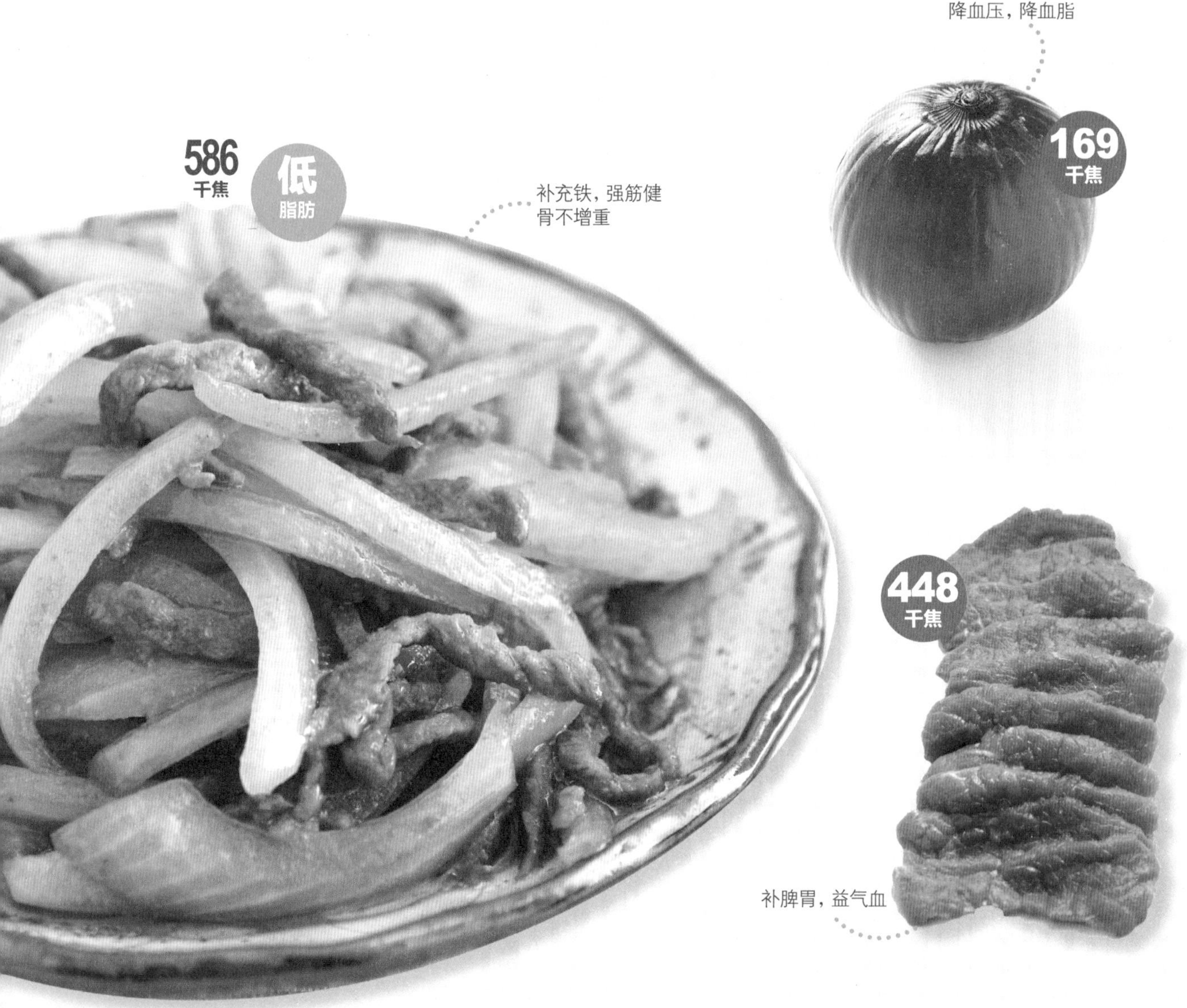

金针莴笋丝

原料：莴笋1根，金针菇1把，葱末、盐各适量。

做法：①将金针菇洗净，切去根部；莴笋洗净削皮后切成细丝。②油锅烧热，爆香葱末，加入金针菇炒软，随后下入莴笋丝翻炒片刻，出锅前加盐调味即可。

功效：此菜可降低胆固醇，增强孕妈妈的免疫力，高营养，低热量，适合减肥时食用。

什锦果汁饭

原料：大米100克，牛奶250毫升，苹果丁、菠萝丁、葡萄干、蜜枣块、核桃仁碎、白糖、番茄酱、水淀粉各适量。

做法：①将大米洗净，加入牛奶和水煮成饭，加白糖拌匀。②将番茄酱、苹果丁、菠萝丁、葡萄干、核桃仁碎、蜜枣块放入锅内，加水和白糖烧沸，加水淀粉，制成什锦酱料，浇在米饭上即可。

功效：什锦果汁饭中维生素C含量丰富，可以促进孕妈妈对铁、钙等营养成分的吸收，适量食用既可以满足孕期营养需要，又不会使体重过度增长。

木耳拌菜花

原料：菜花200克，木耳5克，盐、香油各适量。

做法：①菜花洗净，掰成小朵；木耳泡发，洗净。②将菜花、木耳分别焯水，沥干。③将菜花、木耳搅拌在一起，加入盐调味，淋上香油即可。

功效：菜花中含有丰富的维生素C和可促进肠胃蠕动、缓解便秘的膳食纤维。木耳可以益气强身，并对妊娠高血压疾病有一定的食疗作用。

既能增强免疫力，又不会使体重过度增长
低
脂肪
213
千焦
补充维生素C，营养不增重
高
蛋白
661
千焦
补充维生素C，缓解便秘，防治妊娠高血压疾病
高
膳食纤维
209
千焦

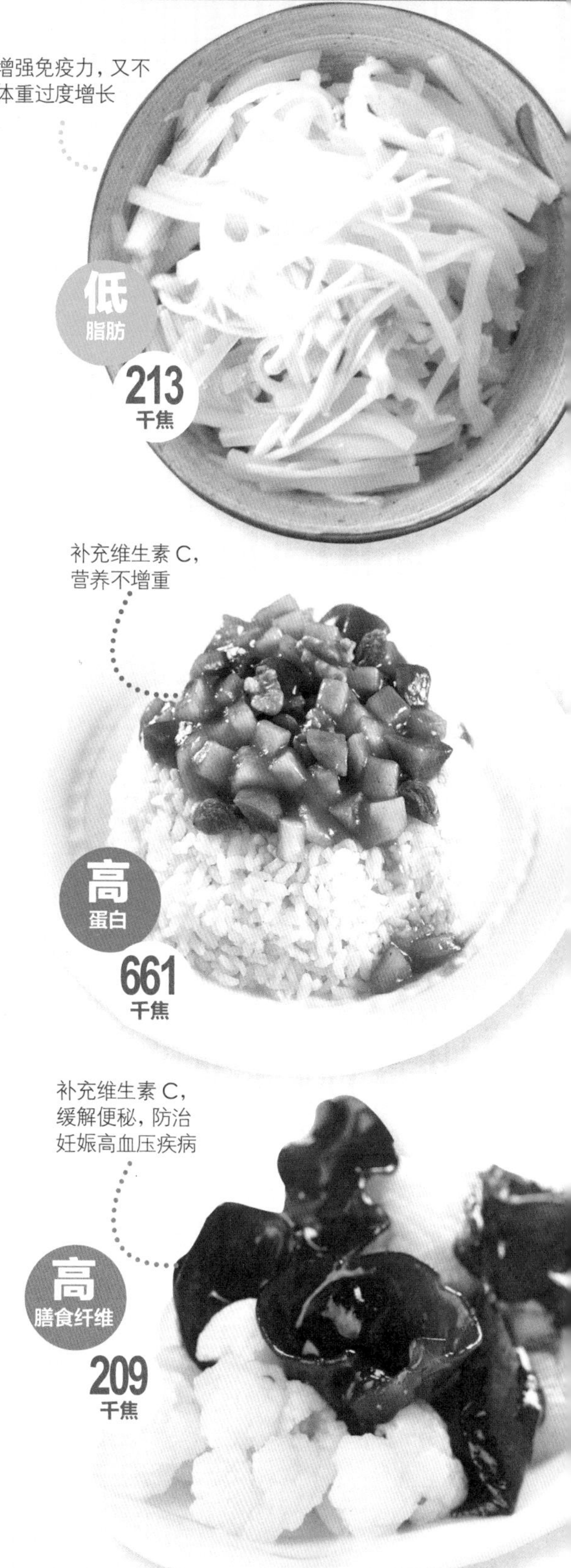

锻炼部位

- 拉伸腿部韧带
- 锻炼背部肌肉
- 锻炼髋部肌肉
- 舒展脊柱

健康运动不超重

单腿坐立前屈式，帮助脊柱挺立伸长

练习单腿坐立前屈式瑜伽动作，可以帮助孕妈妈拉伸腿部韧带、锻炼背部和髋部肌肉，有助于改善消化系统和泌尿系统功能。

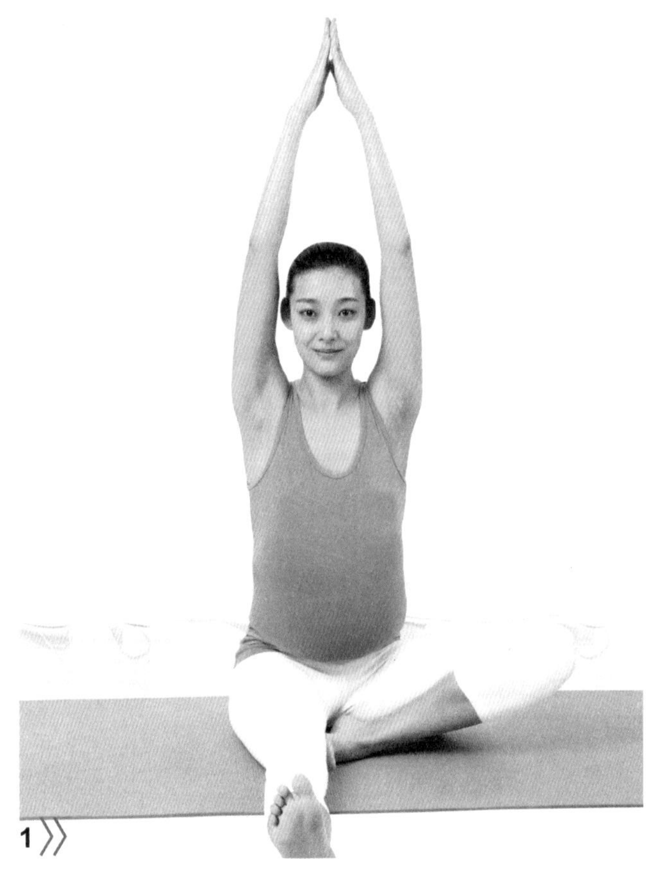

1》

坐在垫子上，双腿向前伸直。弯曲左膝，左脚跟放在会阴部。右脚脚趾向上跷起，右脚跟拉伸，双手放在两侧髋关节上，身体前后摆动，脊柱要保持直立。吸气时缓慢地把手臂举过头顶，双手合十或手心相对。

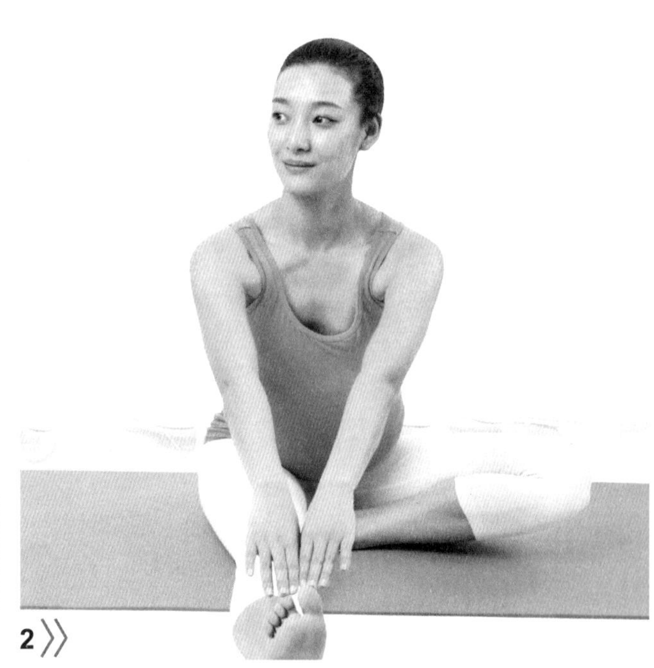

2》

呼气的同时手臂向前伸直。手指尽量接触右脚脚尖，但不勉强，以不压迫腹部为宜。注意脊柱不要弯曲。进行有规律的呼吸。然后缓慢放下手臂，置于身体两侧，换腿练习。

3 》

也可以利用一条带子或毛巾辅助完成，感觉舒适的情况下保持这个姿势，并有规律地呼吸。另外，双腿的练习时间要相同。

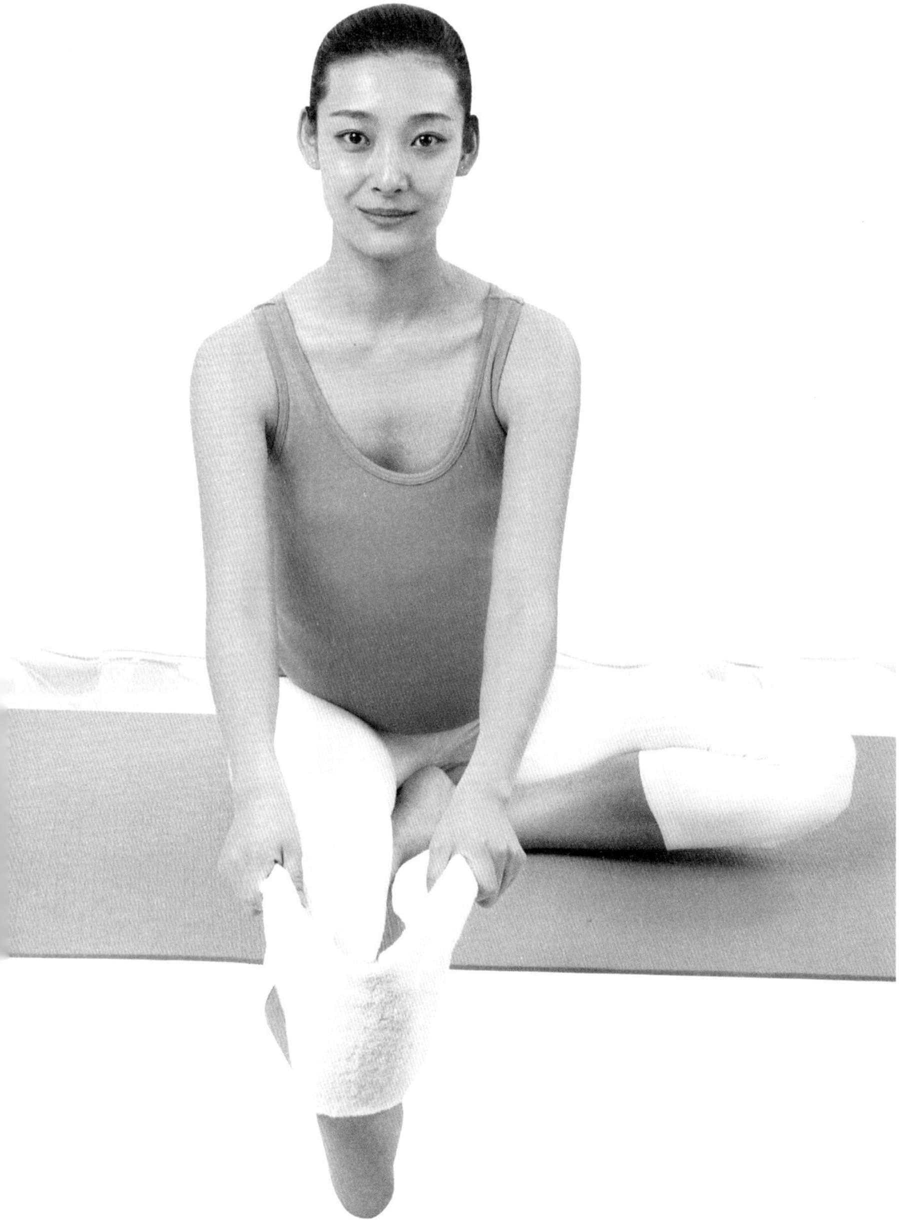

安全助顺产

可以拉伸腿部韧带、脊柱和髋部肌肉。

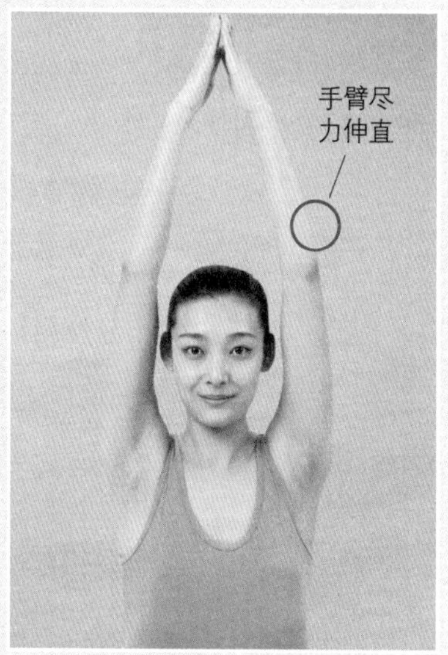

降低难度这样做

孕妈妈应根据个人情况，使用长度合适的带子或毛巾，保证身体既感觉舒适，又能达到运动效果。

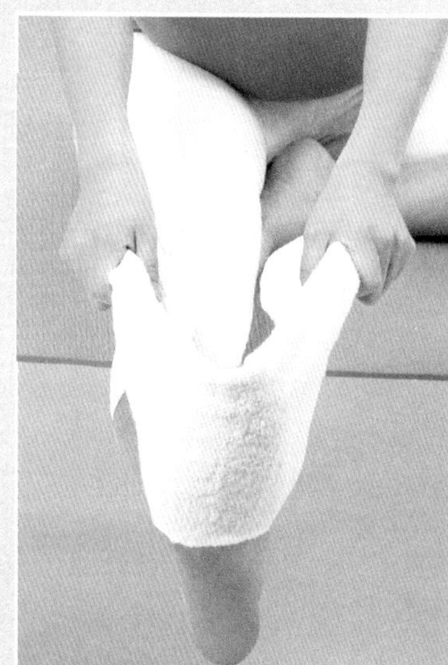

锻炼部位

- 锻炼腰部
- 锻炼骨盆
- 放松下肢
- 放松手臂肌肉

放松运动，锻炼腰部及骨盆

孕 9 月，孕妈妈可以做一些伸展腰部的运动，也可以做做放松运动，在活动腰部的同时，也可以使下肢和全身得到放松。

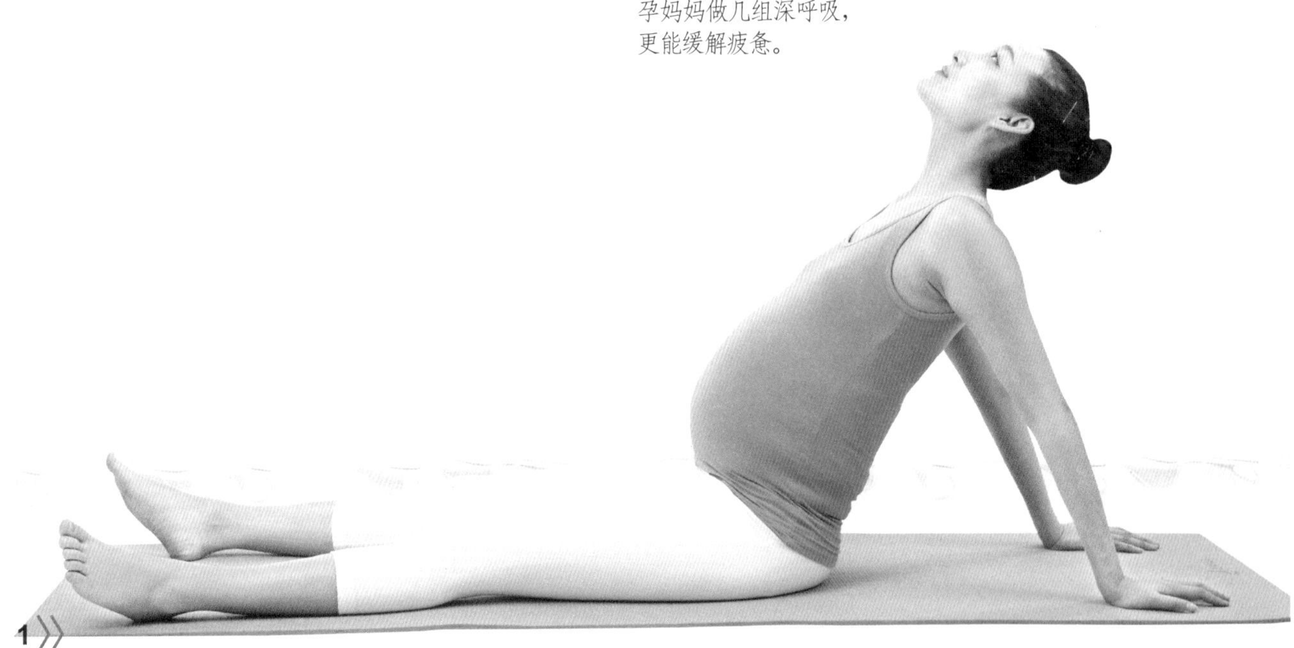

孕妈妈做几组深呼吸，更能缓解疲惫。

1 全身放松，双腿伸直坐在垫子上，双手放在身后支撑身体。调整呼吸，使气息均匀，也可以闭上眼睛，仰起头，这样会更惬意放松。

2 》

起始动作坚持 1 分钟左右后，身体稍向后靠，左腿蜷起。左脚尽量抵住右侧的大腿，体会左腿屈膝的感觉。

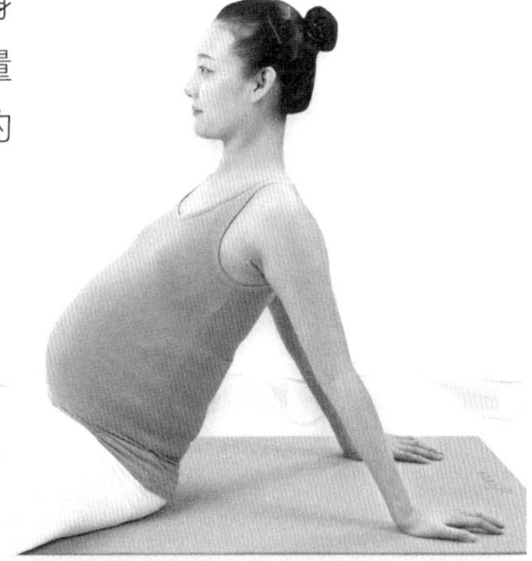

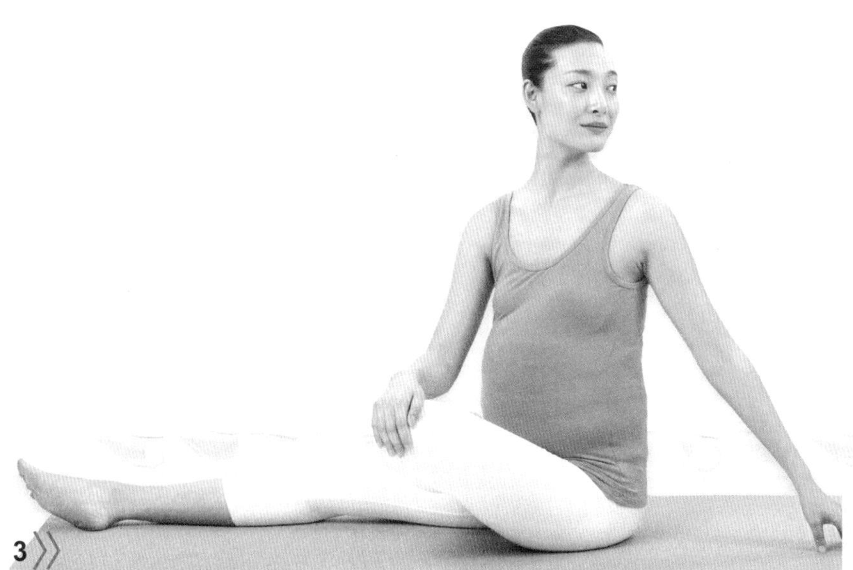

3 》

将蜷起的左腿放于右腿上面，上半身在左胳膊的带动下向左稍转，右手放于左膝盖上。换另一侧腿后，再依照此动作向右转。然后恢复到盘腿动作，双手放在膝盖上，放松一下。

安全助顺产

可以伸展腰部，舒缓下肢压力。

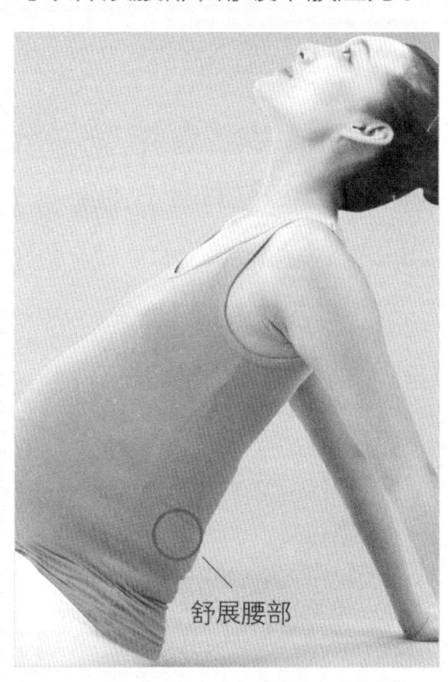

降低难度这样做

做身体扭转动作时，孕妈妈尽力而为即可，不要强求。

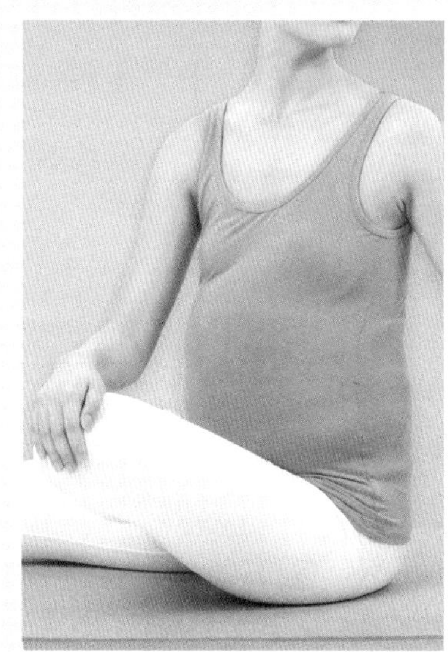

锻炼部位

改善骨盆的血液循环

锻炼下背部肌肉

锻炼骨盆肌肉

坐角式，改善骨盆的血液循环

这套动作可以强健骨盆区域和下背部的肌肉，柔软腹股沟，改善骨盆和腹部的血液循环。注意，如果胎宝宝已在孕 36 周之前入盆，请不要练习此体式；如果在孕 32 周时胎宝宝依然是臀位，也请不要再练习。

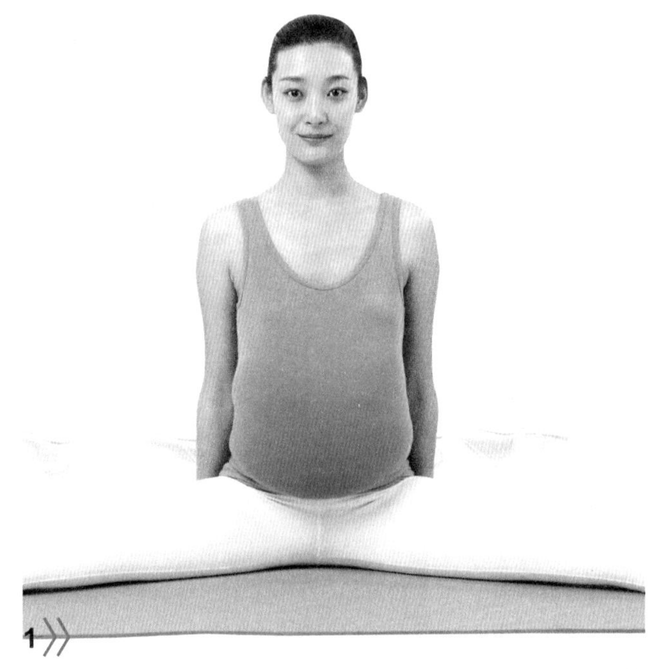

1

坐在垫子上，双腿向两侧打开，从大腿内侧拉伸向脚跟，双腿有力地向下压地面，脚跟也尽力下压，不离开地面，双手放于身后，手指尖点地。此动作可在臀部下方垫毛毯或者背部靠墙来完成。保持轻柔的呼吸 5~8 组。

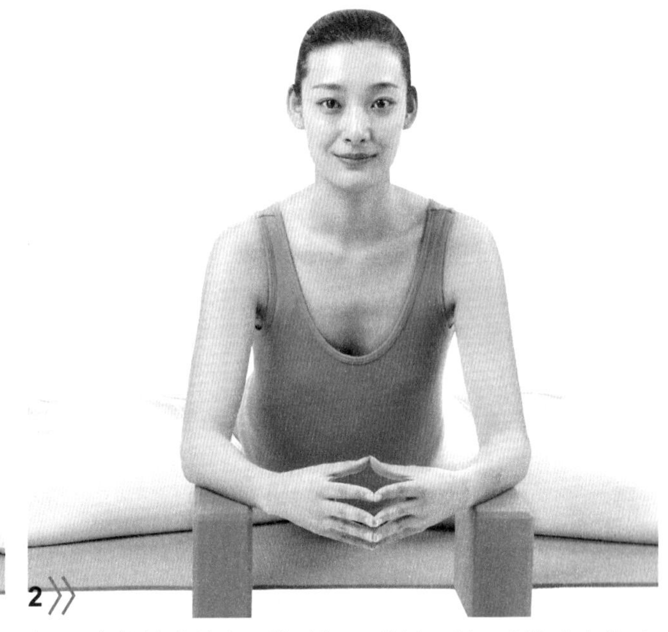

2

如果感觉此坐姿相对轻松，可以在呼气时带动身体向前，双手撑于地面上或是用瑜伽砖来支撑；在此体式保持呼吸 5~8 组或者更长一些时间。吸气时，双手推地面，向上坐起，同侧手放于膝盖下方将双腿收回。

巴拉瓦伽扭转，缓解后背疼痛

锻炼部位

- 锻炼胸椎
- 锻炼腰椎
- 拉伸背部肌肉

巴拉瓦伽扭转通过身体的扭转作用于孕妈妈的胸椎和腰椎，从而使背部柔软灵活，可改善背部僵硬、疼痛的症状，还可以使孕妈妈呼吸更顺畅。刚开始练习时只要感受到作用到了胸椎和腰椎就好。

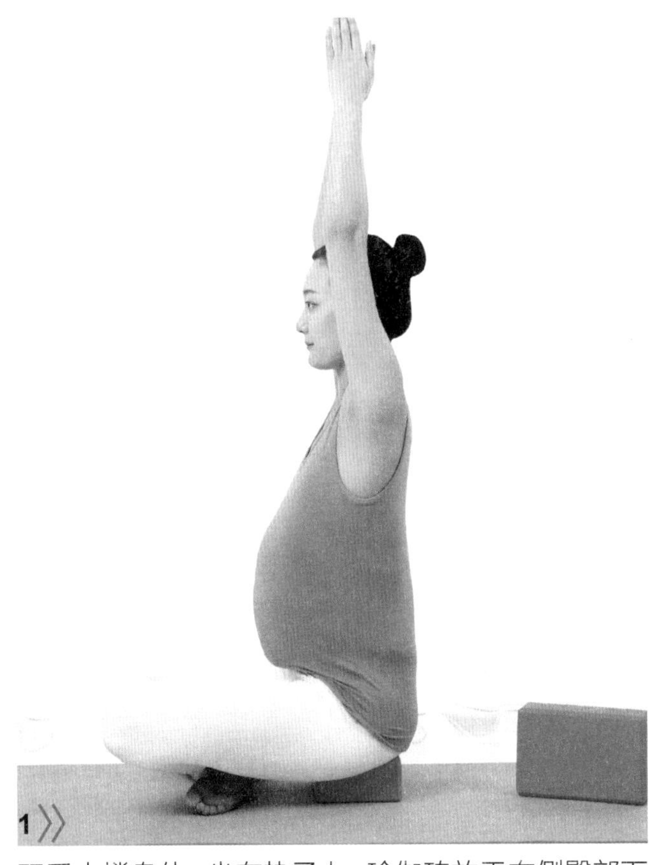

1

双手支撑身体，坐在垫子上，瑜伽砖放于右侧臀部下方，双脚盘起，坐在瑜伽砖上，右脚在左腿下方，脚心向上，保持双脚用力向下推地，身体向上立高，同时沉左侧坐骨向下，准备一个支撑物在身体后侧。吸气，手臂向上伸展。

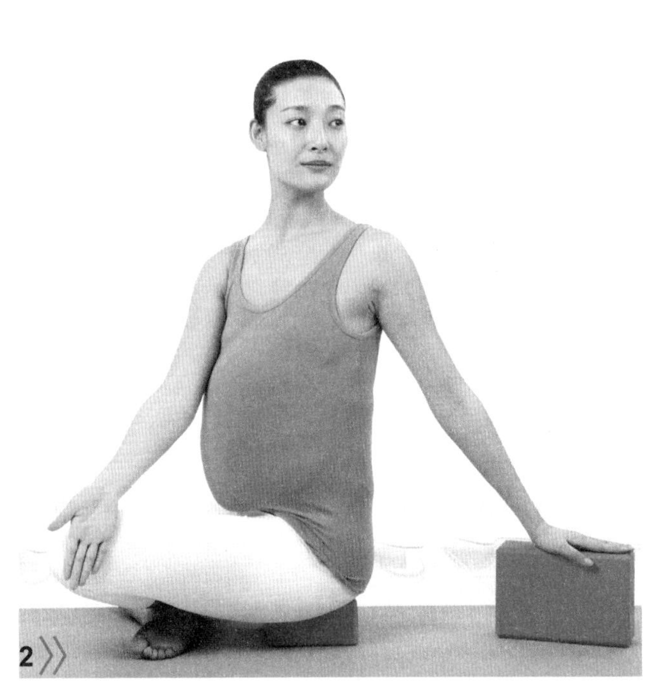

2

呼气，身体向左侧扭转，双手分别放于左腿大腿外侧和身体后侧的支撑物上。再次吸气，双手找到推腿和支撑物的力量，使脊椎上提；呼气，带动身体向后扭转，两肩放松，胸廓上提，颈部尽可能地扭转向后。保持 5~8 组呼吸后随吸气收回。换另外一侧练习。

孕10月
只养胎不长肉

孕妈妈就要跟宝宝见面了，为了能够顺利分娩，孕妈妈要继续控制体重，均衡营养。在临近预产期时，孕妈妈可以适当放松对体重的控制，但是不能暴饮暴食。孕妈妈选择的运动要既能达到增强产力、控制体重的目的，又能保证孕妈妈和胎宝宝的安全。

你的专属体重计划

临近预产期的几天可以稍微放松体重控制，适量食用一些能为分娩储备足够体力的高蛋白食物。

控制体重，养胎不长肉

为了胎宝宝的健康和顺利分娩，孕妈妈还是需要关注自身体重的增长，坚持用合理的饮食来保证营养，并通过适当运动增强产力，控制体重。

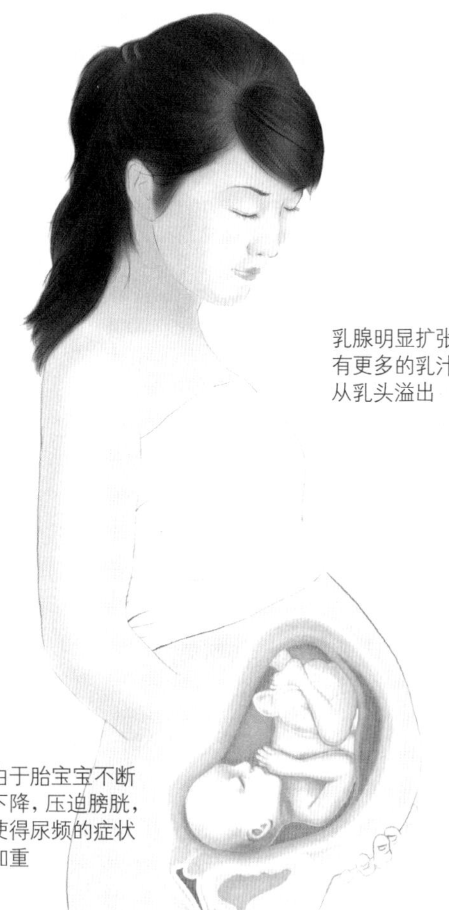

孕妈妈的变化

孕妈妈的宫高为32~34厘米，肚子已经很大了，乳腺明显扩张。

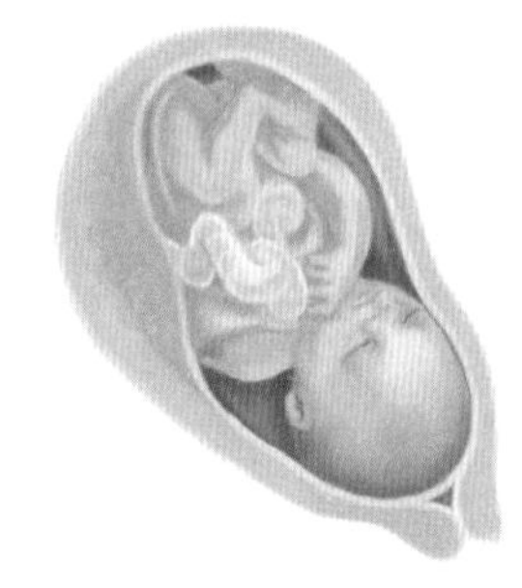

第37周

此时孕妈妈保持平和心态，千万不能焦虑、急躁，以防心理难产。

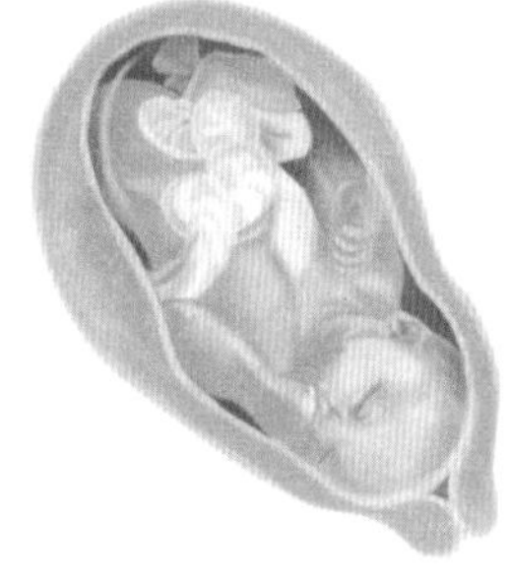

第38周

此时孕妈妈要保持精力充沛，避免疲倦劳累，这是保证顺产的重要条件。

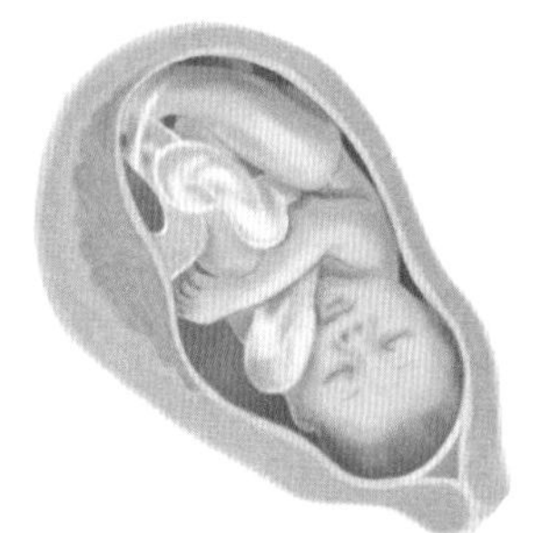

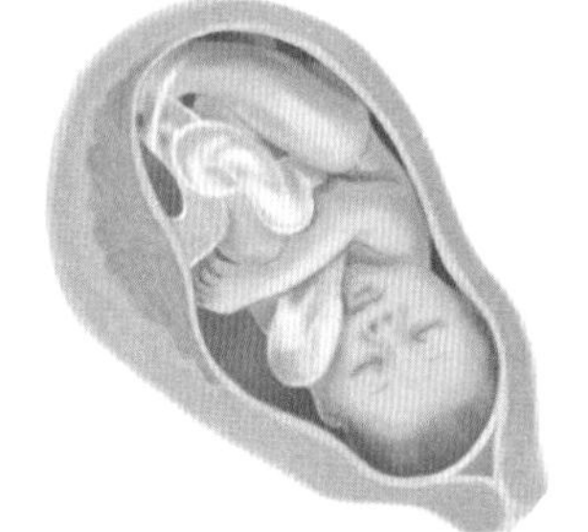

第39周

越是临近分娩孕妈妈越要在生活上细心，以最佳的身体状态迎接分娩。

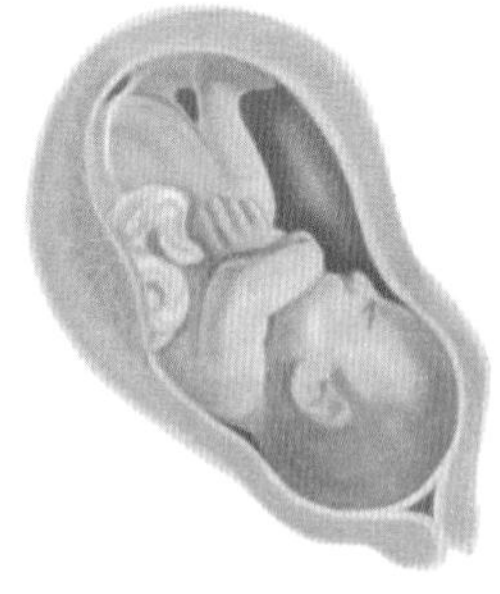

第40周

就要见到胎宝宝了，孕妈妈的心情容易起伏，但一定要保持积极乐观的心态。本月孕妈妈体重增长不宜超过1.6千克。

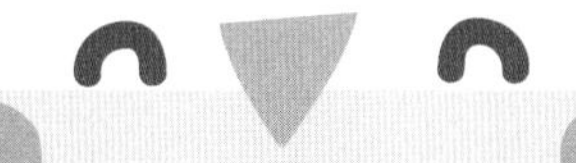

孕期检查和生活保健

了解过期妊娠：如果胎宝宝在孕 42 周内没有出生，就被称为过期妊娠。过期妊娠应及时就医，明确胎宝宝是否出现宫内缺氧，并进行胎心监护。

正常情况下不要过早入院：身体情况正常的孕妈妈不要过早入院，因为孕妈妈入院后较长时间不临产，会有一种紧迫感，而产科病房内的每一件事都可能影响孕妈妈的情绪，这种影响有时候并不是有利影响。

孕妈妈可多吃黑米：黑米具有健脾润肠、养肝明目等功效，可缓解便秘、食欲不振、脾胃虚弱，适当食用对身体有益。

待产期间适当进食：待产期间饮食不仅要富有营养，还要做到易消化，口味清淡的菜肴（如馄饨、面条、鸡汤等）更容易被孕妈妈接受。孕妈妈产前不要摄入过量食物，否则会造成腹胀，给孕妈妈分娩造成困难。

助顺产又能控制体重的运动：散步可以锻炼骨盆肌肉，能够增强产力；深蹲可以锻炼腿部肌肉，能增强子宫将胎宝宝推出的力量，宫缩时做深蹲还有助于减轻疼痛。但深蹲的速度要慢，力度要轻柔，如有不适立即停止运动。

分娩之前宜这样散步：孕妈妈散步时，要以放松短小的步伐向前迈，一定要以身体感觉到舒适的节奏进行，手臂自然放在身体两侧。散步时还可训练分娩时的呼吸方法，用鼻子深吸气，然后用口呼气。最好在空气清新的户外或者绿荫下散步。

缓解孕期不适小妙方

- 破水了怎么办：真正的分娩破水像流水一样，活动以后流量更多，孕妈妈感觉明显。这个时候应该立即去医院。第一次生产的孕妈妈，无腹痛、无流血可以直接坐车到医院。而经产妇要尽量平躺着，抬高臀部，有必要可叫救护车。
- 胎盘早剥怎么办：如果孕妈妈在孕 10 月感觉阵痛变成了持续性腹痛，阴道出血，且出血量比以前有所增加时，可能是胎盘早期剥离。出现这种情况，孕妈妈要立即告诉医生。如确诊为胎盘早期剥离，医生须立即为孕妈妈实施剖宫产。

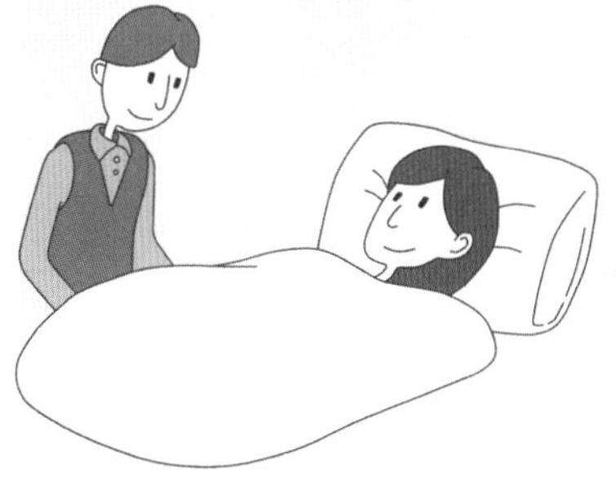

孕 10 月体重管理攻略

即将分娩，仍要控制体重

本月孕妈妈既要保证胎宝宝的营养，又要为分娩储存体力，很容易导致营养过剩，使孕妈妈迅速长胖，还会导致胎宝宝过大，增加分娩难度。因此，为了能够顺利分娩，孕妈妈还是要注意控制体重，平时的饮食营养要均衡，到了预产期的前几天，可以稍微放松体重控制，食用能为分娩储备足够体力的高蛋白食物，但也不宜食用过多，保持体重控制在每周增加 0.4 千克为宜，每周增长依然不要超过 0.5 千克。

分娩需要能量，但不要暴饮暴食

分娩时需要消耗很多能量，有些孕妈妈想要为分娩做好体能准备，于是就暴饮暴食，摄入过量营养。其实不加节制地摄取高营养、高热量的食物，会加重肠胃的负担，造成腹胀，还会使胎宝宝过大，容易在分娩时造成难产或导致产伤。孕妈妈产前可以吃一些少而精的食物，如鸡蛋、牛奶、瘦肉、鱼、虾和豆制品等，防止胃肠道充盈过度或胀气，以便顺利分娩。

低脂肪、高蛋白食物补体力又不长胖

这是孕期的最后一个月，孕妈妈的体重会达到最高点，不过这个月初期孕妈妈还是需要控制体重的。在逐渐临近预产期时，孕妈妈应当以增加体力为主。分娩相当于一次重体力劳动，初产妇从规律宫缩开始到宫口开全，大约需要 12 小时，孕妈妈必须有足够的能量供给，才能有良好的子宫收缩力。待宫口开全，孕妈妈才有体力把宝宝分娩出来。为了宝宝及自身的健康，孕妈妈可以吃低脂肪、高蛋白的食物，如鸡肉、鸭肉、鱼等食材。

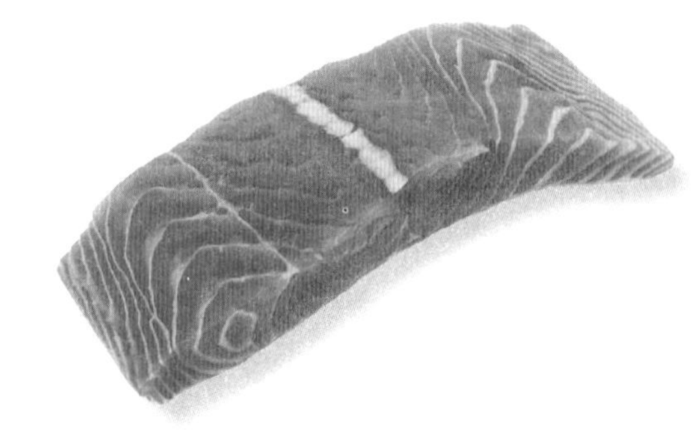

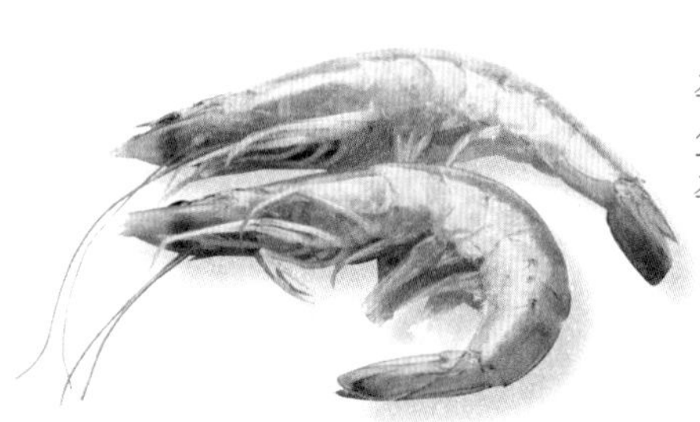

孕妈妈产前可以吃一些鱼、虾和豆制品等，对孕妈妈顺利分娩有益。

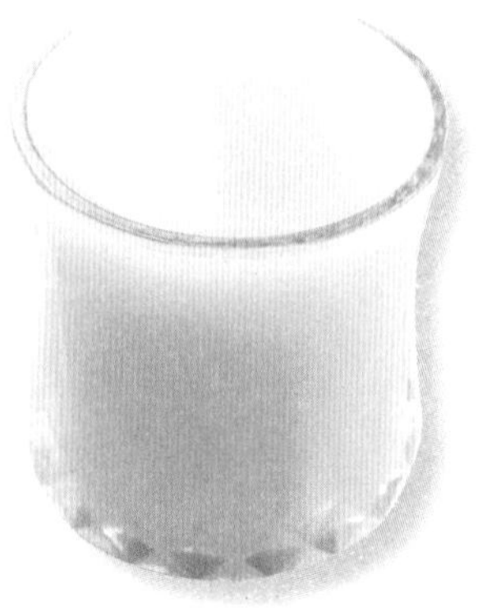

不宜大量摄入膳食纤维

膳食纤维能够促进肠道蠕动，清除体内废物，防止脂肪堆积，对孕妈妈控制体重有帮助。但是到了即将分娩的孕10月，孕妈妈最好不要大量进食膳食纤维来控制体重，这是因为这一时期胎宝宝已经长得很大了，肠胃因被挤压已经感觉不适，如果孕妈妈再大量食用富含膳食纤维的食物，强迫肠道蠕动，很有可能引起腹胀、产气过多，甚至发生腹痛和肠梗阻。

孕10月摄入膳食纤维应适量，可以用富含膳食纤维的食物搭配富含碳水化合物的主食一起食用，如粗粮粥、糙米饭等，烹饪时注意做到食物软烂、易消化。

适量运动，为顺产做准备

适度运动可以缩短孕妈妈的分娩时间，疼痛也会减轻，对胎宝宝和孕妈妈都有好处。怀孕时坚持运动的孕妈妈，除了可较快分娩外，产后恢复也会比不运动的孕妈妈要好些。下面这几个简单的运动可以帮助孕妈妈顺利分娩，但是要先咨询医生并确保安全。

1. 跪在床上或垫子上，用双臂支撑，头部、背部和臀部尽量保持在一条直线上，上下轻轻摇摆骨盆，可加强腰部肌肉力量。
2. 盘腿坐，两脚掌相对，双手轻按双脚或膝盖，可拉伸大腿与骨盆肌肉。
3. 背部靠墙站立，两脚分开，与肩同宽，靠着墙慢慢上下滑动身体，有助于打开骨盆。

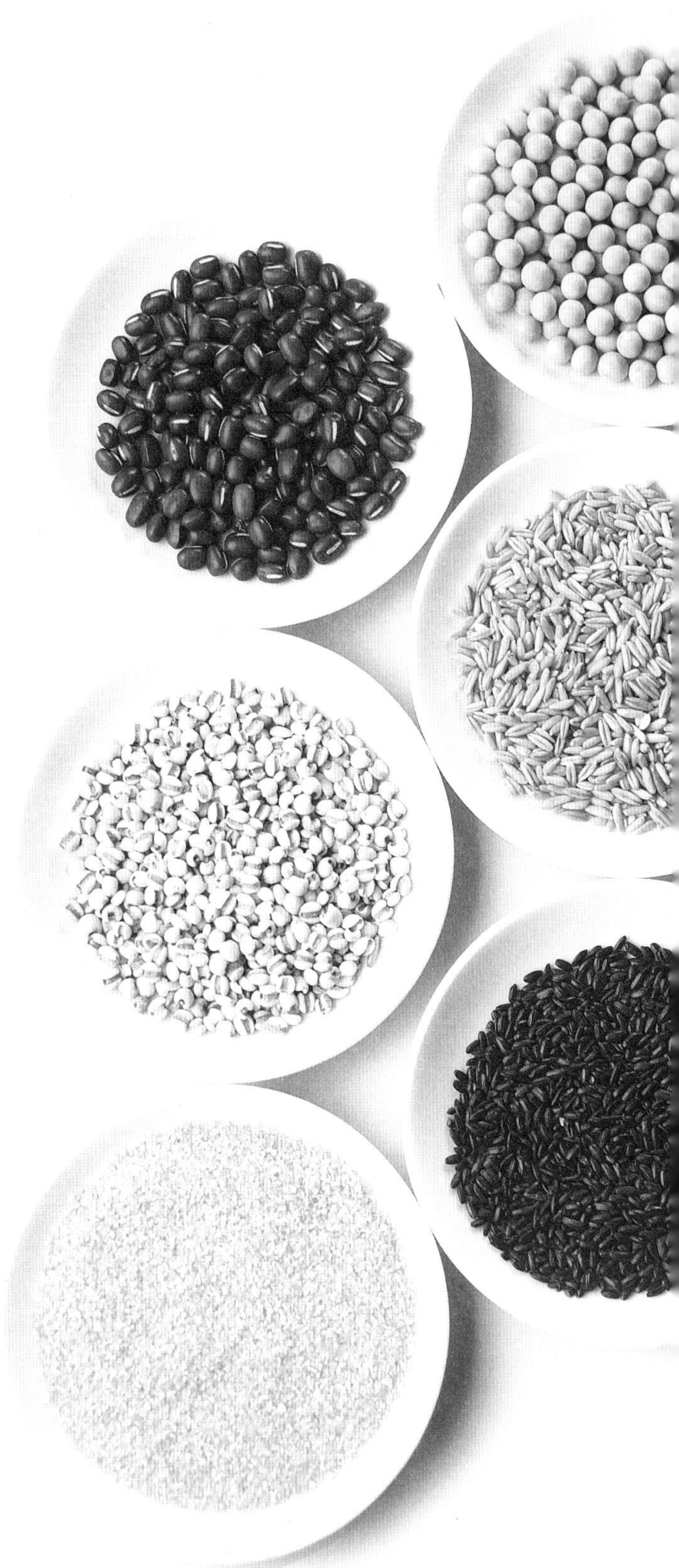

孕妈妈可以用富含膳食纤维的食物搭配富含碳水化合物的主食一起食用，注意不宜大量摄入膳食纤维。

养胎不长肉这样吃

蛤蜊蒸蛋

原料： 鸡蛋2个，蛤蜊50克，料酒、盐、香油各适量。

做法：①蛤蜊提前一晚放入淡盐水中吐沙。②蛤蜊清洗干净，放入锅中，加水和料酒炖煮至开口，捞出蛤蜊，蛤蜊汤备用。③鸡蛋加适量蛤蜊汤、盐打均匀，淋入香油，加入开口蛤蜊，盖上保鲜膜，上凉水蒸锅大火蒸10分钟即可。

功效：蛤蜊中含有大量的锌、钙等矿物质，有助于胎宝宝头发的生长。

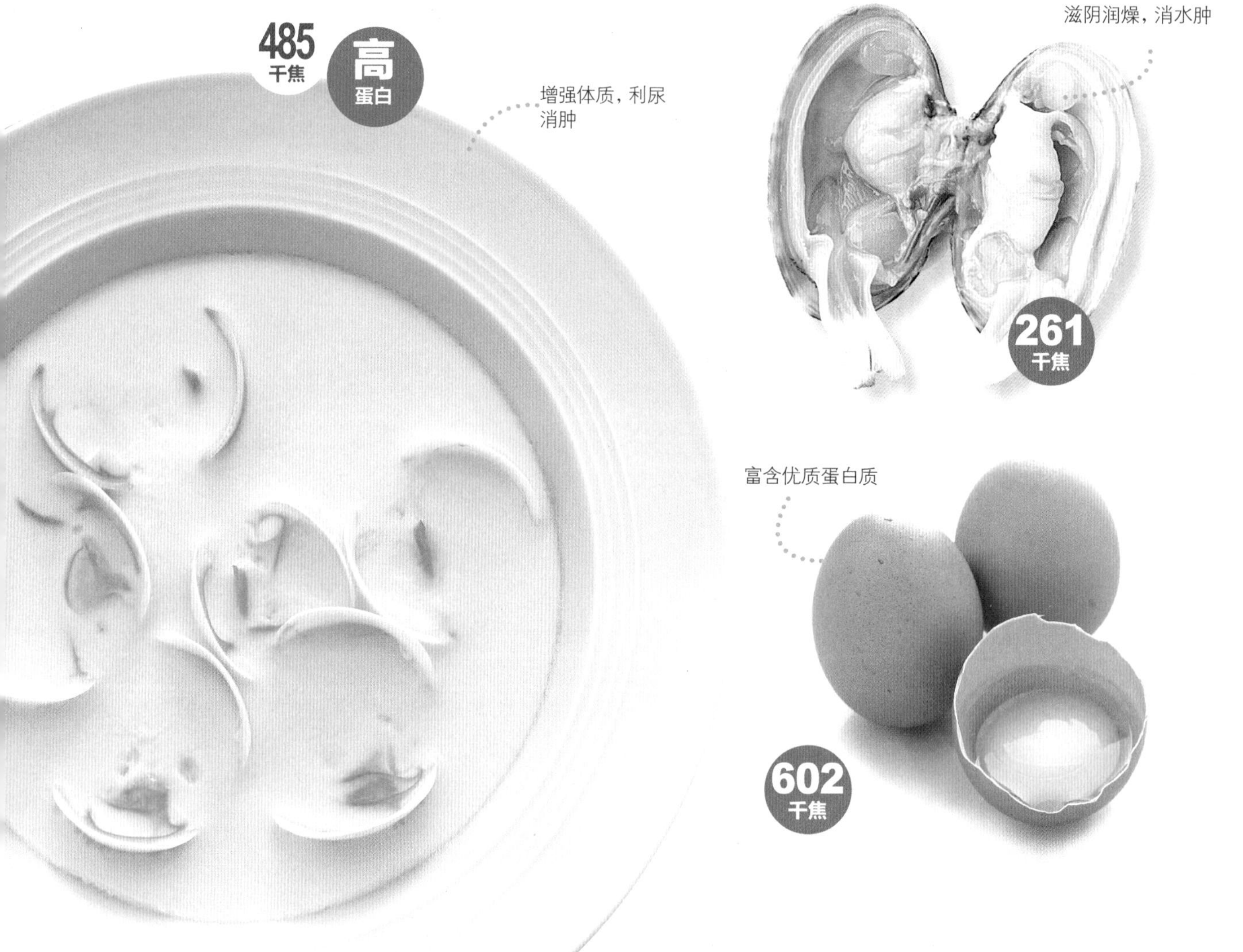

橘子爽

原料：橘子 2 个，冰糖适量。

做法：①将橘子剥成瓣，择去橘络，备用。②冰糖放入冷水中，大火煮化，水沸后将橘瓣放入锅中加盖煮。③待变色发软后用勺子轻压，使橘子充分吸取糖汁。④继续煮 2 分钟后，将汤汁与橘子盛出即可。

功效：橘子爽果汁非常爽口，宫缩间歇时孕妈妈喝点，不仅能放松情绪，还可恢复体力。

彩椒鸡丝

原料：鸡腿 2 只，青椒、红椒各 50 克，葱花、姜末、蒜末、白糖、蚝油、盐各适量。

做法：①将鸡腿洗净，放入锅中，煮至熟透，捞出，撕成小条。②青椒、红椒洗净，去籽，切成细条。③油锅烧热，放入姜末和蒜末炒香，然后放入青椒条、红椒条翻炒。④放入鸡肉条，翻炒片刻后，依次加盐、白糖、蚝油、葱花，大火翻炒均匀即可出锅。

功效：彩椒含有丰富的维生素 C 和多酚类物质，能抗氧化，还能助消化，缓解肌肉疼痛。

西葫芦饼

原料：西葫芦 1 个，面粉 200 克，鸡蛋 2 个，盐适量。

做法：①鸡蛋打散，加盐调味；西葫芦洗净，切丝。②将西葫芦丝放进蛋液里，加面粉搅拌均匀，如果面糊稀了就加适量面粉，如果稠了就加一个鸡蛋。③油锅烧热，将面糊放进去，煎至两面金黄，盛盘即可。

功效：西葫芦饼清热利尿，有利于防治孕期水肿。

放松情绪，
恢复体力
高
膳食纤维
297
千焦
补充多种维生素，助
消化，缓解肌肉疼痛
低
脂肪
502
千焦
清热利尿，防
治孕期水肿
高
膳食纤维
640
千焦

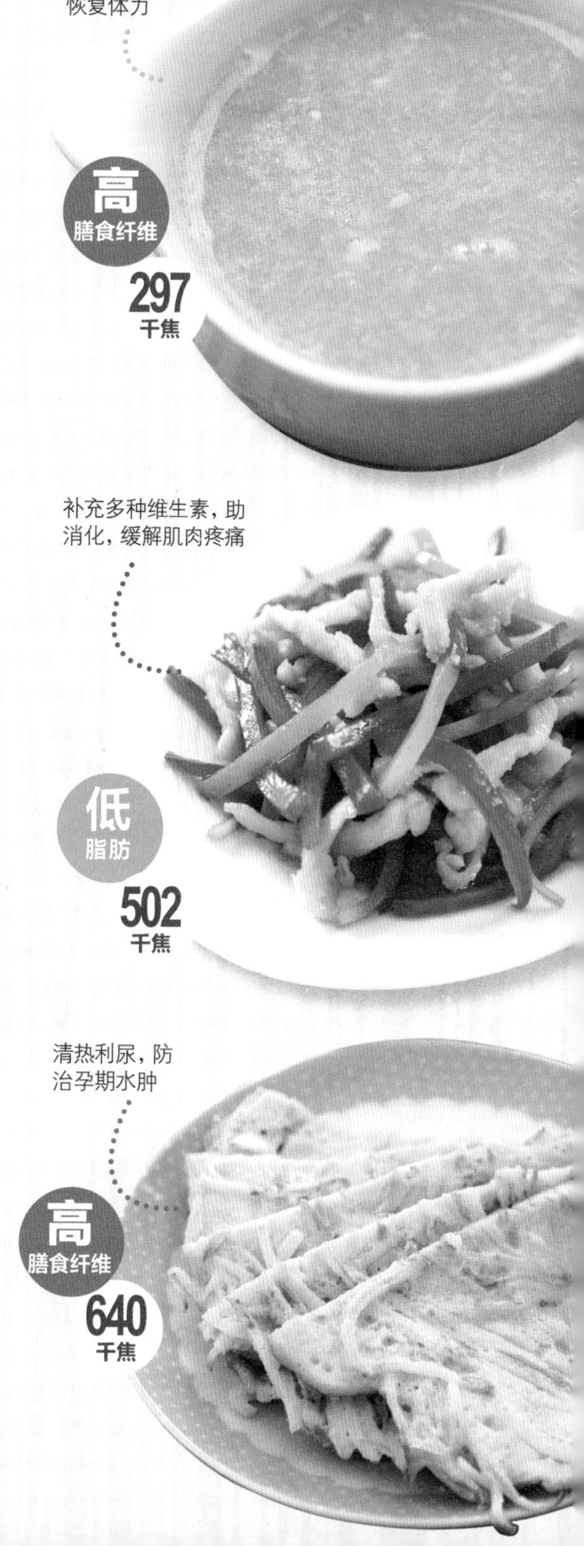

荷塘小炒

原料：莲藕 100 克，胡萝卜、荷兰豆各 50 克，木耳、盐、水淀粉各适量。

做法：①木耳洗净，泡发，撕小朵；荷兰豆择洗干净；莲藕去皮，洗净，切片；胡萝卜洗净，去皮，切片；水淀粉加盐调成芡汁。②将胡萝卜片、荷兰豆、木耳、莲藕片分别放入沸水中断生，捞出沥干。③油锅烧热，倒入断生后的食材翻炒出香味，浇入芡汁勾芡即可。

功效：此菜含有丰富的膳食纤维，可以减少人体对脂肪的吸收，还能增强免疫力，适合需要控制体重的孕妈妈食用。

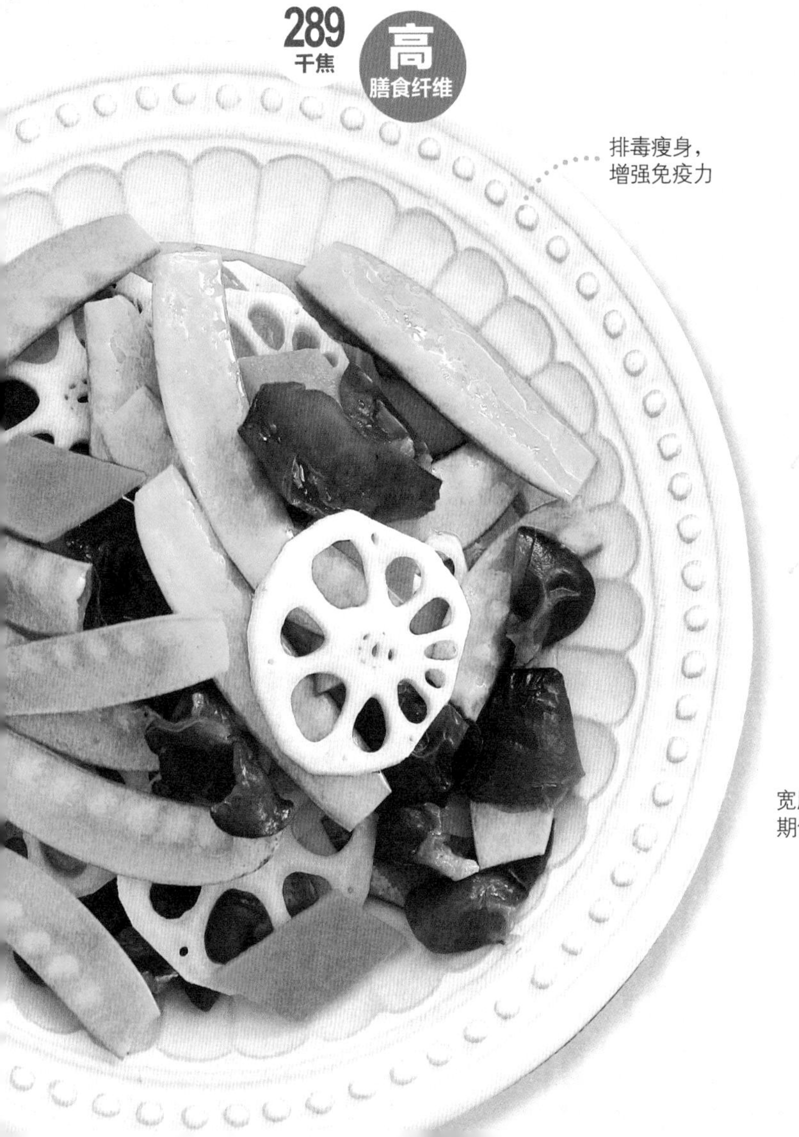

289 千焦

高 膳食纤维

排毒瘦身，增强免疫力

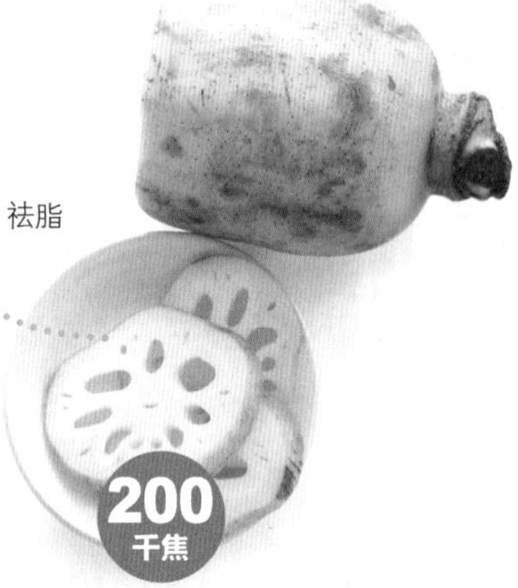

益胃健脾，祛脂排毒

200 千焦

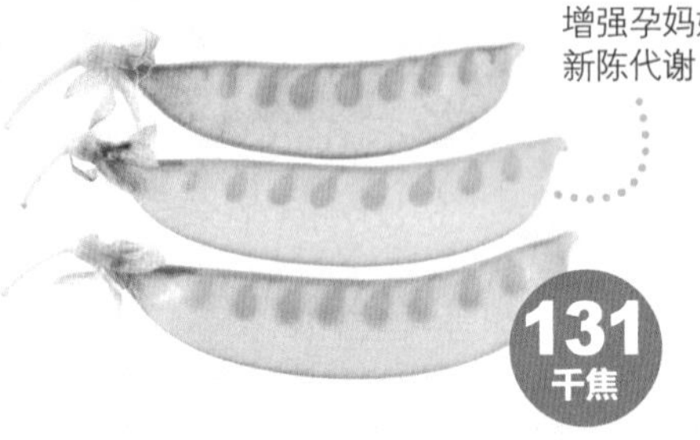

增强孕妈妈的新陈代谢

131 千焦

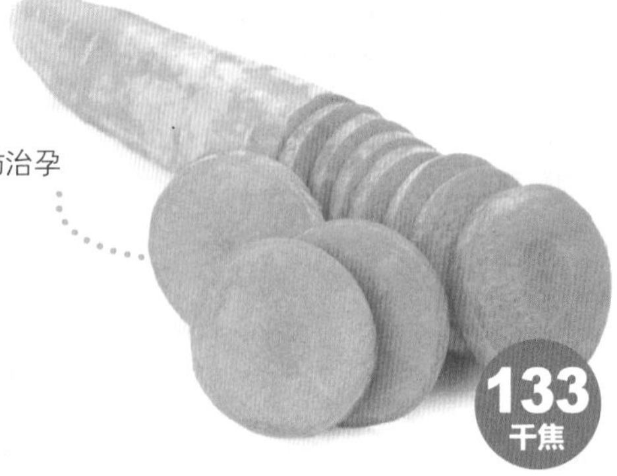

宽肠通便，防治孕期便秘

133 千焦

板栗糕

原料：板栗 100 克，白糖、糖桂花各适量。

做法：①板栗煮熟后，剥去外皮，取果肉备用。②将煮透的板栗捣成泥，加入白糖、糖桂花，隔着布搓成板栗泥，擀成长方形片。③在表面撒上一层糖桂花，压平，将四边切齐，再切成块，码在盘中。

功效：板栗有增强体力、益气健脾的功效，还能帮助脂肪代谢。

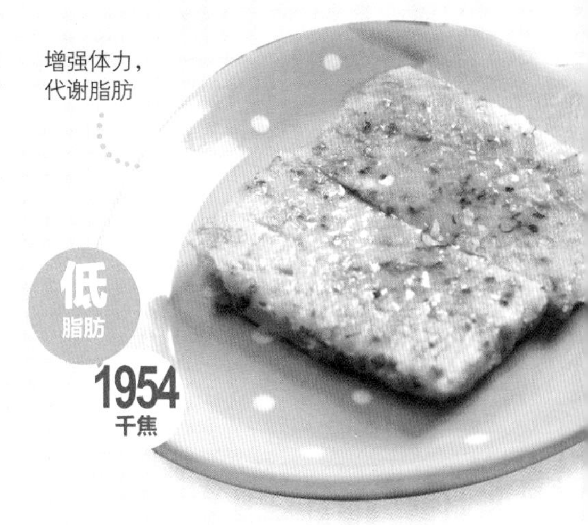

猪骨萝卜汤

原料：猪棒骨 200 克，白萝卜 50 克，胡萝卜半根，陈皮 5 克，红枣 5 颗，盐适量。

做法：①猪棒骨洗净，用热水汆烫；白萝卜、胡萝卜洗净，切滚刀块；陈皮浸开，洗净。②煲内放适量清水，放入猪棒骨、白萝卜块、胡萝卜块、陈皮、红枣同煲 2 小时，加盐调味即可。

功效：猪骨和白萝卜同食，有健胃消食、化痰顺气等功效，适合分娩前的孕妈妈食用。

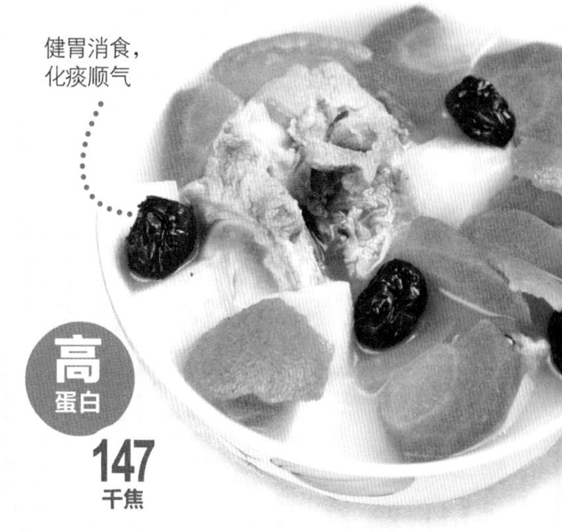

醋渍樱桃萝卜

原料：樱桃萝卜 150 克，白醋、白糖、盐各适量。

做法：①樱桃萝卜洗净切薄片，加盐腌制 10 分钟后，用水冲洗掉表面的盐。②将白醋、白糖调成调味汁，淋在樱桃萝卜上，静置 20 分钟。

功效：樱桃萝卜含水量较高，并富含维生素 C，生食有促进肠胃蠕动、助消化的作用。

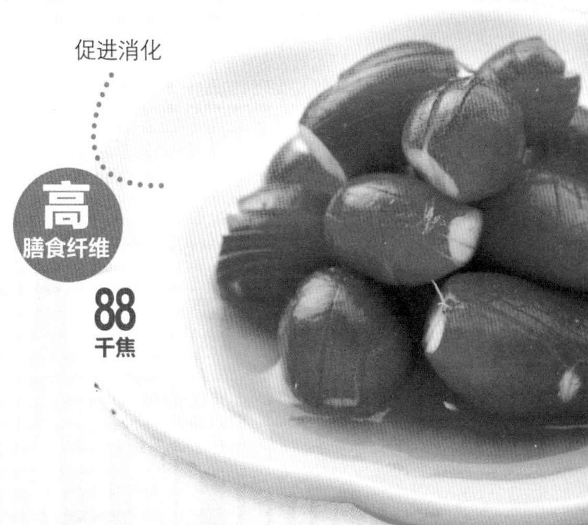

锻炼部位

- 拉伸脊柱韧带
- 拉伸腿部韧带
- 拉伸跟腱
- 锻炼髋部肌肉

健康运动不超重

双腿坐立前屈，拉伸韧带

这个练习可以很好地拉伸脊柱、腿部韧带，锻炼跟腱和髋部肌肉，对肝脏、胰腺和肾脏起到按摩效果，有助于肠胃蠕动，还可以安抚孕妈妈。

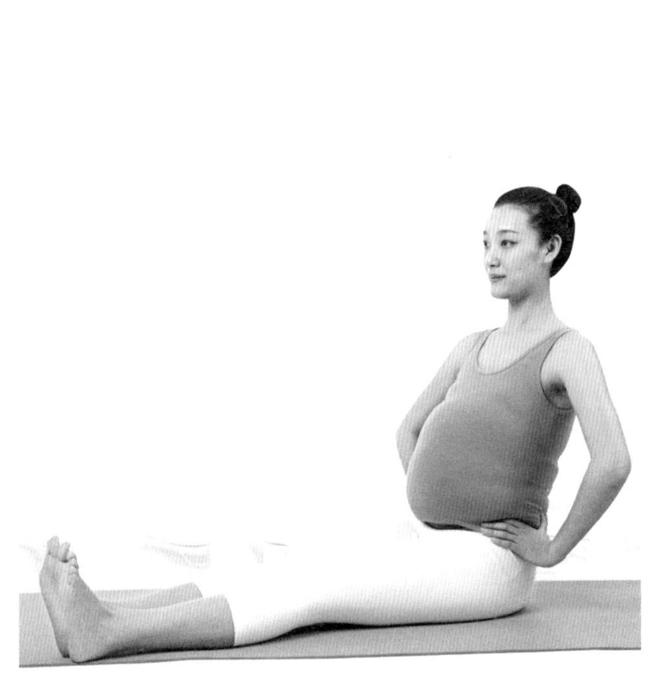

1 》

坐在垫子上，并拢双腿，并向前伸直。向下压两膝，将脚尖向上跷，拉伸脚跟。抬升胸骨，伸长脊柱并放松肩部。将双手放在髋关节上，身体前后慢慢摇动。

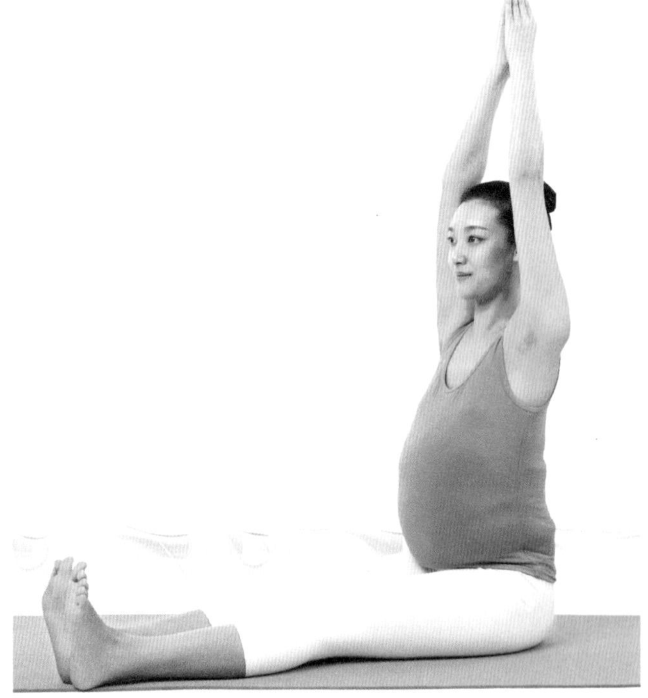

2 》

吸气，伸直手臂，举过头顶，双掌合十。保持脊柱直立。

3 》

呼气，双膝稍微弯曲以放松脚部，上身前屈，慢慢靠近两膝，以不压迫腹部为准。

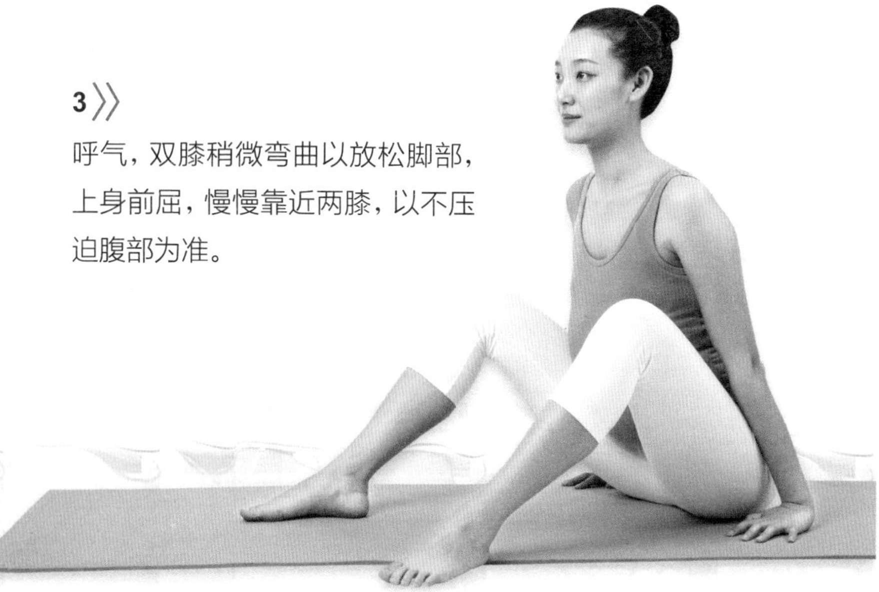

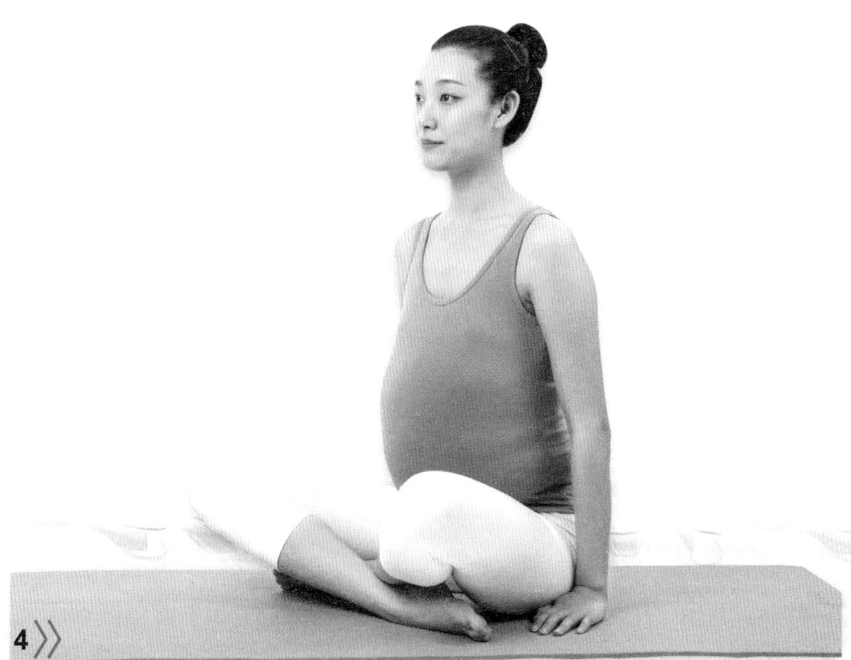

4 》

挺直腰背，将腿脚向后收回，呈盘腿状，调整呼吸至均匀状态。

安全助顺产

可以拉伸脊柱、腿部韧带。

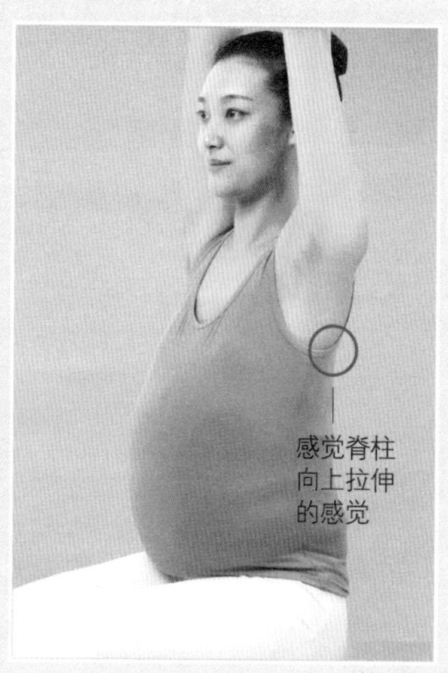

降低难度这样做

如果感觉吃力或腹部过于隆起，可以双手撑地保持平稳呼气，恢复脊柱直立。

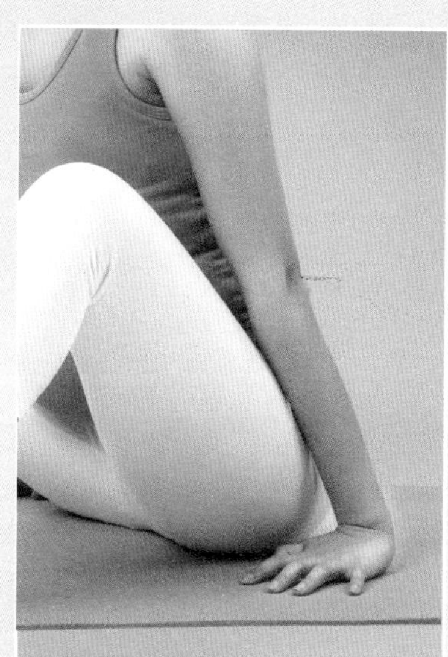

骨盆运动，增强骨盆肌肉力量

锻炼部位

锻炼骨盆肌肉

锻炼腿部肌肉

拉伸手臂肌肉

孕晚期，胎宝宝的重量不断增加，孕妈妈会感到沉重且不舒服，有些孕妈妈还会有漏尿的症状。骨盆运动可以避免这一现象的发生，还可以锻炼孕妈妈骨盆底的肌肉，增强肌肉的弹性，让孕妈妈的骨盆在分娩时充分地打开，让胎宝宝顺利娩出。

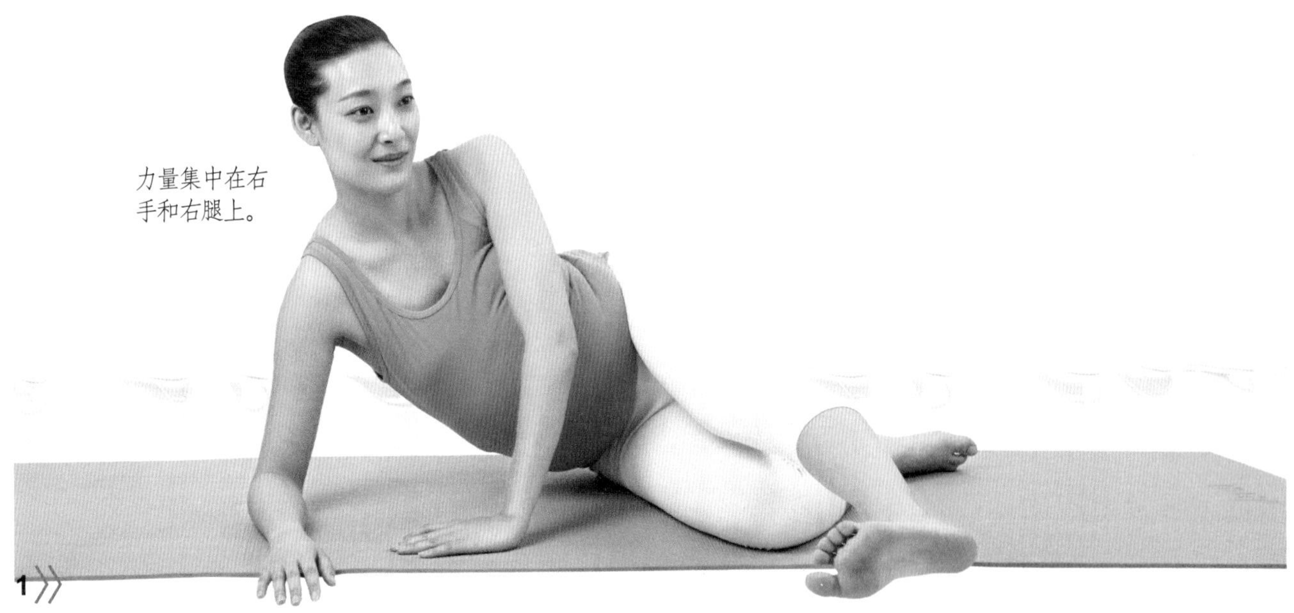

1

以舒适的姿势侧卧在垫子上，上身抬起，右小臂着地，并屈肘做支撑动作，右腿向内屈膝，左手臂自然地放在胸前，左腿抬起并向前伸直，心里从 1 默数至 10，先深吸气，再呼气，身体恢复原状。然后换另一侧练习。

2〉〉

以舒适的姿势侧卧在垫子上，右手臂平放在垫子上，伸直，头枕在右臂上，右腿向前屈膝弓起，左手臂自然地放在胸前，屈肘，手掌着地，左腿抬起伸直，保持腿部肌肉的张力和弹性，使骨盆得到活动。然后换另一侧练习。

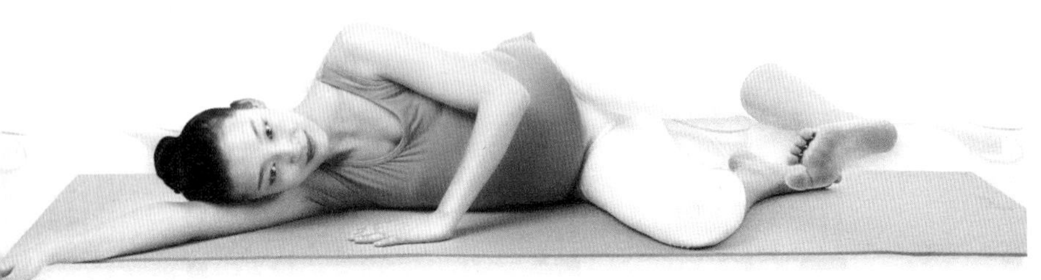

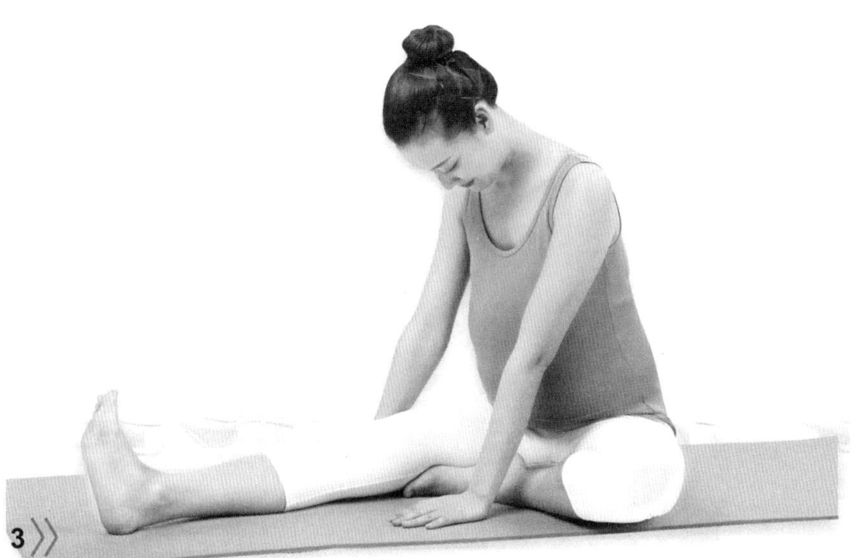

3〉〉

取舒适的姿势端坐在垫子上，左腿屈膝盘起，右腿向前伸直，右手臂放在身体旁边，左手臂放在右腿旁边，弯腰，上身向前倾，头低下。心里从 1 默数到 10，先深吸气，再呼气，恢复到起始姿势后换另一侧进行练习。

安全助顺产

可以锻炼骨盆肌肉。

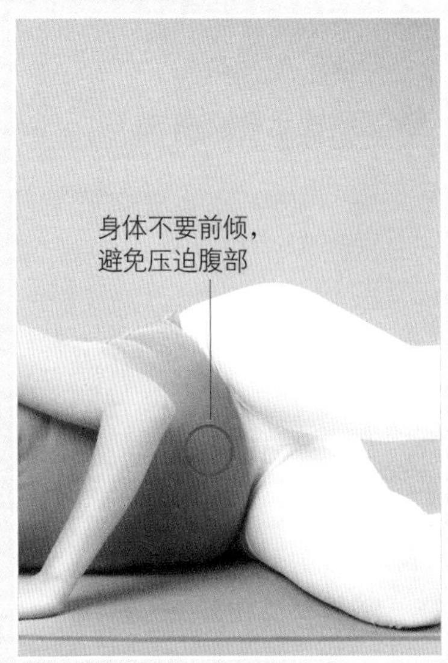

降低难度这样做

动作幅度要根据自己的身体情况来进行，不可强求。

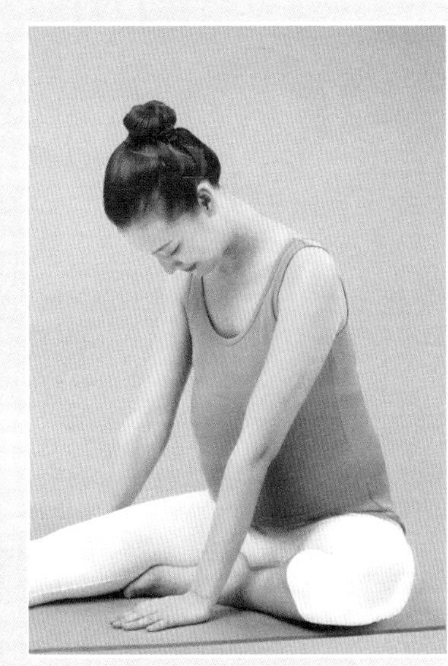

锻炼部位

缓解宫缩疼痛

放松肩部肌肉

放松手臂肌肉

抱球的婴儿式，缓解宫缩疼痛

子宫开始收缩后，一阵阵腹痛侵袭着孕妈妈，疼痛难以忍受，心里也很恐惧，身心备受煎熬。如果采取一些恰当的姿势，可以帮助孕妈妈缓解疼痛，有助于顺利度过分娩难关。

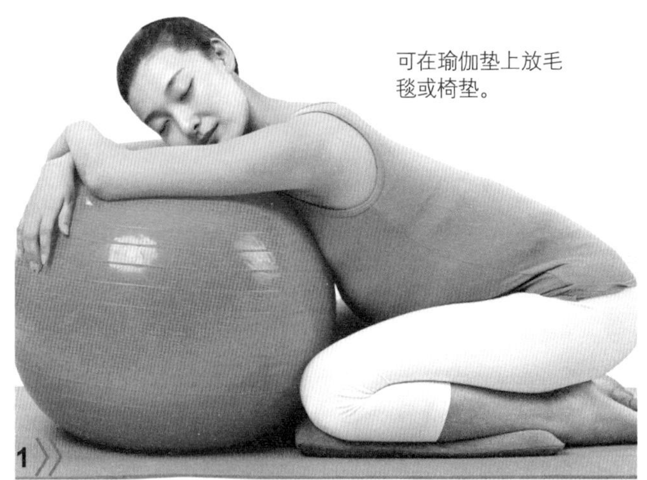

可在瑜伽垫上放毛毯或椅垫。

1 跪坐在垫子上，臀部向下放松地坐在脚跟上，双手环抱于球上，将脸侧向一边，颈部、肩膀、背部、臀部及双腿都放松，随呼吸左右摇摆身体。

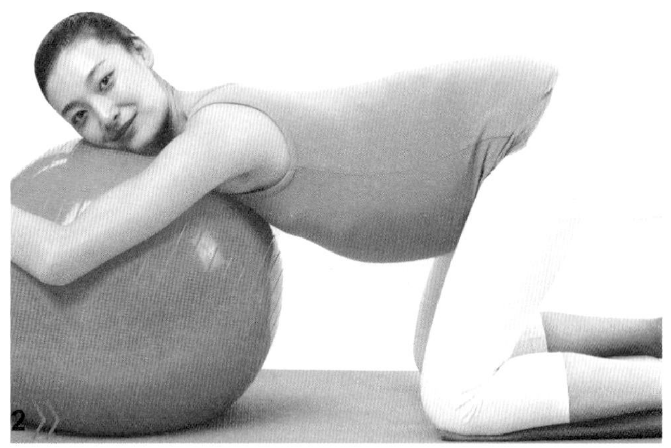

2 跪坐时间长会感觉脚踝有压力，可选择跪立，大腿与地面垂直，将球放于胸廓的下方，腰部不要过度地塌陷向下，腹部放松，双手环抱球，将脸侧向一边。

锻炼部位

- 缓解下腹部压力
- 缓解膀胱压力
- 锻炼骨盆

摇摆骨盆，缓解坐骨神经痛

分娩球是孕期及产后很好的运动工具，常做分娩球运动可以帮助孕妈妈打开骨盆，加速胎宝宝入盆。坐在分娩球上左右摇摆或轻轻反弹，还可缓解孕晚期下腹部和膀胱的压力。

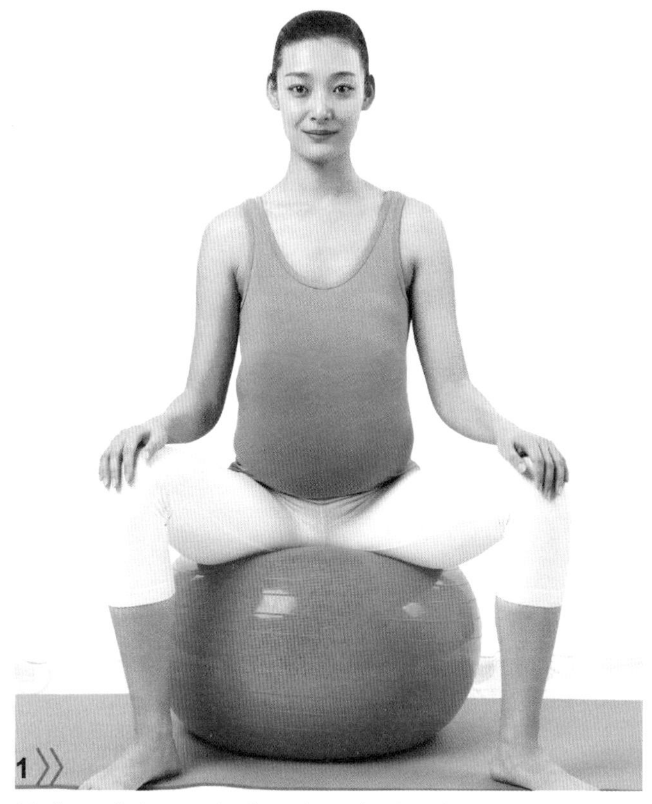

1》端坐于球上，双脚分开宽于肩膀，稳定双脚与双腿，脊椎依然向上延伸。

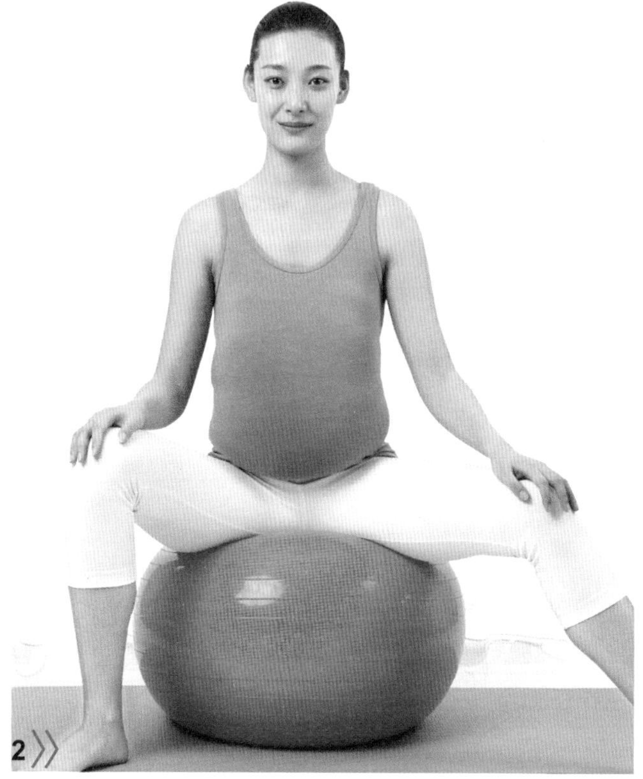

2》随着呼吸，先顺时针摇摆画圈，然后换逆时针方向，摇摆画圈次数根据自己的舒适程度而定。

附录 孕期体重增长参照表

身体质量指数

身体质量指数（Body Mass Index, BMI）是目前常用的衡量人体肥胖程度和是否健康的重要标准。它是通过人的身高和体重的比例来估算一个人的标准体重的一种方法，BMI 在 18.5~23.9 之间是我们国家成人的标准体重范围。

BMI 的计算公式

$$\frac{\text{体重}\ \square\ \text{千克}}{\text{身高}\ \square\ \text{米} \times \text{身高}\ \square\ \text{米}} = \text{BMI}\ \square$$

BMI 与体重的关系

怀孕前 BMI 指数	＜ 18.5	18.5~22.9	＞ 23
胖瘦度判定标准	偏瘦	标准	偏胖
孕期体重增加目标	16 千克	12 千克	9 千克
这样管理体重	要特别注重饮食的均衡，预防营养不良	正常饮食，适度运动即可	一定要严格控制体重，定期运动，不可暴饮暴食

孕期标准增重表

• 孕前 BMI 在 18.5 以下的孕妈妈，请参考蓝色曲线。

• 孕前 BMI 在 18.5~22.9 之间的孕妈妈，请参考绿色曲线。

• 孕前 BMI 在 23 以上的孕妈妈，请参考红色曲线。

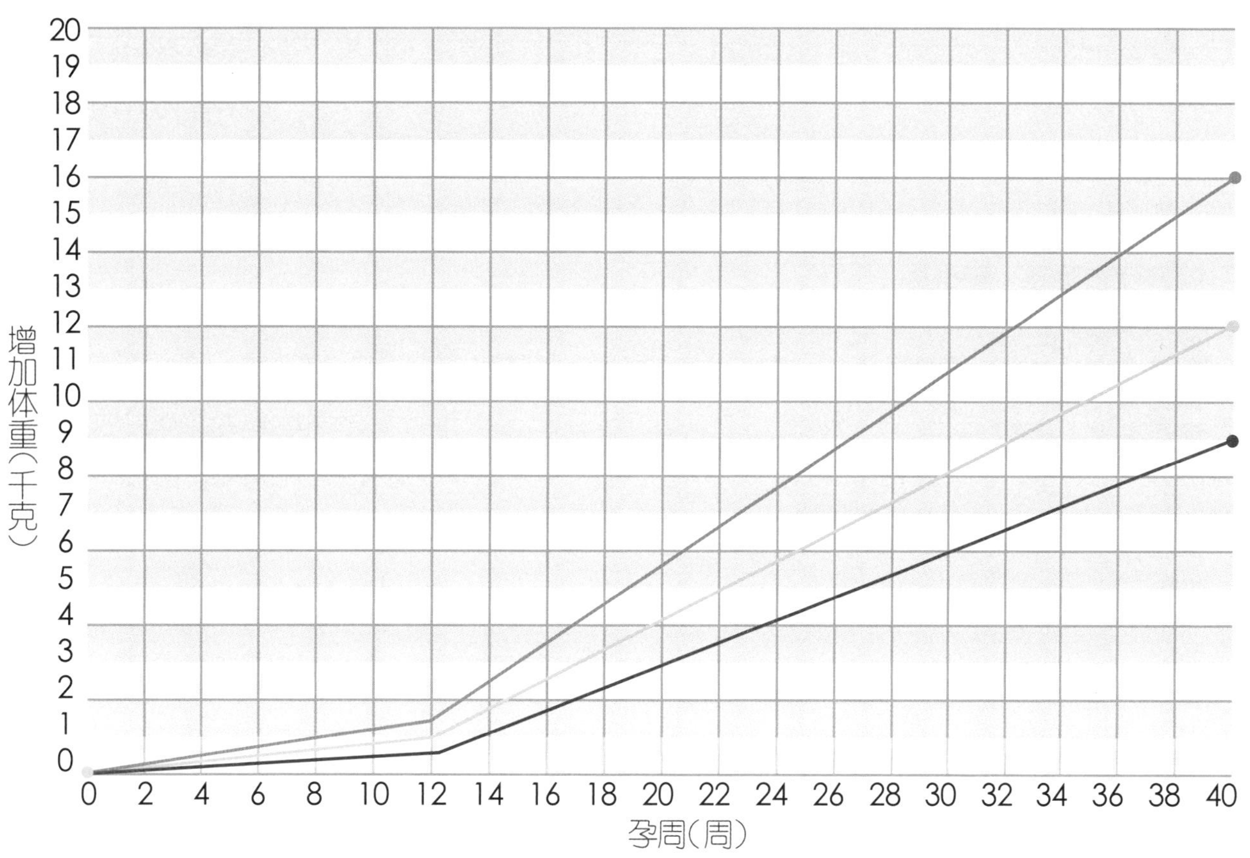

图书在版编目(CIP)数据

做好体重管理：瘦怀孕 / 王琪主编. -- 南京：江苏凤凰科学技术出版社，2019.12

（汉竹•亲亲乐读系列）

ISBN 978-7-5537-9789-2

Ⅰ. ①做… Ⅱ. ①王… Ⅲ. ①孕妇－妇幼保健 Ⅳ. ① R715.3

中国版本图书馆 CIP 数据核字 (2018) 第 245240 号

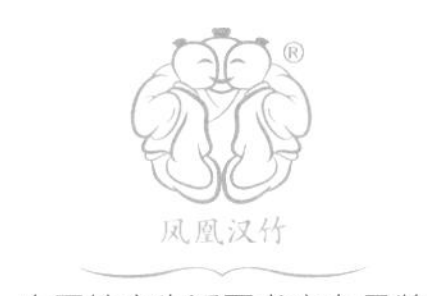

中国健康生活图书实力品牌

做好体重管理：瘦怀孕

主　　编	王　琪
责任编辑	刘玉锋　黄翠香
特邀编辑	李佳昕　张　欢
责任校对	郝慧华
责任监制	曹叶平　刘文洋
出版发行	江苏凤凰科学技术出版社
出版社地址	南京市湖南路1号A楼，邮编：210009
出版社网址	http://www.pspress.cn
印　　刷	北京博海升彩色印刷有限公司
开　　本	715 mm×868 mm　1/12
印　　张	13
字　　数	260 000
版　　次	2019年12月第1版
印　　次	2019年12月第1次印刷
标准书号	ISBN 978-7-5537-9789-2
定　　价	39.80元